文学与医学文化

郑民　王亭　著

山 东 大 学 出 版 社

图书在版编目(CIP)数据

文学与医学文化/郑民,王亭著.—济南:山东大学出版社,2015.8
ISBN 978-7-5607-5356-0

Ⅰ.①文… Ⅱ.①郑… ②王… Ⅲ.①文学－关系－医学－文化研究 Ⅳ.①R－05

中国版本图书馆 CIP 数据核字(2015)第 212130 号

责任策划:李　港
责任编辑:武迎新
封面设计:牛　钧

出版发行:山东大学出版社
社　址　山东省济南市山大南路 20 号
邮　编　250100
电　话　市场部(0531)88364466
经　　销:山东省新华书店
印　　刷:山东华鑫天成印刷有限公司
规　　格:720 毫米×1000 毫米　1/16
14.25 印张　260 千字
版　　次:2015 年 8 月第 1 版
印　　次:2015 年 8 月第 1 次印刷
定　　价:26.00 元

目 录

导 论

作为以人类为主要研究对象的两个学科，文学与医学是生命救赎的两个重要支点，二者的渊源、关系与影响历来被学界关注并重视。本书主要是以比较文学的视野与方法，探求分属不同学科、跨越不同文化的文学与医学这两类特色独具的人类自然与社会文化现象，重点探析文学与医学相互交集、互动影响的文化渊源、外在表现、文化内涵以及社会价值与意义等诸多领域的具体内容。

第一节 比较文学视野中的医文互动现象

文学作为人类精神文化的产物，它是人类历史与社会生活的具象化、审美化反映，是人类思想文化的重要表现形式，亦是人类精神世界的重要载体，是一内涵深厚、外延广博的复杂幽曲的事物，因此决定了文学创作、鉴赏与研究视角的多维性和方法的多样性。文学现象这一特点使文学呈现出丰富多彩的形态，可以进行多视域、多元化的解读和剖析，充分张扬其丰富、深厚、内蕴、发散的特色。因此，在文学研究领域，打破国家、民族、语言、文化、学科等的界限，以一种跨越性的视野透视、比对、关照文学，成为一种重要的方法和模式。在各类跨越性研究范式中，以跨文化和跨学科研究为主要模式和内容，诸如研究文学与自然科学、人文科学、社会科学之间的关系与交集。具体来说，就是系统研究文学与哲学、历史、宗教、经济、医学、文字学等各门学科的渊源、互动与影响。其中，在文学创作主体与客体、文学创作的过程以及文学创作的审美与社会价值等各个环节之中，医学与文学关系极为紧密，文学作品中无处不在的医学现象、医生形象以及医生作家的作品，都已说明在文学研究中，医学文化视野、医学元素成为不可或缺的重要内容。因此，在文学与其他学科与文化互动研究的背景下，文学与医学之间关系与影响的研究是其中尤其重要的一个领域与内容。

第二节　文学与医学结缘的现象述评

文学与医学的关系与人类诞生的历史一样久远，在文学产生、发展、壮大的历程上，医学元素始终在发挥着建设性的作用，医文互通成为文学批评史上一个重要的文化现象。

综览中国文学史，我们发现文学与医学相互交融的范例数不胜数。从创作者本身来探析，一类现象是文学大家通晓医理，他们或是弃医从文，或是具有丰富的医学知识。他们作品无论从形式到内容均带有浓厚的医学元素和色彩，如宋代文豪苏东坡，唐代杰出诗人白居易、柳宗元、刘禹锡，以曹雪芹、吴承恩、蒲松龄等为代表的明清古典小说作家群，以及中国现代作家鲁迅、郭沫若、郁达夫、冰心，中国当代作家毕淑敏、余华、池莉、李亦、郭宝昌、六六等。而另外一类现象则是作为医学大师同时具备深厚的文学素养，创作出大批思想性、艺术性兼备的文学佳作。由于中医学科兼有自然学科和人文学科的特点，中医学理论是建立在中国传统文化基础之上，这就决定着中医学者大多具备扎实广博的文学与文化基础。如汉代医圣张仲景、齐梁间道医名家陶弘景、唐代药王孙思邈、明代药物学大师李时珍等。张仲景的《伤寒杂病论序》与孙思邈的《大医精诚》流传至今，它们既是医学论文的典范，更是思想深刻、艺术精湛的散文佳作。再从作品文本来看，一类是以医学思想与内容作为主旨进行构思创作的文本。在这类作品中，作家选取医学内容与元素作为文学创作的素材，精心撷取医院场景、医护人员、疾病与治疗等诸多内容作为创作对象，借鉴医学理念和手法形成作家的独具特色的创作模式和方法，以人文关爱情怀对人类的生存与发展、生命与死亡进行审视、关照和思索，对生命的意义和人性的价值进行哲学意义上的终极思考。这类作品有巴金的《第四病室》、李亦的《药铺林》、池莉的《霍乱之乱》、孟宪明的《大国医》、郭宝昌的《大宅门》、六六的《心术》、毕淑敏的《血玲珑》《红处方》《女心理师》《花冠病毒》以及以谢荣鹏的《首席医官》为代表的网络文学等。另一类则是重在描写人类的社会生活和人生变迁，虽然不是以医学元素作为主要的创作素材，但是在文学创作中以浓重笔墨描绘人物的疾病、治疗、死亡与生命等现象与问题，用以推动故事情节发展、描摹人物情态、揭示人物心理意识流变、丰满人物形象，并起到烘托作品气氛、渲染美学氛围、浓厚作品文化内涵的积极作用。此类作品涉及的文学领域与流派较为宽泛，如以曹雪芹的《红楼梦》为代表的明清古典小说，以鲁迅的《狂人日记》《阿Q正传》《药》等为代表的改造国民性的文化医学题材小说，以郁达夫的《沉沦》《银灰色的死》为代表的"自叙传"抒情小说，以施蛰存的《将军底头》《石秀》为代表的新感觉派小说，以余华的《现实一种》《在细雨中呼喊》等为代表的先锋小说，以金庸的《倚天屠龙记》《天龙八部》为代表的武侠小说等。

用文学来反映医学问题，医学内容与文化影响推动文学的健康发展，一直是西方文学与亚洲文学中的重要母题和突出的文学现象。在古希腊神话中，阿波罗身兼诗歌和医药神两职，凸显出文学与医学从内容到形式方面存在着共通和相似之处，形象化地意指医文互通这一独到的人类精神文化现象。古希腊文化作为欧洲文明的发源地与发展源头，奠定了西方文化的基础。作为古希腊文化的重要组成部分的文学以生命意识、人本意识与自由观念作为基本精神和理念，而这种精神和理念是建立在古希腊医学理论与认识的基础之上的，由此揭开了医学与文学互动影响的序幕，也形成了此后西方文学与文化的基本内核。在早期的希腊神话中，就已经涉及医生、病人以及双方之间发生的复杂的交际关系。现代人们研究希腊医学早期发展的动态可从古希腊盲诗人荷马的著作中去探求。《荷马史诗》中有一段人类早期的关于医学活动的记述："帕里斯射中希腊军队中最有名的医生马哈翁的右肩，那些年轻的士兵急忙后退。伊多墨纽斯大声呼叫：'涅斯托耳！快扶马哈翁上车！一个能医治箭伤、精于医道的人抵得上几百个士兵！'"①由此可见，人们当时已意识到医生的重要性，医生在当时地位十分尊崇。荷马在长篇叙事史诗《伊利亚特》中，详细描绘了医生拔除箭头和标枪的过程。而享有西方"医学之父"美誉的希波克拉底及其弟子所著的《希波克拉底文集》，以优美质朴的语言论及医德、人与自然关系等问题，蕴含着深厚的人文关爱情怀，可以认为是早期的医学文学作品。

古希腊文化作为人类文明的泉眼汩汩而流，汇聚成西方文化的长河，医学与文学交会成文学史上一道靓丽的风景线，涌现出灿若群星的与医学结缘的作家群体，为世界留下了大量的思想厚重、艺术突出的医学文学名著。如文艺复兴时期代表性人物《巨人传》的作者拉伯雷就是里昂市市立医院的大夫。诗人约翰·济慈兼具医生和作家双重身份。俄罗斯文学大师契诃夫曾多次谈及医学生涯对其文学创作的巨大影响。他毕生都在从事亦医亦文的事业，创作了诸如《乡村医生》《第六病室》《出诊》等与医学相关的作品。现代如撰写了《谁动了我的奶酪》的作者美国人斯宾塞·约翰逊博士就是一位颇负盛名的医生、心理学家和国际畅销书作家。英国的柯南道尔曾经是一位眼科医生，后来从事侦探小说创作，留给世界闻名遐迩的福尔摩斯探案系列小说。世界畅销小说《荆棘鸟》的作者考琳·麦卡洛是澳大利亚著名的神经病理学家，在医学领域卓有成就。而在亚洲，明治维新之后，日本开始加快向现代化和西方化迈进的步伐，西方的文艺思潮和

① [古希腊]荷马：《荷马史诗》，丁朝阳，叶晓红译，天津教育出版社2008年版，第83页。

理论深深地影响着本土作家的创作，医学与文学结合也成为一种流行趋势和重要创作形态。日本作家渡边淳一以“情爱大师”驰名日本文坛，以《失乐园》为代表的作品在中国拥有大量的读者，他曾经做过多年的骨科医生。川端康成出生于医学世家，疾病意识与“肺结核”情节成为作家作品中重要的思想与文化意象，而其晚年作品中所突出表现的“病态和颓废的美”，则是因为“被扭曲的病态心理和极度的精神变形”所预制和决定的。

医学与人类具有全面而紧密的关系，医学提供了丰富的思想和文化素养来滋养文学的发展，作家在创作中把自己的审视、体悟、关照生活的视野已经扩展到了医学领域的每一个角落。加拿大小说家阿瑟·黑利的小说《最后诊断》叙写道：“整个三郡医院五层大楼，地下室和地下室二层，到处是生活，到处是人类与医学汇合的激流，泛起的滚滚的生活浪花，似潮汐起伏，千变万化。”[①]由此可见，无论中国还是海外的医学文学作品，既是一种重要的医学文化现象，又是一种主要的文学创作模式与形态，成为人类思想精神文化序列中主要的组成部分，以真切的思想性、独特的艺术性和深沉的审美性而具有震撼人心的艺术魅力和感染力。

同时，不可否认的是，文学对医学的发展亦将具有其他学科不可替代的作用和价值。从现代医学发展的历史和现实来看，文学在医学生的培养上发挥着很重要的职业导师的作用，文学为医学播下了人文的种子，厚重了医学自然与人文属性。1967 年，美国宾夕法尼亚州立大学医学院成立。其招收的第一批医学生入校之时，该学院的医学人文学系就开始发挥重要作用。1972 年，该系设立文学教授职务，Joanne Trautmann Banks 成为世界上第一位在医学院担任教职的文学教授。1982 年，学术期刊《文学与医学》问世。该校成立了文学与医学专业学会，从属于美国卫生与人类价值学会，1988 年学会并入美国生命伦理和人文学会。从这个意义上分析，文学与医学甚至可以称为一个学科，因为二者具有了成为一个独立学科所必须具备的三个基本条件：全职教师、学术期刊和专业学会。此外，二者与生物、化学等学科必须要创造新的知识的目的不同，文学与医学不以创造新的知识为终极目标，它们只是提供对医学、医疗服务等进行多方面认知的一个途径，在其出发点和落脚点上二者走向了同一。

如果深入探究、细致分析，人们可发现文学对医学研究与实践具有三个方面的重要促进作用：其一，引领医生通过阅读文学作品，培养医生的想象能力、批判性思维、分析能力以及移情能力等。其二，通过阅读医学叙事，使医生在艺术熏陶和审美感受中加深对病人的切身理解，因为病人感受的疾病和作为独立的客

① [加]阿瑟·黑利：《最后诊断》，舒逊译，上海译文出版社 1980 年版，第 15 页。

体存在的疾病是不一样的。其三,文学作品的阅读和文学技巧的使用,可以让医生学会并强化对医学中的道德问题、伦理问题、人文问题进行思考与体悟,以此解决医生职业道德与职业操守等道德问题,以此解决医生辅助死亡、医学稀缺资源分配、人工助孕等医学伦理问题,以此解决医学过于依赖科学技术发展、渐趋偏离人的价值的医学人文问题。

因此,以文学为关键内核的医学人文学在医学领域兴起成为必然,医学界寄希望于文学来反思医学过往经历以及未来发展的趋势,明晰人方是医学最终的决定性因素,以避免医学走入对科学技术等物质因素过分依赖的发展误区。寄希望于以医学人文精神考察医学与科学进步发展的良知问题,不是简单地探寻人类物质化的生存与存在,而是应该探寻人类在精神、文化层面如何生存、如何存在。

在医学教育与临床实践领域,文学要素已经介入并发挥着创造性的作用。1995 年第 122 期《内科学年报》上登载了由 8 位文学与医学领域的知名教授联合撰写的《文学与医学:对临床实践的贡献》一文,在医学界引起轰动效应。此后,文学与医学从最初的作为单纯的医学伦理课的讨论素材转变为多种课程的具体教学内容。如密苏里大学有关治疗与关怀的写作课程安排学生阅读分析诺贝尔文学奖获得者法国文学家加缪的小说《鼠疫》,并就病人的感受、病人家人的感受、医生的道德选择、社会在面对鼠疫灾难的心理与行为变化进行分析并写作。另一种文学与医学课程则关注文学作品中的医生形象,并引导学生讨论因为医学发展而导致的医生形象的变迁,尤其是在当今科学医学和后科学医学时代,医生过于重视科学与技术,迷信崇拜医学技术发展,忽视了病人作为一个“人”的人文特质。还有一种文学与医学的课程则是集中讨论关涉疾病、痛苦、衰老、死亡、精神等问题的文学作品,使学生间接地经历痛苦与死亡。此外,最受医学生欢迎的还是弃医从文或者仍然从事医学工作的作家所撰写的作品,由于读者与作家有着相同的教育和学养背景,有着相同的的现状与趋势工作预期,作品极易与医学生在文学接受视野、动机与接受心境方面产生趋同性与共鸣性,所以对这些作品更易有认同感,更容易受到教育和影响。

第三节 文学与医学结缘的内在文化动因

中国古代即有“医文一家”的说法,宋代文学家范仲淹曾提出“不为良相,便为良医”。日本作家渡边淳一则说:“在研究人性本质的层面,医学、文学走的其实是一条道路,只不过是方法和角度的不同。医学是从身体上对人进行探求的科学,从理论上研究人的结构。但是我们经常会碰到理论上无法解决的问题,所以只能把它转到心理和精神层面上，也就是文学，用小说的方式去描写或者解决这些问题。”[①]在当下生物、心理与社会新医学模式下，人们认识到医学兼具自然科学与人文科学两重属性，医学与文学一样，也是一门人学，必须在一定的文化背景下方能发生发展。胡适在为西格里斯的《人与医学》译本校注时，十分欣赏西格里斯的编写主旨，即“用一般文化做画布，在上面画出医学的全景来”[②]。医学与文学都是人类文化的产物和组成部分，为提升人类的身心健康与幸福而不懈努力。文学与医学的结缘与互动，成就了数量众多的伟大作家，为世界文学奉献了大量的关涉到医疗场所、医务人员以及描叙疾病与治疗、安详与痛苦、死亡与生命等众多人类生活话题的文学作品，形成了壮观奇特的医学文学现象，现象的背后自然有其文化动因与导向。

首先，文学与医学旨在探求在“人”的问题上实现心灵与肉体的完美融合与统一。作为与人类生活紧密相连的两门学科，二者在关注内容、手段和方式上互有侧重、相互补充，但在研究主旨和目标上是完全一致的。医学主要是从生理上研究人类，侧重于从解剖生理学、生化病理学上以科学严谨的态度探求人体结构与生理状态，实现人类的身心健康状态。而文学则侧重从人类的心理、意识、精神等方面入手，以关爱、悲悯的态度寻求升华人类的精神素养和文化修养。人类是生理和心理的完美结合，无论文学还是医学都无法单独完成提升人类生存与发展的需求，医学与文学的结合则圆满解决了人类在不同领域中存在的问题和需求。

其次，医学为文学提供了丰富而厚重的创作素材。从文学反映论上来说，社会生活是“一切文学艺术的取之不尽、用之不竭的唯一的源泉”[③]。只有深刻的社会生活体验，方能触发作家的创作灵感，并提供创作素材，奠定创作基础。而在作家体验生活发现社会与人生之美丑善恶的过程中，医学既是最佳领域，也是最佳途径。医学可以使作家充分了解人体的生理结构和心理变化，在人类精巧复杂的内部世界里自由徜徉，作品中的人物方能真切而鲜活。进行各种医学研究与治疗活动，是社会最为典范的微观世界，更是人性的一个集中展示场，医生、护士、病人、家属以及其他社会人员粉墨登场，在疾病与治疗、生存与死亡的特殊背景下，各色人等在纷繁的交际之中，最易摘下面纱，赤裸裸地展示人性与思想的本原。在医学领域，人们体验贫病交加的潦倒落魄，体验生离死别的人间悲情，体会无力回天的人生虚无，阅尽世态炎凉的人情冷暖，洞悉利益纠葛的尔虞

① [日]渡边淳一：《最想写的是鲁迅》，搜狐读书频道书业新闻，2004年6月2日。

② 何小莲：《西医东渐与文化调适》，上海古籍出版社2006年版，第269页。

③ 《毛泽东选集》第3卷，人民出版社1991年版，第860页。

我诈，皆是文学的最佳母题。

第三，医学素养丰富了文学创作的思维模式与艺术方法。文学创作是人类一种特殊的精神生产，需要有敏锐的洞察力、科学的认知能力、充沛的情感体验、敏感的审美体验、娴熟的文字掌控能力，而医学思维与医学从业者更有利于提升这种能力和方法。因为医学理论被认为是“至精至微之事”[①]，通过系统地学习、研究、应用医学理论从事医学实践活动，可以使从业者养成扶危济困、悲天悯人的人文关爱情怀；在医疗过程中可以培养细致的观察力、对细微变化的感知能力、冷静沉着的思维判断能力、对于全局系统的掌控能力等；在从业过程中，每天都要和不同阶层、不同类型的人进行紧密交流，培养自己感知人性、体味人生、感受社会的能力。如此，一个作家就能在主客观世界中获取创作灵感和素材，将对生命的审美感悟外化成文字符号，形成一篇反映社会、人生的佳作。

第四节　医学化的文学作品

文学作品是人类文化的重要组成部分，是对人类社会生活的艺术性认知与描述，是对生命的审美反映与物化。由于“人”自身的复杂性和难以感知性，决定着以反映人类生活变迁和思想变化的文学具有本质的多样性和复杂性，文学因之需要借助哲学、历史、经济、宗教、军事、医学等人类文化加强艺术创造的张力和深度，而善于认知、感知人类身心变化的医学与文学交集最为密切、最为充分。文学作品借助医学的科学严谨生成了形象自觉与逻辑抽象的一双翅膀，在艺术现象的躯体上披上了一件科学求实的外衣，医学化的文学作品因之具有了思想的深度、文化的厚重、艺术的形象、情感的充沛等多元丰富的特点。

首先，医学化文学作品彰显人类对生命、人性的敬畏和尊重。尊重生命、彰显人性，求真、求善、求美，是文学作品所追求的人类终极价值。文学作品中描写了疾病与治疗、死亡与生存等诸多主题，凸显人类在灾难和疾病面前的脆弱无助与救赎突围，昭示人们珍爱生命、善待人生。“自杀”与“死亡”成为医学化作品中常见的主题内容与审美意象，表露着作者的人性理念与价值追求。或是在身处疾病等困厄之时，宁为玉碎不为瓦全，在猥琐的生命与人格的尊严之间毅然选择后者，如毕淑敏《红处方》中的戒毒医生简方宁，以生命的代价为自己坎坷而唯美的一生画上了圆满句号。或是为了圆满情感的体验与追求，在爱情等人间挚情与生命存续之间选择了前者，如渡边淳一作品中的“死亡”“自杀”等审美意象，作家渲染描叙在雪山、幽林、镜湖等壮美环境中静美的自杀场景，以极致变形的方

① 孙思邈：《备急千金要方》，辽宁科学技术出版社 1997 年版，第 1 页。

式诠释了对真爱的渴望。或是描绘种种残杀、虐杀与群杀等血腥画面，用无以复加的方式状写人性潜意识中的恶之花，挑战着读者的阅读极限，如余华作品中的种种杀戮与非正常死亡以及莫言《檀香刑》中的残忍与惊怵，尽显人性的动物本性和原始冲动。学者评述说："余华抛弃了人的日常生活伦理，直逼生命中最为原始的动物状态，呈现了为理性掖藏下的人性原貌。"[①]或是描绘了在疾病与灾难面前的抗争与突围，凸显了人类原初的生命意识，彰显了人类具有蓬勃生机、悲壮强悍的生命活力与审美意象。如莫言《红高粱》中对血性死亡意识的描绘，让读者感知为了人类原始欲求而死亡的某些合理因素，感受到为了国家民族大义而死亡的慷慨与悲壮，以此体悟认知人类现实生存的意义和价值。

其次，医学化文学作品诠释涉医领域人际关系与纠葛。文学是人学，文学以反映人类的社会生活为己任，以描叙典型环境下的典型人物关系来刻画人物心理，揭示人物性格，塑造人物形象，凸显人生真谛，反映社会现实。医学场所可以提供绝佳的典型环境，医学文学可以用艺术概括提炼升华的手法，生动形象地描摹在疾病与困苦特定背景下人们之间的交往与纷争，上演一出充满真情与虚伪、同情与厌恶、亲情与自私、友爱与背叛、无私与贪婪的生活大剧。作品可以描写医护人员之间的关系，充分展示了医护人员社会角色的多样性和利益冲突，如契诃夫小说《第六病室》中医师安德叶菲梅奇因为同情病人被关进疯人院。而徐萌编剧的《医者仁心》，则全景式地反映了医护人员之间的生活与工作场景，医护人员在摩擦与碰撞中重新找到了价值和理想追求，重归到"医者仁心"的价值理念之中。有的作品描写医患之间的关联与冲突，这也是当下文学作品中的热点话题。作家紧扣社会热点，分析了医患纠纷背后的文化与社会因素，心怀浓重的社会责任意识，理性地评述了双方的利益诉求与心理苦衷，期许医患之间能够理解互信，在人情、亲情、友情、爱情等交流中增进医患之间的谅解。六六的《仁术》是一部典型的医患关系题材小说，作者呼唤医生能以仁心、仁术对病人施加仁爱，也渴盼社会能够理解认可医生的付出与追求，双方之间在尊重与互谅的基础上构建完美的医疗合作模式。

第三，医学化文学作品扮演"文化大医"的社会角色。文学与医学作为人类文化的重要支撑在价值趋向上是相同的。在微观方面，他们都为提升人类的生存质量而提供物质、心理以及思想文化的支持，可以称之为人类医学；在宏观方面，文学可以发挥"文化大医"的职责和功用，为矫治人类思想痼疾、文化缺陷与社会病态提供理论与文化涵养，可以称之为社会医学。在人类医学方面，医学与文学既有区别与分工，又有联系与交集。医学是人类修养身心、濡养精神、克制

① 彭涛：《余华——执着的先锋者》，载《湘潮（理论）》2008年第2期。

疾病的一种物质与文化手段；而文学提供美学意象、获取审美感受以扩展眼界、纯净思想、净化心灵，使人类找到理想的归宿，回归精神家园。医学重在自然科学方面以有形的手段疗治疾病，恢复身心健康；而文学重在从人文社会科学方面以无形的手段疗治人们的心理、精神、思想与文化的疾患，从某种意义上说，文学是文化的治疗学。二者在“疾病”诊断疗治方面实现了互通、交流、互补与融合。而在社会医学方面，作家着眼于社会的痼疾与文化的病态，希望能够“从交往障碍方面寻找文化病态的根源，并把疗治的希望寄托于社会性的系统工程”[①]。尼采相继提出了“文化医生”“治疗哲学”的概念；舍勒尔提出“文化病理学”术语，更是把医学原理引入了文化与文学领域，文学成为现代性社会问题治疗系统工程中的重要环节和组成部分。范仲淹提出的“不为良相，便为良医”的理念诠释了医人与医国内在逻辑与外在表现。鲁迅则提出中国要屹立于世界强国行列，“其首在立人，人立而后凡事举”[②]，旗帜鲜明地指出要在国人身上构建现代文化理念，以“拿来主义”构建中国现代性文化与思想。起先鲁迅东渡日本学习西方医学，是基于“日本维新是大半发端于西方医学的事实”[③]，寄希望西方医学实现国人的文化现代化；之后鲁迅弃医从文，缘于鲁迅深刻认识到医学可以救人、可以强身只是治标，而思想文化的治疗方是治本。他认为“第一要著，是在改变他们的精神，而善于改变精神的是，我那时以为当然要推文艺，于是想提倡文艺运动了”[④]。其后，鲁迅创作了诸如《阿Q正传》《孔乙己》等为代表的剖析国民思想与灵魂、开出医治文化痼疾的药方的文学作品，开启了“改造国民性”的系统工程，其文学传统被一代代作家传承，时至今日，仍然有其现实指导意义。

---

① 叶舒宪：《文学治疗的原理及实践》，载《文艺研究》1998年第6期。

② 鲁迅：《鲁迅全集》第1卷，人民文学出版社2005年版，第58页。

③ 鲁迅：《鲁迅全集》第1卷，人民文学出版社2005年版，第438页。

④ 鲁迅：《鲁迅全集》第1卷，人民文学出版社2005年版，第439页。

第一章　跨文化、跨学科视野中的比较文学

20 世纪 90 年代以来，全球化趋势渐趋形成，人类更加重视不同事物、不同现象之间的联系与影响，更加倾向于分析不同现象之间的渊源和互制，探析不同领域之间的相似、区别与差异。学界亦重视以多元文化、多维度视野、多模式方法来剖析审视不同领域、不同学科的影响与发展，采取比较、互动、碰撞与交流等方式，获取研究的灵感、创新的思维、发展的动机与丰硕的成果，由此，比较研究成为一种重要的学术思维与研究范式。

著名学人钱锺书先生曾提及："东海西海，心理攸同；南学北学，道术未裂。"①钱先生用精练经典的话语一语道出不同学科、不同学问之间具有内在共通的学理内涵与理论基础，不同学科之间的比较与互析，将使研究更趋精细深入，更能揭示事物本质，也更加全面深刻，研究成果具有精微、周密、深入、独到的特点，自成体系，蔚为大观。

在学科的比较研究领域，文学的比较研究是一门顺应时代发展需要的新兴人文学科。这是基于文学是塑造人物形象，表达人物情感，展现社会现实，揭示人类社会现象背后的思想、文化以及精神内涵的一种表现形式。它既要反映社会现实与生活，又要表现作家内心世界，更要披露作品中人物的真实心灵世界。文学是人学，要反映人的生理状态，更要通过艺术手法来揭示人类的心理空间。而人类又是我们这个世界最为复杂的物种，人有男女、年龄、种族、区域、地位、福贵等不同，人又受到不同的政治、经济、文化、历史、宗教、教育等不同的影响，所以呈现出异彩纷呈的生理和心理状态，为文学家提供了多姿多彩的文学素材。由此可见，研究文学现象，研究人物形象，很难用一种维度、一个视角来感悟与解读，必须放在不同文化、思想的视域中加以探析，必须比对不同的学科与门类加

① 钱锺书：《谈艺录》，三联书店 2008 年版，第 1 页。

以综合与阐释，方能还原作家真实创作意图，还原作品与人物的真实形象与内涵。

因此，比较文学研究在当下多元世界中被学界愈加重视，在研究与解读文学作品的过程中，越发注重跨学科、跨文化的研究，以此剖析不同学科、文化之间的异同，探求不同学科、文化之间的融通，促动文学研究在历时和纵时的维度上发展，使文学鉴赏与研究更加深入、透彻与全面，进一步提升文学研究的张力和饱和度，还原文学写作的真实社会场景与文化场景，以提升学科发展质量，发挥对于文学创作、批评和鉴赏的建设性作用，正是比较文学跨文化、跨学科研究的目的所在。

回溯比较文学的历史，其兴起和发展经历了一个漫长而复杂的过程，它伴随人类对知识的理解、认识的发展历程和变化趋势而日趋受到学界的认可和重视。在人类文明发展的早期，无论中国还是西方，人们在艺术创作、欣赏以及研究过程中，已经感知并发现、认识分属不同门类、不同学科、不同文化的艺术形式，存在着同源、异质、互补、交融、提升的特点。只是由于上古人们尚无清晰的学科分类意识，人们未曾形成一种明晰自觉的跨学科、跨文化研究的意识和行为。历史发展到了 20 世纪后半叶，在经济和社会飞速发展的时代背景下，随着科学、文化与人们思想认识的不断发展跨越，人们对世界的认识和事物的理解愈加精细和深入，社会行业、生产领域进一步细分延展，社会化的大协同、大发展越加受到人们的重视，各个学科门类之间的分工日益精细，出现了门类众多、联系紧密、协同发展的格局与现状。从 2011 年 3 月国务院学位委员会和教育部颁布修订的《学位授予和人才培养学科目录(2011 年)》中可以得悉，我国目前已经细分为哲学、经济学、法学、教育学、文学、历史学、理学、工学、农学、医学、军事学、管理学、艺术等 13 个学科门类，其下又细分学科大类、专业等不同层次。在各学科分工日益精细的背景下，学科之间的分解、整合、互制逐渐引发人们重视，在多元文化意识影响下，人们摒弃孤立静止的观点，用普遍联系和永恒发展的观点来指导当下学科研究，导致诸多新兴的边缘学科与交叉学科应运而生。有学者指出：“当代最富有创造性的思维方式正是产生于各门学科相互交叉的切点上。当代科学发展中最有前途和取得丰硕成果的科学流派大都具有综合研究的特色。当代杰出科学家的视野都没有囿于其狭窄的专业领域，而具有广博的知识和开阔的思路。”[①]在文学欣赏与研究领域，也按照这种相似的发展规律与趋向发展。由于文学是人学，要表达人物异常复杂和丰富的情感和内心世界，它所涉及的对象以及表达方式的流动性和渗透性极强，文学创作的四个要素，即创作主体作家、作

① 金吾伦:《跨学科研究引论》，中央编译出版社 1997 年版，第 9 页。

品中的人物、作品的接受者读者以及作品所要表现的社会，在当下交流互动日趋强劲的情形之下，只是单方面解读与剖析，已经无法还原作品的本真面貌，无法透视、总结、凝炼作品的思想、文化和艺术内涵。为此，打破国家、地域、民族、语言、文化、科技的壁垒，以一种跨越性的视野透视、探析文学成为必然，比较文学这一文艺批评现象由此顺时应运而生。

在比较文学发生发展的过程之中，美国学派是其中不得不提及的重要力量，其在比较文学发展过程中发挥了推动性的作用。20 世纪中期，该学派将跨学科研究引入比较文学研究领域，比较文学的研究出现了新的气象和局面。在中国，20 世纪以来，随着早期的中国知识分子向西方寻求救国救民的真理，在西学东渐的大潮中西方的文艺思潮和流派传入中国，作家的文化视野和眼界空前开阔，西方的文学创作手法和学术研究范式与中国文化进行碰撞与对接，成为影响至为深远的文化现象。人们开始比较研究中西方文化与文学的影响与区别。文学是文化的重要内容，不同的文化传统孕育、产生了不同性质、特点、内容的文学，人类文化的共同性和差异性决定着文学的共同性和差异性。以欧洲为中心的西方文学是在古希腊和基督教文化传统的母体中发育，而中国文学则植根于儒释道相结合的中国文化沃土中。随着西学东渐的深入，中西文化交流日益加深，不同学科所独具的文化特质也日益交融，文学创作与鉴赏被置于多元文化视野及其文化融合的基础上进行透视与探析，明晰不同文化背景对文学现象和个体的影响与预制，成为当前一个重要的文学现象。

在此文化背景下，以鲁迅、郁达夫、郭沫若等为代表的一批作家和学术理论家重视译介和吸收西方比较文学理论，中国比较文学兴起，现代意义上的文学跨学科研究渐次进入学人的研究视野中；特别是改革开放以来，中国比较文学复兴且蓬勃发展，进入全方位拓展和深入研究的全新局面。

随着当下比较文学以跨越性的视野透视探析文学的发生与发展，在各种跨越中，跨学科与跨文化是其中最为重要的两种形式。文学作品要紧跟时代，从人的本质、人的终极价值的角度透视社会的变迁，在对历史、自然、人生、社会、生命、死亡、病苦、自由、真理等种种命题的探究中，对现实人生作出自己独立的思考与评判，对人的终极价值进行全方位追寻，实现对人类终极关怀的最高使命。为此，在这一过程中，文学势必要和其他的艺术门类、其他的学科产生关联，各学科、各艺术之间存在同源共生关系，既相互借鉴，又存在差异与互补。因此，文学创作与鉴赏被深深地烙上其他学科与文化的印记，比如宗教、哲学、心理学、绘画、电影、医学等对文学产生了深远影响；同时，文学也对上述学科产生互动影响。

第二章 艺术与科学两种人类不同的认知方式

在我国古代朴素的辩证唯物的哲学思想中，阴阳学说是先人解释世界本源以及事物特性的一种重要理论与概念。上自宏观的宇宙，下至微观的具体事物，均可以用阴阳来区别和划分。阴阳学说认为，在自然界以及社会上，任何事物或现象都包含着既相互对立又互根互用的阴阳两个方面。它是对相关事物或现象相对属性或同一事物内部对立双方属性的概括。阴阳学说确立世界重要架构和元素“二元”对立互制的现象和存在，我们可以借此来研究艺术和科学二者之间的关系。

在人类的思想和精神活动中，也产生了艺术与科学两种既有区别又有联系的文化与社会现象。我们可将文学作为艺术的一个代表门类，将医学作为科学的一个代表门类，通过二者的比对研究直观形象地辨析二者的联系与区别。在人们的直觉感悟中，科学与艺术二者是截然不同的两类人类文明的成果与产物，一个重理性，一个重感性。那么科学文化和艺术文化之间究竟有没有可以连通与互补的可能？在现代科学技术日益发展的现实下，探析科学与艺术互动、互通与互补有何重大意义？苏联学者佛洛罗夫为此得出一个论断：“科学和艺术的统一、相互作用、‘互补性’，乃是科学和艺术史、哲学史中几个世纪以来探索结果的必然的主要结论。这一结论也将是我们思考全面发展、具有完整的个性的人的前景问题的出发点。”[①]这个观点是符合人类的思维、意识原理与规律的，因为人类所面临的世界既有符号又有形象，既有抽象又有感性；人类既需要运用逻辑思维，也需要运用形象思维，二者在一个人身上如中国哲学中提及的“阴阳”一样是不可分割的，这足以佐证以逻辑思维为代表的科学与以形象思维为代表的艺术是相互联系和补充的，它们都是人类认识世界、改造世界系统工程中的一个有效

① ［俄］佛洛罗夫：《科学与艺术》，载《国外社会科学》1985 年第 4 期。

环节。所以,我们也就明白为何很多科学家,同时也是艺术家,或者是艺术爱好者。丁晓杰在《要么文艺,要么杀死文艺》一文中指出:“美国普林斯顿大学生理学教授罗伯特・鲁特・伯恩斯在一篇评论中表示:文与理从来都是相辅相成、彼此融合的,那些伟大的科学家往往比同行们来得更‘人文’一些。他另有一份研究数据:获得诺贝尔奖的科学家在成年后大多都涉猎人文艺术,和普通的科学家相比,他们有——25 倍概率喜好歌唱、舞蹈或表演;17 倍概率是艺术家;12 倍概率写诗歌或文学作品;8 倍概率做木雕或其他手工艺;4 倍概率是音乐家;2 倍概率是摄影师。”[①]我们不难找出科学与艺术互通交融的范例,如莫尔斯电码的发明者莫尔斯(Samuel Morse)和第一艘海上蒸汽船的发明者富尔顿・罗伯特(Robert Fulton)都是著名画家。而爱因斯坦喜好小提琴演奏,钱学深在音乐、绘画、摄影等方面具有深厚造诣,梁思成酷爱中国古典文学,更是世人皆知的事实。由此可见,科学与艺术是人的思维和意识的两端,如中国古典哲学所提及的阴阳一样,是既相互对立又互根互用,达到完美融通的目的。因此,只有二者结合起来,科学走向艺术,艺术走向科学,才能互补互生,才能创新思维,才能整体提升人类的创造与文明。由此可见,以比较的视野,对各类学科进行系统研究,是十分必要和迫切的。

康德说过:“美是一朵花,而科学却是果实。”[②]所以说,科学与艺术不是相互背离的世界,它们在人类心理机制上具有历时性的发生学联系,而且以两种互补共存的信号系统为基础而具备共时态的关系。但同时,它们又具有明显的区别,是人类认识世界的两种不同方式和结果。意大利美学家克罗齐在《美学原理》中提出:“知识有两种形式:不是直觉的,就是逻辑的;不是从想象得来的,就是从理智得来的;不是关于个体的,就是关于共相的;不是关于诸个别事物的,就是关于它们中间关系的;总之,知识所产生的不是意象,就是概念。”[③]对于以医学为代表的科学与以文学为代表的艺术来说,它们反映出两种人类不同的认知方式和思维模式。

第一节　科学与艺术关注人类不同的侧面

从表象上看,科学关注的对象是以自然界为主,而艺术则以关注人类社会为主;但最终科学与艺术所关注的对象终究要落脚到人类身上,它们都关注人类自

① 丁晓杰:《要么文艺,要么杀死文艺》,载《新周刊》第 367 期。

② [德]康德:《实用人类学》,邓晓芒译,重庆出版社 1987 年版,第 149 页。

③ [意大利]克罗齐:《美学原理》,朱光潜译,作家出版社 1958 年版,第 1 页。

身与其他物种以及与自然、社会环境的关系，以有助于人类更清晰透彻地了解自我，以完成人类的和谐健康发展为宗旨。但是二者关注的视角和出发点、落脚点又存在不同。以医学与文学为例，加以比对分析：医学侧重于从生物学、生理学、心理学角度来关注自然的人和个体的人，而艺术关照的是富有个性、生动鲜活的独特的人；一个注重躯体活动，一个注重心灵流转，因而导致科学与艺术的认知方式与认知结果是截然不同的。当然，在现实社会中，人们不可能绝对隔离地以科学或者艺术单纯的视角来研究探析一个人，因为每个人的生理和心理是水乳相融、不可分割的，因此，在对人的外在与本质进行分析理解时，必须以科学与艺术的思维进行全方面、多视角的探查与分析。

随着现代科学技术的不断发展与进步，人们对于人体的结构与机体研究已经在研究方法、路径与成果方面取得了突出的成就。医学家们侧重于从肉体方面以科学的态度与方法对人进行客观、全面、深入的研究与探求，更多地希望从理性方面探析人体的结构与运动变化方式、内容，其出发点和落脚点是人类生理和病理状态下的数据和理论，获取成果是冷静、客观、固化的。无论是从事医学研究人员，还是从事医学教育的人员，都要走过一条漫长的探索人体科学知识与存在机理的求知之路。他们要通过解剖学，认识人体从体表到内脏、从血管到神经的构造和机制；他们要通过生理学，掌握人体是如何通过循环、呼吸等各个生理系统来维持人体生存与运动的机制和模式；他们要通过病理学，了解人体疾病发生的原因、发生机制、发展规律，熟悉疾病过程中机体的形态结构、功能代谢变化和病变转归的过程和内容；通过内科、外科、妇科、儿科等临床应用学科，把握各种疾病在人体体现出来的各种征象，并采取针对每个症状的治疗方法。因此，我们可以说，从事医学研究和工作的人非常熟悉和了解作为一个生物体的“人”的存在方式与状态。在医生的眼里，在工作状态之下，无论是男人还是女人，都是一具由骨骼、肌肉、血管、神经、皮肤、毛发所组成的活着的“标本”，弱化了人的社会和情感属性，这是科学与理性的认识与感悟。

尽管科学技术如此发达和先进，但对于人的心灵和社会属性的研究方法和研究成果仍未令人满意，人们对于人的心理活动机制与变化内容仍存在诸多空白之处，有待于科学家与心理学家进行探秘研究。即使专业的心理学家和社会学家，他们倾向于采用分析的方法来研究人类的心理活动，所以他们也无法完全获取全面而真实的人类心灵记录，而只是得到部分有关人的心灵与社会属性的支离破碎的片段和剪影。

波兰作家斯坦尼斯拉夫·莱姆早年的一本科幻小说《索拉利斯星》则以深刻睿智的笔触描写出了人类生存中的一种困境：小说叙写了人类对一个遥远行星——索拉利斯星的探索。该行星表面除了光秃秃的岛屿之外，全部被一种称作索拉利斯的海洋的胶质液体所覆盖。这个海洋似乎有着难以想象的智慧和能力。三名科学家被派往漂浮在索拉利斯低空的空间站工作，面对着海洋，在这种诡异的气氛中，一名科学家自焚，另两人放弃了正常的工作，刚来的主人公凯文也陷入困境之中难以自拔。这部小说独特之处就在于深刻地剖析了人性。在这部寓言体的科幻小说中，索拉利斯海作为人类的一面心理的镜子而存在，人类在遥远的外太空来探索外部世界，结果却总是和自己打交道。显然，人们无法面对自己潜意识内、自己本性中的阴暗可怕的另一面，才使他们成为这面镜子的牺牲品而陷于崩溃边缘。小说用形象而睿智的语言，向人们揭示了这样一个事实：在当今世界，人类最陌生的对象是人类自己，最熟悉的反而是最为陌生的，以富有哲理的思索描绘了人类生存的悖论。

由此可见，科学有时不一定能够完整而深刻地揭示人类自身，但是相比于科学家来说，有时文学家则能够更好地揭示人们的心灵和情感的变化。文学家以对人类熟稔的情感体验，本着文学是人学的创作理念，以艺术手法来塑造和揭示人，可以比科学家们提供给人们更多的人性知识，启示人们反观自身的内心活动和思想流变。且这一过程不是在科学家们严谨的实验室中进行，而是在情态多样的各种社会环境和艺术情境中进行的。对比这两种方式，医学家希冀以科学严谨的方式来分离研究人类的真实形态，却远离了现实和存在；而文学家以艺术虚构的方式研究关照人类，却更接近真切的人生和真实的个人。于是，文学作品中描叙人物在生理情态和病理状态下的相关素材，竟成为心理学家和社会学家研究人类心理活动的素材来源和资料集成。如俄国近代著名的小说家陀思妥耶夫斯基的代表作《罪与罚》中，穷大学生拉斯柯尔尼科夫为生计所迫，杀死了放高利贷的老太婆阿廖娜和她无辜的妹妹丽扎韦塔，制造了一起震惊世界的凶杀案。作者重点描写刻画大学生犯下重罪后的心理变化，他对于主人公内心分裂所导致的肉体和精神痛苦的描写，带来令人战栗的情感体验和震撼人心的艺术感受。他创作的小说《双重人格》更是塑造了具有性格的矛盾性、灵魂的复杂性和人格的分裂性的个性鲜明、独树一帜的人物形象。以至于俄国文学批评家别林斯基特别不满这篇小说的“幻想色彩”，他认为在当代社会，幻想的东西只能发生在疯人院，而不应当发生在文学中，这是医生而不是诗人应当管的事情。由此可见这部作品浓郁的心理分析色彩，该作品由于在心理分析描写方面的独特意义和价值，萨特的存在主义以及弗洛伊德的精神分析学说从中汲取了素材和灵感，对其学说的形成产生了有意义的影响。在中国文学史上，也不乏此类作家作品，曹雪芹的《红楼梦》堪称典范，作品涉及医学理论、养生保健、心理健康、疾病预防以及诊察治疗等全方位的中医药理论知识，可以作为一部医学著作来研读。而池莉的《霍乱之乱》可以当作一部霍乱等流行病的预防、处置与善后的医学读物，发挥其超越文学之外的价值。毕淑敏的《女心理师》则可以摆在心理咨询师的案头，以提升心理咨询技能。

维柯提出："诗是人类的感官。"[①]这句话形象地指出文学家对于人类的心理和情感变化十分细腻敏感，其感知心理的细微变化和表现的能力优于常人。刘鹗的《老残游记》中对于音乐描写所引起的人们生理和心理的变化堪称绝妙，把只可意会不可言传的情态和意境用生花妙笔完美地表现出来：

> 王小玉便启朱唇，发皓齿，唱了几句书儿。声音初不甚大，只觉入耳有说不出来的妙境：五脏六腑里，像熨斗熨过，无一处不伏贴；三万六千个毛孔，像吃了人参果，无一个毛孔不畅快。唱了十数句之后，渐渐的越唱越高，忽然拔了一个尖儿，像一线钢丝抛入天际，不禁暗暗叫绝。那知他于那极高的地方，尚能回环转折；几转之后，又高一层，接连有三四叠，节节高起。恍如由傲来峰西面，攀登泰山的景象：初看傲来峰削壁千仞，以为上与天通；及至翻到傲来峰顶，才见扇子崖更在傲来峰上；及至翻到扇子崖，又见南天门更在扇子崖上：愈翻愈险，愈险愈奇。
>
> 那王小玉唱到极高的三四叠后，陡然一落，又极力骋其千回百折的精神，如一条飞蛇在黄山三十六峰半中腰里盘旋穿插，顷刻之间，周匝数遍。从此以后，愈唱愈低，愈低愈细，那声音渐渐的就听不见了。满园的人都屏气凝神，不敢少动。约有两三分钟之久，仿佛有一点声音从地底下发出。这一出之后，忽又扬起，象放那东洋烟火，一个弹子上天，随化作千百道五色火光，纵横散乱。这一声飞起，即有无限声音俱来并发。那弹弦子的亦全用轮指，忽大忽小，同他那声音相和相合，有如花坞春晓，好鸟乱鸣。耳朵忙不过来，不晓得听那一声的为是。正在缭乱之际，忽听霍然一声，人弦俱寂。这时台下叫好之声，轰然雷动。[②]

作家运用了层层叠叠比喻来状写声音，诸如"像吃了人参果""像一线钢丝抛入天际""如一条飞蛇"，还有"攀山""东洋烟火"的细腻复杂的由浅入深的比喻，把听觉转化成视觉，把感官的感受用优美灵动的文字物化出来，描绘恰切适当、形象逼真传神、情感饱满感人，这样信手拈来、举重若轻的手法与笔触，令人叹为观止，是科学家很难体悟且用语言加以状写和描述的，如果使用科学术语进行阐释和说明，自然难以脱掉枯燥、味同嚼蜡的感受了。

此外，在现代医学领域，各种不良的情绪与心态对人的身心健康影响至为重

---

① ［意大利］维柯：《新科学》，朱光潜译，商务印书馆1989年版，第172页。

② 刘鹗：《老残游记》，人众文艺出版社1999年版，第9～10页。

要，如果用概念、定义等理性的手法来描述，则显得抽象枯燥乏味，且令人很难认同和理解；但是如果运用文学艺术的手法、以感性的方式加以状写，使读者在人类认同熟稔的语言和情境中获得情感的认同而有身临其境之感，与文中人物感同身受。如“忧愁”可以解释为因遭遇困难或不顺心的事情而苦闷，这种解释虽然没有任何问题，但是不免给人平板直接之感，没有一点语言的张力和想象空间。但是运用文学手法，则活灵活现，意境深远，带给读者鲜明的印象与深刻的感受。如可用文学意象来解释“忧愁”的内涵，像五代南唐后主李煜在词作中饱蘸深情地吟咏道：“问君能有几多愁，恰似一江春水向东流。”寥寥数语，把满腹哀怨、深长的忧愁写得真切、具体而生动。

由以上事例可以看出，以文学为代表的艺术以细腻深切地描写人的内心世界变化见长，重视写意，重视写情。而以医学为代表的科学则力戒在研究过程中人类的情感介入，主张理性冷静地告知世人真实的人和事物，这就与文学告知世人欣赏对象的美与善、情与义以激发鉴赏者的内心情感有所不同。

第二节　科学与艺术思维模式各有侧重

科学以概念、判断和推理等逻辑思维形式来反映被认识的客体，它是由对外在事物的感性认识升华到理性高度的抽象概念的分析与认识过程。以医学为例，对于临床上遇见的一个病种的概念，均是由理性思维对同类型的个体所罹患疾病的共性的概括与总结，而在现实生活中同类型疾病在不同人群中的多样病症表现和个体不同的主观体验，在病理学和诊断学中都被弃之不问了。但是临床医生在诊断治疗中却不得不关注病人多样化的表现，他们关注的是病人具体生动的形象，而不是一个抽象的理论符号；他们关注的是病人整体的表现，而非疾病的本质和概念。

艺术与科学认识的特点不同，它不同于科学认识只关注共性、本质和抽象符号，它所认识的对象是个性的典型、整体的现象和具体的形象，与科学的思维模式形成鲜明的对照与互补。以文学为例，艺术的思维是对世界的整体体认，是以形象知觉和优美的艺术思维方式对世界的一个有益补充和完善。

一、科学思维最终需要借助艺术思维达到探析世界本源的目的

科学作为人类活动的一个范畴，它的职能和目的是总结客观世界的事物和现象，使获取的知识和理论达到系统、完善、清晰、明了的目的。在自然世界中，事物总是以具体可感的形象存在于世界之中，为此，人类对事物的感知方式总是经历一个由外至内、再由内至外的曲折过程；即人类首先通过视觉和听觉感知到

物质本体的存在，然后探析其内在机理和构成，进行理论的探析和科学的论断，最后还是要落脚到事物的形态和物质化的层面对其加以认知和处置，完成一个严谨回环的过程。以中医学为例，中医学运用了取象比类的思维方法来阐释医学原理和选取治疗方法，即使用具有感性、形象、直观特点的概念或者符号来表达对象世界的抽象的意蕴，通过类比、象征等方式来说明阐释对象世界联系的一种思维方法，以此来表达那些与人们日常生活隔离、只可意会不可言传的事物和现象。如脏象学说是中医理论的核心内容，张介宾解释说："象，形象也。脏居于内，形见于外，故曰脏象。"①而对于在一般人心目中虚幻而不可捉摸的五脏，早期的中医理论家在理论研析的基础上以形象可感的方式加以具象化解释，给人以清晰明确的印象，即利用五行之象来类推阐析五脏的功能作用，唐代医学家王冰解释说："肝象木而曲直，心象火而炎上，脾象土而安静，肺象金而刚决，肾象水而润下。"②这就以形象思维的方式，把五脏的功能分别以人们可感可知的树木、火焰、土地、金属、流水而演示说明出来，令人印象深刻。又比如中医对于不同脉象的变化、特点以及医生诊脉时不同的手指的感觉加以形象化、具象化的处理，起到了化抽象为形象，变繁难为简易的作用。比如在阐述中医的变态脉象时，有滑脉、洪脉、细脉、弦脉的提法：滑脉，指的脉象"按之流利，圆滑如按滚珠"③；洪脉，指的是"脉大而有力，如波涛汹涌，来盛去衰"④；如细脉，指的是"脉按之细小如线，起落明显"⑤；如弦脉，指的脉象"端直而长，挺然指下，如按琴弦"⑥。如此，医学家巧妙地运用了形象思维的方式，对不同病理状态下的脉象的细微差别进行了形象可感、细腻传神的区别与说明，有效地弥补了逻辑思维在感知事物上的不足。这种由事物到理论再到事物的认识世界的研究机制，对今天人们观察世界、处理问题仍然具有重要的借鉴和示范价值，启示人们在认识世界和改变世界的过程中，要充分做到自觉感知、逻辑思维和形象思维的有机融合和统一。

二、艺术思维的主要方式是形象思维，其主要手段是丰富的想象能力

形象思维以形象为核心和落脚点，通过具体可感的"象"来构成思维流程和目的，这就是《文心雕龙·神思》中述及的"故思理为妙，神与物游"⑦。而形象思

---

① 张介宾：《类经》，中国中医药出版社1997年版，第16页。

② 王冰撰注：《黄帝内经素问》，辽宁科学技术出版社1997年版，第22页。

③ 《脉诊的"三部九候"》，新浪中医，2012年9月27日。

④ 《脉诊的"三部九候"》，新浪中医，2012年9月27日。

⑤ 《脉诊的"三部九候"》，新浪中医，2012年9月27日。

⑥ 《脉诊的"三部九候"》，新浪中医，2012年9月27日。

⑦ 周振甫：《文心雕龙注释》，人民文学出版社1981年版，第295页。

维是与感情形象相伴而生，其思维也是离不开想象和联想的。一切艺术作品的创作都是美好形象的创造，都无法离开形象思维，自然无法离开想象的能力。以文学为例，想象为文学创作插上了飞翔的翅膀，想象力是文学创作的主要思维方式和发生学基础。刘勰对此有过精妙的描述，他指出了作家在文学创作时的思维情态和特点："寂然疑虑，思接千载，悄焉动容，视通万里。"[①]作家在有限的空间内，思维和想象却能够在无限大的空间内拓展驰骋，使文学作品具有了令人慨叹的想象的空间和艺术的张力。唐代大诗人李白最大的艺术魅力即是他的艺术想象力，艺术想象瑰丽奇特，想象的范围广阔无垠。《梦游天姥吟留别》中，诗人用浪漫主义手法，酣畅淋漓、气势磅礴地叙写了仙境与仙人，令人陶醉感慨于奇幻的想象梦境中。

综观科学研究的历史，人们发现，想象不仅可以充分运用于文学创作，在人类科学研究的征途上，它也发挥了关键性的作用。科学成果不能凭空产生，科学发展是"站在前人的肩膀上前进"，科学的成就也是在现有成果基础上进行创新性研发，人们需要通过想象寻求和调动自己现有的直接和间接经验，使逻辑思维和形象思维二者水乳交融般糅合在一起。在人类文化发展历程中，有些科学发现往往是人文学家首先提出的，如哲学家比自然科学家最先提出了原子论和运动不灭的学说，康德最早提出了关于太阳系起源的星云假说，这与哲学家善于运用形象思维、善于运用艺术想象有较大关系。

由此可见，对于科学家来说，想象是十分关键和重要的，但是由于以医学家为代表的科学家经过长年累月的理性逻辑思维训练，长期运用概念进行判断推理，思维接近固化定型，他们的想象的意识和能力都渐趋退化了。尤其是对于医生来说，他们在科学主义影响下，固守医疗程序和规范，以严谨认真的态度对待每一次治疗过程，内心已经被冷静、客观、理性甚至是冷漠、呆板所拘谨，想象力衰退是自然的事情。那么，如何克服科学家想象力退化的问题，最有效的途径就是拥抱艺术，在艺术的氛围、审美意境中，获取心灵的放飞和自由。所以，我们不难理解，为何杰出的科学家挚爱音乐、绘画等艺术门类，甚至取得了较为突出的成就。这方面的事例举不胜举，如达尔文、爱因斯坦、钱学森等。为此，我们不难理解为何在美国对医生的要求很高，医学生需要具备全面的知识与素养，尤其是在人文知识方面提出专门的要求。

三、艺术对于典型形象的塑造，是对一般科学法则建立的补充

文学最鲜明突出的特点就是塑造典型环境中的典型人物形象。一篇作品成

① 周振甫：《文心雕龙注释》，人民文学出版社 1981 年版，第 295 页。

功与否，人物是否个性鲜明、形象是否栩栩如生起着决定性的关系。由此可见，艺术重在张扬个性，通过个体的塑造运用以点带面的形式来凸显大众的全貌和风格。艺术的这种模式与特点同科学有着本质的区别。科学研究通常采用由面推知点的模式进行，为了探析明了某类事物的内涵、结构与原理，科学研究过程中通常会全面收集整理各项资料和事实，在对众多素材进行定性、定量梳理、归纳、分析和提炼的基础上，由众多的个性提取出具有普遍意义的共性，获取事物和现象的原理和本质。在以医学为代表的科学研究中，医学家所收集的病例与相关研究数据越多，越能够接近某类疾病的发病原理和诊疗模式，越能够接近研究的宗旨和目的，越能够揭示事物和现象的真理和真相。俄国文豪托尔斯泰说过："艺术同样是基于积累和试验，不过与科学相比是一种较小的，并不在于追求试验数量的试验。"[①]他这句话精练而深刻地指出了文学与科学二者之间的本质区别：文学创作追求典型性，越是个性化的，越是具有深厚的艺术感染力；而科学则追求严谨扎实，越是共性化，越是具有普遍的概括性和代表性，越是接近于世界的本原和事物的真理。

人们在学校接受医学教育的过程中，所获取的有关人体生理和病理的理论知识，都是在无数个个体的基础之上所获取的共性化的知识和理论，其知识体系的形成过程是一个典型的由众多个体到共性的模式。而文学恰恰相反，虽然二者研究体悟对象都是人，但文学面对的是个性的、多样的人，医学则是典型的、一般的人。文学的这种思维模式有机地补充了科学思维模式的缺位和偏差。文学艺术最大的贡献就在于向社会提供了众多的不同时代、不同文化、不同民族、不同阶层、不同地域的独具个性的典型人物。而由于人在社会生活中总是处于健康和病态两种生活情态之下，所以在作品中也塑造了林林总总的涵盖各种病态的人物角色，以此弥补了医学教育中较难接触到个体病例的缺憾与不足。

我们可以从曹雪芹的《红楼梦》中感悟文学艺术的思维模式与科学的思维模式的相异之处。《红楼梦》堪称一部描绘中国病态社会中病态人物的经典巨著。据不完全统计，《红楼梦》小说中出现的带有病态色彩与悲剧个性的人物超过 30 人，广泛涉及营养保健、疾病治疗、心理疾患等多种医学现象，叙写了多达 10 余种疾患，提及 20 余个方剂和药名。林黛玉是其中的一个典型形象，小说重点描述了她的病态美，状写了她自幼体弱多病、多愁善感、焦虑多疑的身心特点。她是小说中重点描写的罹患心身疾病的典型代表。林黛玉多愁善感的性格集中体现在小说以下章节中：第二十七回"滴翠亭杨妃戏彩蝶，埋香冢飞燕泣残红"，即"黛玉葬花"的情节；第三十四回"情中情因情感妹妹，错里错以错劝哥哥"，即黛

① [俄]《阿·托尔斯泰全集》第 1 卷，人民文学出版社 1959 年版，第 407 页。

玉题帕三绝；第四十五回“金兰契互剖金兰语，风雨夕闷制风雨词”，即黛玉悲秋作《秋窗风雨夕》；第六十四回“幽淑女悲题五美吟，浪荡子情遗九龙佩”，即黛玉题《五美吟》。其余回目中也有很多，在绝大部分章节中，都在字里行间充溢着一种悲伤、痛苦、愤怒、哀怨、自怜的负性情绪，严重地摧残了黛玉的身心健康。这些负性情绪用科学理性的话语很难描述，但是小说通过一个个情节便能举重若轻地把人物复杂的心理过程状写出来。

第三节　科学重视真实与艺术重视幻想

自然科学是研究自然界的物质形态、结构、性质和运动规律的科学。它具有科学知识的客观真理性和科学认识形式的抽象性两个主要特点。这就决定着自然科学以求取自然界事物真实原理的形式存在，不能允许任何虚假形式与内容存在，它在系统全面地收集汇总分析实验数据和客观事实的基础上，以理性严谨的态度摒除各种主观因素的掺杂，依靠逻辑推理和客观判断，以事实和原理再现的形式最后得出理性科学的结论。由此可见，科学是注重事实依据和实验手段的，它是现实主义的存在。而对于人类所创造的艺术来说，它在思维形式和内容方面则不限范围、不受拘束，如信马由缰、天马行空一般潇洒自如，它的创作手法是现实主义和浪漫主义并存并行的，既有现实主义对社会人生的真实描摹与叙述，如《三国演义》《水浒传》等对社会现实和人生变迁的真实描述；也有诸如神话、传奇、科幻等题材的超现实主义和浪漫主义创作，如《西游记》《封神演义》等魔幻题材的小说；还有穿越时空、在另一时代、另一空间展开的情爱、历史、玄幻故事的穿越题材小说，如当下风靡一时的《步步惊心》《若曦穿越宫锁心玉》等。由此可见，以文学为代表的艺术作品可以超出科学认识的空间和局限，在想象的世界里任意驰骋，不受时间、地点和区域的限制，不用追求现实生活的真实再现，可采用曲折离奇的情节，塑造个性非凡的传奇性人物形象，以艺术的真实超越现实世界的真实，以此来表现文学家的主观理想和感受，抒发其强烈的个人情感。因此我们可以说，艺术使人超脱了科学与事实的限定，而获取思想和情感再创造性发挥的自由，艺术成为一种可以在任何世界、领域进行探析的人类思维活动形式。

人类的想象总是走在了事实的前面，艺术先于科学发展是人类发展的普遍规律。为此，人们有时慨叹早在现代科学的发明和进步前文学作品已进行过预言和说明。例如《史记·扁鹊仓公列传》中，提及两个情节：一是文中提及“扁鹊以其言饮药三十日，视见垣一方人。以此视病，尽见五脏症结，特以诊脉为名耳”[①]。这可以说是现代医学诊察设备与手段的一次成功的尝试。二是文中提及“臣闻上古之时，医有俞跗，治病不以汤液醴酒，镵石、挢引、案扤、毒熨，一拨见病之应，因五脏之输，乃割皮解肌，诀脉结筋，搦髓脑，揲荒爪幕，湔浣肠胃，漱涤五脏，练精易形”[②]。这是现代外科手术的具体操作流程，现代手术与之相差无几。中国古人在3000年前的天才预测，现在都成为现实，在现代医学领域广为应用。

不仅中国文学作品中有过天才的预言，在西方文学创作中，也有一大批杰出的科幻作家在其作品中展示了想象的空间与魅力，他们所做的构想很多成为科学家进行研究与创新的有机素材，很多预见成为现实。如法国著名科幻作家儒勒·凡尔纳一生创作了60多部大大小小的科幻探险小说，总题为《在已知和未知的世界漫游》。他以其在科幻探险小说创作方面的突出贡献，被誉为“科幻和探险小说之父”。凡尔纳的作品不仅具有较高的文学价值，更难能可贵的是他在作品中运用非凡的想象力，以浪漫而又符合科学原理的幻想，预测着未来的世界。他在众多的文学作品中预测的潜水艇、飞机、电报、火箭、电影等等，在此后都得到了实现。“现代潜艇之父”美国科学家西蒙·莱克，在1897年建造了“亚尔古”潜艇。莱克在自传的第一句话便说：“儒勒·凡尔纳是我一生事业的总指导。”[③]飞越北极的海军上将伯德、气球及航海探险家奥古斯特·皮卡德、无线电发明者之一的马可尼，在谈到他们的创造发明时，都说是从凡尔纳的科学幻想小说中受到了启发。法国的利奥台元帅甚至这样说过：“现代科学只不过是将凡尔纳的预言付诸实践的过程而已！”[④]凡尔纳逝世时，人们对他作出恰如其分的评价：“他既是科学家中的文学家，又是文学家中的科学家。”[⑤]凡尔纳，正是把科学与文学巧妙地结合起来的大师。

因此，回顾世界的科学史和艺术发展史，我们可以肯定地说，艺术因其想象和前瞻性已经成为人类走向未知世界、创造新的文明的先导和前驱。由于文学艺术可以允许看似荒诞不经的思想和假说得以存在和发展，也就使得许多正在假想中的科学观念得以构思与尝试。这种构思与尝试为实现科学发展提供了一个有益的平台和空间，它与科学严谨的实验室一道，为科学的研究与发展作出了贡献。因此可以说，艺术的发展促进了科学的发展。

---

① 司马迁：《史记》，新疆人民出版社2003年版，第486页。

② 司马迁：《史记》，新疆人民出版社2003年版，第487页。

③ 转引自彭玲玲：《“科幻小说之父”凡尔纳》，载《中国科技奖励》2012年第12期。

④ 转引自彭玲玲：《“科幻小说之父”凡尔纳》，载《中国科技奖励》2012年第12期。

⑤ 转引自彭玲玲：《“科幻小说之父”凡尔纳》，载《中国科技奖励》2012年第12期。

总之,以医学为代表的科学与以文学为代表的艺术都是人类大脑的创造活动,只不过是由于人类完成不同的工作任务,大脑系统与信号经过不同社会分工历练和发展而成,但最终目的都是为了塑造一个尽善完美的人。诺贝尔物理学奖金获得者李政道先生说:"我想,现在大家可以相信科学和艺术是不能分割的。它们的关系是与智慧和情感的二元性密切关联的。伟大艺术的美学鉴赏和伟大科学观念的理解都需要智慧。但是,随后的感受升华和情感又是分不开的。没有情感的因素,我们的智慧能够开创新的道路吗?没有智慧,情感能够达到完美的成果吗?它们很可能是确实不可分的。如果是这样,艺术和科学事实上是一个硬币的两面。它们源于人类活动最高尚的部分,都追求着深刻性、普遍性、永恒和富有意义。"①由此可见,科学与艺术是互补统一的,这是主观与客观辩证统一的结果,并为系统深入研究文学与医学的渊源关系提供了理论依据,使现代医学除了具有严谨理性的科学性质之外,还具备更多的人性意蕴。

① 李政道于 2004 年在上海科学与艺术展览上所做的题为《科学与艺术》的演讲。

第三章　异途同归的文学与医学

在人们一般意识中，认为医学应分属于自然科学学科，文学应分属于社会人文学科。但由于文学与医学的工作与服务对象都是人，都是为了提升人的身心健康水平和生存质量而存在与发展，从这个意义上来说，二者在“人学”方面有了共同的交集，二者的出发点和落脚点有着诸多相似之处。

按照世界卫生组织关于健康的最新提法，认为健康不仅是躯体没有疾病，还要具备心理健康、社会适应良好和有道德。因此，现代人的健康内涵与外延涵盖躯体健康、心理健康、心灵健康、社会健康、智力健康、道德健康、环境健康等。为了实现这一目标，仅仅依靠医学从生理和病理角度很难解决人类的所有健康问题，还需要文学来发挥人文关怀以及疏导、移情、升华的效能和作用。为此，文学与医学都成为当下人们选取的促进人类在社会和家庭中获取健康和谐生活的有效途径和手段。前苏联文学批评家鲁宁曾认为，科学和艺术都是出自于认识生活并以此来改造生活，把生活安排得更完美、更和谐的愿望。由此可见，文学与医学都在探讨人如何实现灵与肉的完美融合与境界升华，我们可以构建“由文学来理解阐释医学，由医学来阐释丰满文学”的认识模式与原则，促进二者相互影响、交融与完善。医学与文学作为人类文化的产物，因其对人类福祉所作的努力而走向彼此，两者有异曲同工之妙。

第一节　文学与医学交汇融通于“人”上

从人类文明发展的视野来审视，以人为本的价值追求和精神气质是人类发展的终极目标与诉求，人类进入文明时代以来，就致力于身心协调发展以求肉体与灵魂的完美结合。甚至有时灵魂上的完美、和谐比肉体的健全、强壮更加重要。德国哲学家费希特认为，当明白了肉体的药不灵验时，人类才寻找出灵魂之药。从这一视角出发，文学与医学在研究旨归、研究对象、研究过程、研究结果方面都有了共同的交集点与切入点，即汇流融通到“人”的身上，由相同的出发点，历经艺术与科学的不同行程与历练，进行医学的治疗和文化的完善，落脚到提升“人”的生存状态与改善生命质量之上，以彰显人性价值与终极人文关怀。

一、文学与医学拥有共同的研究对象——“人”

从哲学上对“人”来下一个定义，即人是人的人格意识和人格意志的自我行为实现，在身心、社会、自然等维度的全方位实现。人是一个复杂的存在，了解一个人需要涉及生理、心理、社会和文化等诸多因素和环节。人也只能在众多因素维系之下，才能在自然和社会环境中获取身心全方位健康持续的发展与提升。这就涉及促进人类发展的手段和方式问题，人类的自然行为可获取经济利益使人在物质方面维持并成长，人类的社会行为可获取思想与文化素养使人心灵与精神层面获得濡养。在这一全面系统的过程中，文学与医学分别发挥了重要的作用，二者在研究旨归方面共同指向了一处，即人类的特性、存在与发展。

医学侧重于从物质层面入手，重在研究人的自然属性，通过科学观察与实验方法对人体的生理结构与机体功能进行认知与概述，总结出具有普遍指导意义的理论，然后应用到医学临床，在病理状态中了解人体结构与功能的现状与变化，细致深入地观察治疗的过程与结果，并通过实证与还原的方式总结出科学规范的医疗模式与诊治方案，再通过观察、总结、概括、提升、再观察、再概括与提升的系列过程，完成救死扶伤、扶危济困的人道主义历程。

与医学不同的是，文学侧重于从精神层面入手，重在研究人的社会属性。文学作为文化的重要形式，以语言文字生动形象地实现对客观现实、作家心灵世界的反映和物化，是对于人类生命的审美化反映，核心内容是人类的思想情感及与之相应的社会生活。人类是社会的核心与主体，人的思想就是社会思想的直接体现，文学反映社会现实归根结底还是反映人类的思想与情感；同时，人在文学作品中既是审美的客体，又是审美的主体，人本身就是社会审美活动中最具欣赏价值的审美对象。因此，文学创作与研究要从社会生活出发，以人为观察体悟的核心和要素，深入细致地观察研究以人为联结的社会关系与社会现象，以人类的思想和情感活动为描绘对象与中心，创作出典型环境下的典型人物，充分书写人类的思想、文化与精神生活，以达到张扬人性、完善情感、美化生活、造福社会的效用，最终实现促进人类生存与发展质量的终极目标。

为此，文学与医学二者均从不同侧面对“人”这一复杂的个体加以研究，二者共同达到了人类身心完美结合、完善发展的目标。在这一复杂过程中，双方都需要系统深入地研究人与自然、人与社会、人与他人、人与自身的关系，才能既达到医学诊治的目的，又达到文学反映社会生活的目的。

二、文学与医学交集的切入点是治疗与提升

在人类思想和文化发展历史中，文学与医学从不同的维度对人类的进步和福祉发挥着不可或缺的作用，二者在保证人类身心健康方面有着太多的交集，那就是从物质和心灵两个层面发挥着身体与意识的治疗作用，以提升人类的生存质量，在价值目标上彰显人类价值，实现终极人文关怀。并且这两方面的作用又不是截然分开，而是互相交融、互相影响，在促动中提升，在交融中完善。

从学科的科学功能和职责定位来考察，作为自然科学的医学往往在医院有形的空间里，以科学的态度审视疾病，以人道主义精神关爱病人，医者以相对直接的形式从生理和病理的角度为患者诊察疗治疾病，消除生理病患，恢复机体健康，解除身心痛苦，恢复到正常的生理状态之中。而作为社会科学的文学同样具备医学疗治的功能，不过作为文化大医的作家通过语言文字构建了一个与读者在思想和文化空间中自由交流的无形的诊室，为患者、为社会疗伤除疾。与医学治疗不同的是，文学治疗的对象往往是心理、精神的个体患者或者浸染思想文化顽疾的病态的社会，文学医者不再需要有形的手术刀、银针、药剂等治疗器具和物品。作家与医生一样，以人道主义的关爱悲悯情怀，借助文学形象、思想内涵、情感氛围、艺术审美来感动人、教化人，起到纯净思想、感受文化、提升认识、完善人格、改良人性、宁静心灵的作用，切实提升并塑造美好的人性和完善的人格，恢复健康的心理，构建和谐的情态。并以人的思想文化的改变与提升，影响到整个社会和民族的启蒙与改良，解决系统性、普遍性的社会问题，以达到人类由“立人”到“立国”的渐进性发展。文学的这种社会功能在社会动荡、民生凋敝的历史转型期表现得尤其突出，如20世纪五四新文化运动时期，新文化与新文学运动的主将鲁迅面临如何改变国民愚昧落后的精神面貌，如何改观社会黑暗沉沦的现实，实现救国救民的宏愿，呼唤“新的生命”[①]诞生，他怀着“哀其不幸，怒其不争”[②]的复杂心态塑造了阿Q、孔乙己、祥林嫂等国民形象，解剖分析了在其身上存在的国民劣根性，并将矛头指向了封建制度与思想对他们造成的毒害钳制，寄希望于“改变他们的精神”[③]，以产生“毁坏这铁屋的希望”[④]。俄国作家契诃夫同时从事文学与医学工作，他以医学救人，以文学树人，他用自己杰出的文学创作深入而全面地思考了俄罗斯民族精神与文化中存在的问题。他在《变色龙》《小

---

① 《鲁迅全集》第1卷，人民文学出版社2005年版，第439页。

② 《鲁迅全集》第1卷，人民文学出版社2005年版，第82页。

③ 《鲁迅全集》第1卷，人民文学出版社2005年版，第439页。

④ 《鲁迅全集》第1卷，人民文学出版社2005年版，第441页。

公务员之死》《苦恼》等系列作品中，以批判现实主义精神，对小人物的命运进行了细腻、深重而沉痛的描述，深刻而冷峻地揭示了在沙俄残酷统治之下，人们在精神变异、心理变态、性格怪异之下的荒诞行径，由此揭示出人们性格麻木与冷漠特性，人们自我封闭于"套子"中以规避现实的刺激，表现出当时下层人们安于现状、奴性十足、不知抗争的群体性的国民性弱化。作家以冷峻的笔触真实摹写了社会现实，在愤激的情绪中发出呐喊，为不幸的人们发出抗争，希望人们像科瓦连科一样起来彻底埋葬"套中人"，改变整个社会。

从现象学的角度审视，古今中外文学史上，还有拉伯雷、济慈、福楼拜、弗洛伊德、森鸥外、渡边淳一、苏轼、汤显祖、关汉卿、蒲松龄、鲁迅、郭沫若、郁达夫、陶晶孙、余华、毕淑敏、池莉等文学家有过医学学习或者医学实践的经历，有的弃医从文，有的亦医亦文，他们以医生救死扶伤的人道主义精神，以悲天悯人的人文主义情怀，以高超的医术驱除人们的疾病与困厄；同时他们又关注人们的精神家园，以自己蕴蓄深远的医学体验，为社会和个体开出一剂改造思想、唤醒灵魂的药方，给处于思想泥沼中的人们送去了精神的清泉，让人们在迷茫中获得思想提升和文化的新生，并促进社会的改良和国家的进步，最终实现人类的诗意生存，这与科学发展的终极目标以人为本、以生态为本相统一的价值取向是一致的。

第二节　文学具有医学治疗的效用

文学与医学融合，既是医学的文学艺术化，也为文学艺术附丽上浓厚的医学色彩，二者不仅在外延上有相似之处，而且在内涵上亦有相通之处，文学艺术在某些领域和方面与医学一样具有相应的治疗功能。文学作品之所以具有治疗的功效，在于文学艺术的审美性和情感性能够触发读者的内心反应和情绪变化，像具有不同药效的药物一样，不同体裁和内容的文学作品会引发不同的效应与影响，对人类的心理和生理具有良性的反馈和影响机制。例如：喜剧引发人们喜乐欢欣的情感反应，悲剧引发人们悲哀愤怒的情感反应；言情小说引发人们对情感的痴迷和执着，科幻小说引发人们的幻想与惊奇等。

文学的保健和治疗作用源远流长，自古就有。尽管"文学治疗"这一专业术语在 20 世纪初才由加拿大著名文学理论家弗莱提出，但是文学治疗却是与文学的产生相伴而生的。有学者甚至提出，文学的产生是人类精神需要治疗的结果与产物。早在古希腊时期，诗人赫西俄德在《神谱》中满怀自信地表示："如果有人因心灵刚受创伤而痛苦，或因受打击而恐惧时，只要缪斯的学生——一个歌手唱起古代人的光荣业绩和居住在奥林波斯的快乐神灵，他就会立刻忘了一切忧伤,忘了一切苦恼。缪斯神女的礼物就会把他的痛苦抹去。”[①]无疑开启了文学具有医学之功能的先河。中国古人早就得出诗文所独具的感化特性促进社会和人和谐健康发展的结论,认为诗文的本质功能具有医药的功效。《毛诗大序》认为诗文可以“厚人伦,美教化,移风俗”[②]。《周易》说:“鼓天下之动者存乎辞。”[③]孔子言诗之“兴”“观”“群”“怨”,不仅表明了诗具备认识功能,也明确指出诗具有治疗作用的心理暗示。孔颖达《毛诗正义》云:“《尚书》之三风十愆,疾病也。诗人之四始六义,救药也。”[④]更直接说明了诗所具有的医学功能。《文心雕龙·知音》提及:“夫缀文者情动而辞发,观文者披文以入情,沿波讨源,虽幽必显。”[⑤]由此可见,文学的根本目的就在于调动人们积极向上、健康乐观的情感和意绪,鼓舞人们克服困难和愁绪,心态阳光,快乐生活。

苏联文豪高尔基认为,文学的目的就是要帮助人了解他自己,就是提高人的信心,激发他追求真理的要求;就是和人们中间的鄙俗作斗争,并善于在人们中间找到好的东西;就是在人们心中唤起羞耻、愤怒和英勇,并想尽办法使人变得高尚有力,使他们能够以神圣的美感的精神鼓舞自己的生活。因此,文学创作的目的与精神分析、行为治疗等医学手段并无区别,都是为了帮助人们实现身心健康的一种重要手段和方式。无论文学创作的主体还是文学接受的个体,都可以在文学生产和鉴赏的过程之中,获取心灵的宁静和休憩,在身心的疏泄和放松中感受到文学作品的医学治疗效果和益处。下面述写文学的最主要的几种医学治疗方式。

一、歌谣作为文学艺术的一种形式,是具有医疗治愈效应的典型的文学体例

歌谣作为人类早期的咒术之词,常常用于医治疾病,并在情感的疏泄和心理暗示方面起到了积极的作用,安抚治疗效果是极其明显的。比如在中国北方农村民间广泛流传着这样一个童谣:

天皇皇,地皇皇,
我家有个夜哭郎,
过路君子念三遍,
一觉睡到大天亮。

① [古希腊]赫西俄德:《工作与时日·神谱》,张竹明、蒋平译,商务印书馆1991年版,第29页。
② 毛亨传:《四库家藏毛诗正义》(1),山东画报出版社2004年版,第11页。
③ 姬昌:《周易》,山西古籍出版社2003年版,第82页。
④ 毛亨传:《四库家藏毛诗正义》(1),山东画报出版社2004年版,第18页。
⑤ 周振甫:《文心雕龙注释》,人民文学出版社1981年版,第518页。

农村成长的孩子大多在这首耳熟能详的童谣中蹒跚长大。虽然诗词中带有浓郁的封建迷信色彩，字里行间却洋溢着父母对于自己子女身心健康的真诚的期盼与祝福，在当时医学技术和医疗条件不发达的社会中，父母已经倾尽自己的全力。这首童谣是处理小孩夜间发出惊恐啼哭时所使用的，往往诵念或者张贴这种"谣咒"，希望借助于未知世界神奇的力量或话语拯救来达到疗治孩子症状的目的。著名教育家魏建功先生将此类童谣起名为"医事用的歌谣"，在文学创作中具有了功利性的神秘独特的色彩。虽然当下社会经济和科学文化高度发达，但在我国某些农村这种情况仍有存在，而且往往会产生令人意想不到的效果。

歌谣因何被人们用作治疗的方法和工具？要了解歌谣的医用功能，人们应该上溯源头进行一番理性的探析与考察，由此可以推知缘由：民间所采用的用作医疗功能的歌谣语言，其性质和功能与上古巫术仪式或是宗教仪式中的咒语有异曲同工之妙。上古人出于对宗教仪式的敬畏与崇拜，相信歌谣中的言语具有神奇的力量，可以借此驱除身体内的污秽与疾患。这种利用歌谣的力量进行医学疗治的现象不仅遍布于偏远的原始部落、少数民族聚居的地区，甚至是在经济和文化高度发达的文明社会，一部分人笃信且甘心情愿地认可它的功能并愿意受纳它们的存在与传播。

综上所述，歌谣在漫长的历史发展过程中，在不同地区和民族都取得充满神秘色彩、令人敬畏且充满诗情画意的治疗效果，对于现代科学技术和文化引领下的现代人的工具理性思维形成了不小的冲击和挑战。人们不禁会问：歌谣、咒语在其神秘的灵验背后的缘由是什么？为何它们能够起到一定的医疗救治效果呢？何植三先生是五四新文学运动时期著名的新诗诗人，后来致力于民间歌谣的收集与研究工作。他经过深入研析之后，认为歌谣的医疗作用主要基于两个方面："(1)医用的歌谣为什么能治病？因铿锵的歌韵，可使孩子生极大的信仰心而把病忘记。(2)为什么韵能使孩子生极大的信仰心？因孩子正和野蛮人一样，对韵往往是无理由的神秘的信仰。大概一个人身上有病，可以影响到心理。然心理健旺也能减却生理上的疾病。"①

由此可见，歌谣有类似催眠曲的特点和功能，一方面由于语句精短，旋律柔和优美，节奏铿锵有力富有朗朗上口的美感，并且能够细腻入微地描述人类情绪变化波动，所以能够迅捷、灵动地作用于幼儿的情绪活动，为幼儿的情绪找到一个疏泄口，使之有效释放内心的烦闷与不平，使之从浮躁、压抑的氛围中平息宁静下来，从而进入一种平静似水、心旷神怡的境界之中，使其心情在放松之后获得身心的和谐平稳，起到一种治疗的效果。

---

① 杨琼：《歌谣的医用之功》，载《中国社会科学院院报》2006 年 6 月号。

另一方面，歌谣和咒语具有治疗效果与心理和精神的暗示作用是分不开的。正如法国著名的社会人类学家、哲学家列维•斯特劳斯在论及巫师及其在各种仪式活动中施加的巫术时指出：巫医（萨满）治病的诀窍在很大程度上依赖心理治疗作用。巫医在治疗的过程中是否取得成效，关键要素是施治方巫医和接受方病人以及维系二者之间的社会文化习俗之间相互作用影响的力量的强弱程度。在这三方之间，社会文化习俗起到了关键性、主导性的作用，只有一个社会由于经济、文化、思想仍然处于一种落后蒙昧的状态之中，人们相信在虔诚的信仰之下，会得到神秘的未知力量的施治与帮扶，从而在心态放松情况之下看到希望而影响到心绪和情感，获得了意想不到的疗效。人们的这种意识和信仰的风气及氛围愈加浓厚，巫医的治疗效果愈加突出有效。此外，巫医对于自己法术坚定的信心也会强化病人信仰的程度，而病人及家属在危急无奈情况之下的急切求得治疗的焦虑心态，也会强化巫医治疗过程中心理暗示的效力发挥。歌谣对于儿童的影响也就相当于巫医对于病人的影响，他们都是通过心理暗示，依靠一种单纯的精神而非生物的手段，在病人仰慕、信服心态之下，服从对方的安排和处置，使得病人的压抑、积存的负性情绪得以疏泄和挥洒，在心态放松宁静平和的状态之下由内到外影响病人，确实取得了一定的治疗效果。

二、阅读者可以通过翻阅欣赏（或者收听品评）文学作品，获得某种移情反应

人类对于文学艺术有一种必然的心理需求，人类除了在生理层面满足基本的生存需要之外，还有更高层次的心理与精神需求，其中，文学艺术是一个重要的方面。这是基于人类从诞生之初生命就有对艺术的必然需要，人们也愈来愈多地参与到各种形式的文学艺术之中。其次，文学艺术作为一种物化的精神衍生品，或者作为接受者参与到创作与再创作的过程中，能够促使接受者出现一定程度和形式的审美反映和心理变化，这种良性的反馈和影响有益于人体的身心保健。

人类对于文学艺术的需求，作为一种普遍的人类文化现象，可以追溯到人类远古时期原始穴居人时代；而随着社会的不断进步与发展，文学艺术也就愈加多姿多彩，以不断满足人们对文学艺术的需求。通过文学与社会同步发展的现实，我们可以明晰，人类需要文学艺术，并不是在百无聊赖时的孤芳自赏、无病呻吟，而是人类追求健全情感形态的自我调适和实现的必然需要，是人类维持生存与发展的生理和心理的双层次需求的必备因素。因为在现实社会和生活中，人不同层次的需要和自由发展的潜能并不能全部实现和发挥。有时是因为个人主体的能力和素质不足，有时是因为个人主体的需求与环境的供给不配套协调等各

方面的原因，都会导致人们自我心理需求的实现受到压制甚至完全无法实现。但人类又具有调适自我、实现自我的强大心理动能和素质，在现实中无法实现的事实，不会受到外界的压抑而消隐，总是会凝聚成一股强大的正面能量，通过其他的途径和渠道疏泄出去。有时在现实世界中无法实现的事物和愿望，总是在虚幻的艺术形式中得以实现，获得心灵的慰藉和宁静；否则，人类将会因为强大的心理压力导致崩溃或患各种疾患。所以我们不难理解为何有这么多的充溢着丰富的想象、幻想、夸张、美好的童话、传奇和神话存在，其中一个原因就是人类把自己在现实生活中无法实现的愿望投射到作品中得以虚幻的实现，以获取情感的满足和人生的成就感。例如，金庸的武侠小说之所以得到众多读者的认可与共鸣，其原因之一就在于金庸所构建的快意恩仇、豪迈洒脱的江湖世界中，多少读者可以实现自己在现实中无法实现的行侠仗义、任性恣情，获取虚幻的成功与情感的移置。

弗洛伊德认为，人们情感和内心情绪的压抑的宣泄方式有梦、意象和移置三种。梦是一种主体经验，是人在睡眠时产生想象的影像、声音、思考或感觉，通常是非自愿的。这是一种无法由个人控制的本能的满足愿望的方式。意象则是文学创作的一个环节和重要内容，是客观物象经过创作主体独特的情感活动而创造出来的一种艺术形象。它是主体可以把握的满足个人愿望的方式。“意象”一词是中国古代文论中的一个重要概念。古人以为，“意”是内在的抽象的心意，“象”是外在的具体的物象；“意”源于内心并借助于“象”来表达，“象”其实是“意”的寄托物。中国传统诗论实指寓情于景、以景托情、情景交融的艺术处理技巧。诗歌创作过程是一个观察、感受、酝酿、表达的过程，是对生活的再现过程。诗人对外界环境中的事物和情景有所感触，便把自己的情感依附寄托于一个选定的具体事物之上，并且附丽交融入自己当下的某种意绪和情感，营造出一个涂抹上自己独特情感色彩和内涵的艺术园地，而读者在诵读欣赏诗歌时又会根据自己的人生阅历、情感体验和当下情绪，根据诗人所提供的诗歌艺术平台，在鉴赏过程中进行艺术的二次加工与处置，在还原诗人创作实际的基础上自然渗入自己的思想感受与情绪色彩。意象，指构成一种意境的各个事物，这种事物往往带有作者的主观情感，这些意象组合起来，就构成了意境。如马致远的《秋思》中“枯藤老树昏鸦，小桥流水人家”句中，枯藤、老树、昏鸦、小桥、流水、人家这些事物就是诗中的意象，这些意象组合在一起，就成就了一个凄清、伤感、苍凉的意境。意象是具体事物的，意境是具体的事物组成的整体环境和感情的结合，情寄托在景中，景中有情，情景交融。读者往往借助于体悟意象，来抒发特定情境下自己的特定情感，在艺术的世界里获得某种心境的超脱与升华。移置是无意识地将指向某一对象的情绪、意图或幻想转移到另一个对象或替代的象征物上，以减轻精神负担取得心理安宁，以此来转移自己被压抑的情感或者意绪，获取心理上的满足和平静。移置较为常见的形式是人们在日常生活中比较简单的一种疏泄情绪、发泄不满的替代性的行为意识。如一个小孩被母亲打骂后，满腔怒火，但又无可奈何，于是便踢倒身边的小凳子，把对母亲的怒火转移到其他的物体上，该物体就成了“替罪羊”。这样一种心理、意识以及行为，就是一种较为简单的移置行为。而文学艺术则是一种高级的、自主意识较强的移置形式。它不仅把内心中的情绪与意绪化为一种外界可感可知的意象，让意象在艺术的空间里纵横驰骋，并由不同的意象营构成意境，使读者的感情和愿望借助文字、意象与意境得以转移和升华，完成了心灵从压抑、郁闷到轻松、愉悦的过程。我们可以从中了解文学艺术起到心理熨帖和疗治的效果，明晰其中的运行构成机制，掌握其中的缘由和内容。

此外，从文学创作心理学和读者接受心理学的视角加以关照，文学艺术创作和读者对文学艺术的欣赏所要达到的目标并没有什么区别与不同，最终都是为了人类自身心理层次的较高需求得到满足。亚里士多德在论及悲剧时提到，人们看悲剧就是让情绪去自行其是，自由发泄，然后达到无害的消失。所以鲁迅先生的《祝福》中，当祥林嫂诉说自己孩子阿毛的悲剧时，作者冷静地叙写道：

> 有些老女人没有在街头听到她的话，便特意寻来，要听她这一段悲惨的故事。直到她说到呜咽，她们也就一齐流下那停在眼角上的眼泪，叹息一番，满足的去了，一面还纷纷的评论着。[①]

鲁镇上的这些女人把感动升华为一种廉价的情感，以消费别人的痛苦来实现自己感情的升华；通过对别人痛苦的比照来获取对自己处境满意的情感愉悦，这便是一种情感宣泄和疏导的方式。而对于另外一些有异于悲剧的文学作品的欣赏而言，则是读者在欣赏解读的过程中往往与自身相关联，获得自身发现，唤起对自身情感的比对和分析，唤起荣辱、英勇或怯懦、愤怒或喜悦以及鼓舞士气、提升意志力等审美感受和价值，从而使心灵受到外在情感的熏染和预制，实现转变和蜕变。如法国电影《虎口脱险》中，英国飞行员与当地法国志士互相帮助结成生死同盟，与德军展开了斗智斗勇的生死游戏。但作品没有渲染战斗的血雨腥风的残酷，而是在险象迭生中夹杂滑稽搞笑，闹出了不少温情的笑话，令人在捧腹大笑中获取了人生的正能量，了解到正义的不可抗拒性。在对丑陋事物的鄙视嬉笑中，获取了内心美好愉悦的情感，身心舒畅，精神振奋。因此，参与、赏鉴、悦纳和共情文学艺术，是驱除自身不良情绪和心态，养成健康人格的必不可

① 《鲁迅全集》第2卷，人民文学出版社2005年版，第17页。

少的社会化历练过程。

三、作者或者患者自身通过参与文学创作活动，表达内心情感，疏泄自己的情绪，从而达到愉悦身心或者情感解脱的目的

《扬子法言 · 问神》说："故言，心声也；书，心画也"[①]，"故书者，舒也"[②]。不过，这种抒发是通过艺术形象曲折委婉地表露疏泄出来。如南唐后主李煜那句经典的"问君能有几多愁，恰似一江春水向东流"，就借助意象与氛围营造把自己满腔忧愤哀怨之情寄托移置在滚滚东去的大江之上，"满灌疗法""想象疗法"等起到了相似的疗效。《文心雕龙》中提及的"文果载心，余心有寄"[③]以及"为情而造文"[④]等论述，即是对于文学的这种身心疗治行为的总结与概述。弗洛伊德也表述了相同的观点和看法，他认为："一篇作品就像一场白日梦一样，是我们幼年时代曾做过的游戏的继续，也是它的替代物。"[⑤]他认为作家是通过艺术形象的塑造来实现自己在现实生活中无法实现的愿望和事实，借助作品中的人物说出自己平素不敢说的话，做出平素不敢做的事情，来获得心灵的寄托和宁静。比如岳飞《满江红》中的"怒发冲冠，凭栏处"的壮怀激烈、慷慨激昂；杜甫在《自京赴奉先县咏怀五百字》中"朱门酒肉臭，路有冻死骨"的愤慨与悲悯；关汉卿《窦娥冤》中"地也，你不分好歹何为地？天也，你错勘贤愚枉做天"的愤激与呼吁。作家凭借作品中人物的言行和情感流变，实现了自己内心情感的疏泄与升华。

人生不易，漫漫人生旅程上总是平坦中时见坎坷、鲜花中伴随荆棘。如何对待苦难与挫折，成为人生的必修课。有的人在苦难中奋起，有的人在苦难中沉沦，而优秀的文学作品则能在叙写人生苦难的历程中实现人生意义和价值的升华，影响了一代代青年人获得心灵与思想的新生。苏联作家尼古拉 · 奥斯特洛夫斯基的《钢铁是怎样炼成的》影响教育了中国的几代人，作品中体现出来的人生观、价值观成为几代人信奉的经典："人最宝贵的是生命。生命对每个人只有一次。人的一生应当这样度过：当回忆往事的时候，他不会因为虚度年华而悔恨，也不会因为碌碌无为而羞愧；在临死的时候，他能够说：我的生命和全部精力，都已经献给了世界上最壮丽的事业——为人类的解放而斗争。"[⑥]朴实的话

① 周振甫：《文心雕龙注释》，人民文学出版社 1981 年版，第 277 页。

② 扬雄：《扬子法言》，时代文艺出版社 2008 年版，第 21 页。

③ 周振甫：《文心雕龙注释》，人民文学出版社 1981 年版，第 536 页。

④ 周振甫：《文心雕龙注释》，人民文学出版社 1981 年版，第 347 页。

⑤ 张艳：《创造性作家与白日梦——关于弗洛伊德的读书笔记》，载《延安文学》2013 年 10 月号。

⑥ [前苏联]奥斯特洛夫斯基：《钢铁是怎样炼成的》，曹缦西、王志棣译，译林出版社 1996 年版，第 252 页。

语、平易的道理、深蕴的哲思，鼓舞了多少年轻人像保尔·柯察金一样在人生逆境之中，迎难而上，永远向前。

对于人生的困难，著名作家路遥也有过深刻的感悟和精彩的阐析。他认为，只有在苦难中才能诞生灵魂的歌声。人生苦难经历的升华是艺术生命力的升华，通过艺术形式，最终实现了自己心灵的洗礼与涅槃。以路遥为例，苦难的经历和对苦难人生的特别体味思考，这是路遥创作人生文学的源泉和资本，也使他人生文学中的人生故事和人物形象具有了触动情怀、引发思考的特别力量。这些都集中体现在其创作的中篇小说《人生》和长篇巨著《平凡的世界》中，可以说苦难造就了路遥的人生，苦难的人生也成就了路遥的人生与励志文学。孙少平、孙少安兄弟在贫困的处境中不坠青云之志，以积极向上的心态勇于追求自己心中的梦想，实现了自我人生的最大价值，感动了万千读者。《平凡的世界》一时间成为农村青年励志宝典，为暂时处于种种困境之中的有为青年开启了一个更为广阔的人生大舞台，20 多年来影响了无数的青年朋友，使其在黑暗沉迷中看到了人生的前景与光明，改变了自身的行为与处境。一部优秀的文学作品其社会意义由此可见一斑！因此，在当下医学界，文学治疗也具有特定的价值和作用。部分读者为了解除内心的烦扰、思想的困惑，常常会有意识地去阅读相关作品。有的读者甚至是在医生的指导下去专业阅读，其为了"治疗"的目的即更为明显。因此，文学阅读与欣赏就形成了一种特殊的治疗机制，即文学治疗。

同时，文学创作不仅为读者带来心灵鸡汤，疗治了读者的痼疾，升华了读者的思想与精神境界，而且还为作者本人提供身心调治。古代不乏这样的经典案例："屈原放逐，著《离骚》；左丘失明，厥有《国语》；孙子膑脚，《兵法》修列；不韦迁蜀，世传《吕览》；韩非囚秦，《说难》《孤愤》；《诗》三百篇，大抵贤圣发愤之所为作也。此人皆意有所郁结，不得通其道也，故述往事，思来者。"[①]这是文学对于苦难、坎坷的人生的一种移置升华的生动写照。梁代文学评论家刘勰讲："知器写人生。"[②]"志感丝篁，气变金石。"[③]"言以散郁陶。"[④]"诗言志，歌永言。""诗者，持也，持人情性。"[⑤]其核心内容所讲的正是文学艺术的意象和移置这两项功能对调适作者和读者身心健康的效用。

正是出于作者反思升华自己思想行为的需要，中国古人独创一种叫"箴"的文体，用文字记录心声，表达反思、规劝与忏悔之意。如刘勰所说："箴者，针也，

---

① 周振甫：《太史公自序注译》，青海人民出版社 1988 年版，第 45～46 页。

② 周振甫：《文心雕龙注释》，人民出版社 1981 年版，第 364 页。

③ 周振甫：《文心雕龙注释》，人民出版社 1981 年版，第 64 页。

④ 周振甫：《文心雕龙注释》，人民出版社 1981 年版，第 275 页。

⑤ 周振甫：《文心雕龙注释》，人民出版社 1981 年版，第 48 页。

所以攻疾防患，喻针石也，斯文之兴，盛于三代。”[①]由此显示古人十分重视文学艺术对心灵的洗礼和净化作用。“箴”这种文体与基督教徒向神父忏悔以获取上帝的宽恕，借以净化灵魂，宣泄压抑的情感，获取心灵的轻松安详，有异曲同工之妙。

综观古今中外文坛，从文学对于创作者的疗治效能中受益的作家数不胜数，如中国的孔子、屈原、司马迁、陶渊明、阮籍、嵇康、李白、李贺、蒲松龄、曹雪芹、鲁迅、海子之流，西方如荷马、亚里士多德、奥古斯丁、歌德、雨果、陀思妥耶夫斯基、尼采、卡夫卡之流，还有诸多诸如莫扎特、贝多芬、舒伯特、梵・高、高更、蒙克、劳特雷特等音乐家或画家，无不是文学治疗的受益者。如日本诺贝尔文学奖获得者川端康成，面临亲人早早亡故的悲凉现实，一生在孤独、感伤、凄凉的情绪氛围中度过，只有文学创作成为他的心灵寄托和情绪宣泄的精神园地。他在创作中多描写孤儿生活，借此抒发他的孤独情感；多描写社会下层人士尤其是妇女的悲惨遭遇，在同情悲悯弱者之中获得感情和道德的升华。他的作品因此也被打上浓厚的悲戚、感伤、痛苦的底色。如果没有了作品中作家情感的抒发，郁积于内，自然是人所难以承受的灾害。

由此可见，作家内心的抑郁、压抑、彷徨成为创作的心理动机，创作更多是出于自我治疗的需要。当然，个别以卖文为生或是为了达到某种名利目的的文人除外。作家的作品创作过程，一方面是自我思想的述说；另一方面则是为了调节思想、情感、意绪和社会现实与理性理智之间的冲突和压力，消除思想精神、内心世界的障碍与杂乱，维持身与心、个人与社会之间的健康均衡关系，培育和濡养健康、阳光、和谐的完美人格。而后者才是最为关键的，也是创作者最终的目的。如罗曼・罗兰在《贝多芬传》序言中描述了贝多芬带给作家的思想与情感冲击：“在给贝多芬画像时，我描绘的是在他身上沉积的一切——我们这个世纪，我们的梦想，我们自己，还有和我们相伴相生的淌血的兴奋劲儿。……这样兴奋，是经过苦难和痛苦、顽强挣扎、战胜痛苦之后的兴奋，是战胜自我的兴奋，是征服命运，掌握命运，并使它硕果累累而产生的一种兴奋……”[②]

第三节　医学与文学在人文和美学的基础之上构建

人类进入 21 世纪以来，新的健康观念已经由没有生理疾患延展为躯体健康、心理健康、社会适应良好和道德健康，并且希冀不断提升人们的生命质量、生

① 周振甫：《文心雕龙注释》，人民出版社 1981 年版，第 117 页。

② [法国]罗曼・罗兰：《贝多芬传》，彭利元等译，团结出版社 2003 年版，第 18 页。

存质量、情感质量、精神质量和健康质量。人们不仅需要维持生活和生存的基本条件和要素，而且追求提升相应的生活生存的质量以符合审美的需求和诗意的生活，提升生存的幸福感指数。这就给现代医学提出了更高的要求：医生不仅能够治病，使人得以生存，而且还要从生存的舒适度和美誉度方面进行考虑，进一步提升人们的生活质量，并且美化人们的生活。

医生有时能够治愈病人的疾患，但是在治疗过程中对病人的肢体或者其他方面造成不可逆的美容方面的影响，对病人身心都会形成致命的伤害，因此需要完善医学治疗方案，采取适当的举措，以提升病人的生存质量为目的。当代著名作家毕淑敏在《拯救乳房》中，就以沉重的笔触和悲悯情感基调，探析了医学治疗中对影响人类肢体的完整、美观所给病人带来的难以言喻的痛楚，深入探讨如何围绕生理审美和躯体完整来实现对病人的身心救赎。对于女性来说，乳房既是生理学意义上的人体器官，更是社会学意义上的美学象征，女性的乳房不仅与生命相关，更是女性美丽和生存的价值所系，是女性性别意识和审美骄傲。但是日益猖獗的乳腺癌却在无情地摧残着无数现代女性的身体，更是摧垮了女性的思想和心灵。对乳腺癌的治疗方式基本就是切除乳房，对于某些女性来说失去乳房就意味着失去了一切。这是乳腺癌病人异于其他癌症病人的最关键核心的痛楚和伤害，她们比其他癌症病人承受了更多心灵上的悲戚与折磨。为此，在小说中心理学博士程远青面向社会招募乳腺癌病人，组成心理治疗小组，小组成员面对死亡，也面对生命的超越，实现在生理治疗基础上的心理的治疗和救赎。作者饱含人文关怀精神，不懈地探讨癌症病人的精神尊严、人性完美等终极话题，深入描写了癌症病人独特的心理路程，该小说是国内第一部以心理治疗为内容的长篇小说。

康复治疗和医学美容治疗成为当今健康事业中非常重要的一个环节和领域。社会呼吁医生在确立治疗方案时，应为病人的康复、以尽力恢复原有生理功能而努力，尽可能采取无创伤的手术方式使病人的肢体少受伤害，努力采用整形外科或者其他医学美容技术为人类塑造完美形体。时代和社会的医疗和审美需要，要求医务工作者应该强化人文关爱情怀，提升个体的审美能力与艺术素养，增强审美评判、处置能力，在医疗过程中尽可能考虑到治疗手段和方式的美化和完善，不断满足人们追求完美的心理需求。这一过程是与文学的艺术追求一脉相承的，文学艺术的目的是提升人们的人文素质，陶冶人们的健康情操，丰富人们的精神文化生活，实践文学的价值原则即真、善、美，构建文学创作活动中“三位一体”的价值结构。由此可见，医学与文学在艺术审美方面有相融互通之处。

一、医学事业与需构建真、善、美"三位一体"的价值结构与内涵

真、善、美是文艺批评中检验文学作品的社会意义和艺术价值的重要美学标准。真，即艺术的真实性，指作品是否正确地反映了生活的本质，以及作者对所反映的生活有无正确的感受和认识。善，即艺术的倾向性，也就是作品所描绘的形象对于社会具有什么意义和影响。美，即艺术的完美性，指作品的形式与内容是否和谐统一，是否有艺术个性，是否有创新和发展。

医学既具备自然科学属性，也具有社会科学属性。作为同样具备人学特性的医学，亦应具备真、善、美的特点，医护人员应该达到求真、向善、求美的有机统一。求真即指医学工作是严谨规范的自然科学，它来不得半点虚假和马虎，需要医护人员具备严谨的科学作风，实事求是的工作态度，需要医护人员学习和掌握科学的诊疗手段，认真实施有效的治疗，实事求是地评判治疗效果。向善，是指的医务工作者要不断提升医学伦理，应时刻为病人着想，千方百计为病人解除病痛；救死扶伤，实行社会主义的人道主义；要尊重病人的人格与权利，对待病人不分民族、性别、职业、地位、财产状况，都应一视同仁；要严守医者的职业道德和职业操守，注重职业行为和言行举止。求美，是指的医护人员应该内外兼修，具备内在心灵美和外在形象美。内在心灵美即指医护人员具备正确的人生观和价值观，对生活充满激情、充满感恩，热爱医生这一职业，以人文关爱、同情之心对待病人和病人家属，对待自己的服务对象有坚定的责任意识和工作热情。内在心灵美是外在形象美的思想基础和情感动力。外在形象美是内在心灵美的具象化和物象化，主要表现在仪表、礼仪、语言和行为美等诸多方面，医生的语言、表情、姿态在医患沟通中起着关键的作用。这是因为每位患者的消费心理受地域文化、传统习俗、思维方式等的制约，对市场的领悟不同，但专业文化的氛围以及规范的服务体系能延伸对方的满意度。古希腊希波克拉底曾说："医生有两种手段能治病，一是用药（包括手术），二是语言。"[①]医生的语言、表情、姿态，对于医患沟通起着关键的作用。医护人员的仪表美表现在容貌、形体和修饰等方面，即指注重容貌修整、着装整齐洁净、形体挺拔干练，使人自然产生一种亲近感。礼仪美即指医护人员良好的礼仪与礼节，在仪容、举止、表情、服饰、谈吐、待人接物等诸多方面符合医护人员的良好规范，做到尊重病人及家属。语言美即指医护人员要重视语言在临床工作中的意义，不但要善于使用得体语言，避免伤害性语言，还要讲究与病人的沟通技巧与艺术。行为美即指医护人员的行为既要符合科学性，又要符合人文性；诊治行为要遵循两个原则，即科学原则和人文原则；诊

---

① 陆惠华：《沟通也是治疗》，载 2014 年 1 月 19 日《光明日报》。

治方式的选择要兼顾医患双方，医生要用最有把握的方式，病人要用最情愿的方式，既要保证治疗的有效性，又要保证诊治的安全性。

二、以符合人类所认可审美标准为核心的医学美学，业已成为当下医学发展的价值追求和努力方向

医学美学随着医学的诞生而出现，并随着医学科学的发展和人类健康水平的提高，与文学美学一样日益显示出其重要性。与文学艺术的“文约为美”[①]相类，医学科学也以简洁明快为发展的美学标准。现代医学中基因学说、免疫学说、分子遗传学说均为这种美学理论和实践的典范。无损害诊查和治疗技术的发明与设计已成为当下医学的关注热点和发展方向。医学理论和技术设计的美学是医学美学的一个重要组成部分。

医学美学是使医学美成为一种特定领域的美，这种美会对保障和增进人体形态美产生积极影响。医学美是客观存在的，它受科技、生产水平及相应的社会经济文化发展水平的制约与影响，有时在特定时代和社会环境下甚至受到剥夺。比如在经济极其低下的社会，劳动人民衣食无着，地位低下，医疗保健都是问题，更不用提及医学美学的发展了。而在社会政治经济取得快速发展的今天，随着人们生活条件、健康保障的改善，医学美学具备了发展的条件与前提。于是，注重医学科学理论和医学技术的无创伤性，注重康复保健，注重医学美容，成为当下人们就医十分关注的问题。当下，医学美学已经发展成为一种能在医学防护、保健康复中发挥重要作用的美，满足了人们维护健美的需求，是社会不能或缺的专业与技能。

随着医学美学研究和实践的不断深入，医学美学已经涵盖了众多领域，包括人体美、医学技艺美、医学环境美、医学服务美、医防保健措施美及医防保健人员的外在美、内在美和审美内涵修养等范畴。人体美包括机体健全、形体美和容貌美，是医学美学的核心，其他范畴均以人体美为出发点和落脚点。医学技艺美指的是广博的医学知识、熟练的医疗技术以及高超的艺术修养等。医学环境美主要包括自然界、人类社会的环境美以及医疗卫生机构的环境美。医学服务美实质上是一种医学职业道德美。医学保健措施美泛指有助于维护、改善人体健美的措施和辅助措施，如体育疗法、艺术疗法、营养疗法、文学疗法等。医疗保健人员的外在美、内在美和审美修养等范畴也是一种重要的医学美，它们通过服务对象的心理感受，也将对其健美状况产生不同程度的影响。

---

① 周振甫：《文心雕龙注释》，人民文学出版社 1981 年版，第 118 页。

三、营造功能完善、舒适整洁、环境优雅、温馨和谐、充满爱心的审美就医环境，是当下医疗机构努力的方向和内容

各地医疗机构都十分重视医院文化建设，以文化、艺术、审美的视角营造一个整洁优美的就业环境，被视作提升医院软实力的一个重要途径和手段。医院文化有广义和狭义之分。广义的医院文化泛指医院主体和客体在长期的医学实践中创造的特定的物质财富和精神财富的总和。包括医院硬文化和医院软文化两大方面。医院硬文化主要是指医院内的物质状态，如医疗设备、医院建筑、医院环境、医疗技术水平和医院效益等有形的东西，其主体是物。医院软文化是指医院在历史发展过程中形成的具有本医院特色的思想、意识、观念等意识形态和行为模式以及与之相适应的制度和组织结构，其主体是人。医院硬文化是医院软文化形成和发展的基础，而医院软文化一旦形成则对医院硬文化具有促动作用。当下医院文化建设中，两者是有机整体，彼此既相互制约，又互相转换、相互促动。狭义的医院文化是指医院在长期医疗活动中逐渐形成的以人为核心的文化理论、价值观念、生活方式和行为准则等等，即医院软文化，体现一个医院的历史底蕴、医院精神、核心价值观、发展愿景、人才理念以及医务人员的思想风度等。

在医院的建筑、设备、灯光、色彩、雕塑、图文、园林等硬件方面，文学艺术、美学观点等已经深深融入到具体设计和实践中。在医院发展理念、办院理念、医院精神等软实力发展中，文学艺术更是发挥了关键性的作用，尤其是在医院文化构建、提升医护人员人文素质、养成良好的医学伦理和职业道德以及协调医患关系发挥了决定性作用。由此可见，文学艺术对于当下就医环境的建设起到了突出而决定性的效用。

总之，在当下和未来的医学发展中，无论是从医学生培养、医疗具体实践，还是在诊疗场所和环境构建、诊疗手段的选择和完善、诊疗过程的人文关爱和审美需求等方面，文学艺术和美学都将全程介入，成为医学与文学、医学与美学有机结合的一个范例。

第四章　与医学结缘的著名作家

综观古今中外文坛，不难发现一个卓有趣味的现象，那就是在文学史上留下盛名的文学大家出身于各行业、各领域，有的是起先从事别的职业，其后转入到文学创作之中，有的是毕生都维持边从事自己的本职工作边从事文学创作的人生模式。在这些文学大家中，他们从事的职业涉及的领域非常宽泛，涵盖了哲学、经济学、法学、教育学、文学、历史学、理学、工学、农学、医学、管理学、军事学、艺术学等所有学科。这是因为文学是对广阔社会生活的反映，其触角必然涉猎到人类思想和文化的各个方面，通过文学语言，用艺术化的方式揭示不同领域内社会与文化的变迁，叙写人类的精神生存现状，谱写了一曲曲人类的精神史诗。

在这些众多的领域和行业之中，医学与文学的关系尤其密切，因为二者所关注和研究的对象都是"人"，都在关注人类从生理到心理的健康与发展，以求人类达到灵与肉的有机结合与和谐发展。为此，医学与文学结缘就成为一个重要的社会与文化现象。遍览古今中外的文学大家，有数量众多的弃医从文或者亦医亦文的文学创作现象和模式，他们以独特的医学视野，以鲜明的医学元素，以浓厚的人文关爱情怀，以鞭辟入里的生理和心理分析，以讲述引人入胜的医学故事，塑造略带神秘的白衣天使形象，留下了大量的具有浓郁医学特色的文学著作，开拓了文学表现社会生活的领域，丰富了文学创作手法，构建了独特的文学创作模式和类型，推进了文学发展的深度、广度和张力。本书选取古今中外具有代表性的与医学结缘的重点作家进行系统深入的探析和论述。

第一节　曹雪芹：饱蘸心血书写病态社会中的病态人生

一、人生与医学经历

曹雪芹，名霑，字梦阮，号雪芹，又号芹圃、芹溪。约1715年出生于江宁（今江苏南京)，逝世于1763年。清代著名小说家。

曹雪芹先祖原为汉族人，后来加入旗籍。自曾祖起，家中三代历任江宁织造，这在当时是专门负责为宫廷采办丝织品和其他日用品的机构，只有受到皇帝宠信的人方能担任，由此可见曹家当时的地位、势力和影响。曹雪芹幼年时就在这样一个繁华富贵的大家庭中过着锦衣玉食、众星捧月一般的奢华生活。雍正初年，在当时宫廷内部斗争的影响牵连下，曹家受到灾难性的致命打击，曹雪芹的父亲遭到免职和抄家的处理。其后举家迁居北京，家道随之中落，从此由以往的豪奢富贵生活转入到贫苦交加的生活之中，剧烈的人生反差使其深刻地体验到人情冷暖与世态炎凉。曹雪芹晚年居住在北京西郊，在黄叶村等各地四处流离，在生活困顿中终老一生。

曹雪芹性格豪放，兴趣多样，广泛涉猎金石、诗书、绘画、园林、中医、织补、工艺、饮食等各种知识，学识渊博，学养厚重。特别值得指出的是，曹雪芹喜好医学，对中医药学有着深入的研究与探析，并有过为居住地人民诊治疾病的经历和体验。我们通过《红楼梦》中的具体记述，可以了解到曹雪芹有着极高的医学造诣。文本中所涉及的中医药学知识，涵盖了中医学的诊察、治疗、方药、针灸以及心理分析、预防保健等多个方面，俨然是一位医学大师在科学规范地记录自己的行医经历，《红楼梦》堪称以文学为表征的医学百科全书。正是有了如此丰富的知识和理论积淀，才为其文学创作奠定了坚实的学理知识和生活素材基础。

曹雪芹一生经历了由尽享荣华富贵到饱经生活沧桑的巨大变迁和心理落差，使他对社会人生有了更加深刻的感悟，对下层社会和人民的悲苦生活有了更清醒的认识和体悟。悲苦复杂的社会阅历和人生体验促使其开始反思社会、人生、人情和人性，大约1744年，他开始构思创作《红楼梦》这部鸿篇巨制。在迁居北京西郊后，曹雪芹开始从事专业写作，大约于1754年，这部凝聚着曹雪芹半生心血的中国最伟大的古典小说的初稿基本完成。

二、中国古典文学的扛鼎之作——《红楼梦》

《红楼梦》历来被认为是中国古典文学的扛鼎之作，位居中国明清时期“四大名著”之首，它的影响不限于中国，还走出了国门。早在200年前，《红楼梦》就辗转流传到了西方，引起较大反响。到目前为止，世界上已经出版了上百种不同版本的《红楼梦》，涉及英语、法语、德语、俄语、日语、朝鲜语等不同文字和语言。英国《大英百科全书》评价《红楼梦》一书时道：《红楼梦》的价值等于一整个的欧洲。虽然有些夸张，但是毕竟反映出该书在世界的影响和冲击。

该书是中国最后一个封建王朝清朝社会人文变迁的全景式写照与描述。小说以贾宝玉和林黛玉两人的爱情悲剧为主线，描写了上层社会的生活和变化，勾勒了一幅中国封建社会末期的社会历史生活的全景图画，是当时社会现实的一面镜子和缩影。

贾宝玉、林黛玉的情感波动、爱情纠葛与悲剧命运为《红楼梦》一书的中心，贯穿全书始终。它以细腻深刻的笔触描写了贾宝玉和林黛玉两位青梅竹马的年轻恋人之间争取爱情自由、婚姻自主、个性解放的艰苦历程，反映了他们与强大的封建制度、封建礼教之间的对抗与矛盾。在当时铁桶一般凝滞的社会背景下，两个年轻人对当时社会现实的抗争与背叛自然是四处碰壁，最后以黛玉焚毁诗稿愤激离世的悲剧结局而告终，曲终人消散，留下了无尽的遗憾与悲戚。

在宝黛二人由相见、相识、相恋、离散、死别的交往历程中，疾病、痛苦、死亡成为关键词和连接点。黛玉因为母亲亡故而心情忧郁、身体虚弱，父亲林如海无奈之下委托贾雨村把女儿送到贾府由姥姥贾母照顾居住，宝黛二人由相识而相知。此后，薛宝钗也跟随母亲薛姨妈来贾府居住，宝黛二人的感情受到威胁和影响。宝钗因为患病而佩戴金锁施加治疗，世间流传金玉良缘的说法，黛玉心生嫉妒，为此耿耿于怀。后林如海病故，黛玉不得已只得长期住在荣国府，寄人篱下，心境凄凉，身体也日渐衰弱。后来宝玉和众姐妹一起搬入为贾元春回府省亲而修建的大观园，宝玉和黛玉二人陷入热恋之中，二人之间又夹杂宝钗，三人因朦胧暧昧的情感纠葛而陷入苦恼之中，宝黛二人也不时因琐事争吵，他们之间的爱情在纷争和矛盾中向前发展。荣国府经历过一番繁荣和安静之后，矛盾逐渐显露并深化，贾政因宝玉成年，逼迫他上学来求取功名，宝钗整日处理府中事务，黛玉因与宝玉爱情之事很难确定而整日幽怨哀伤，身染重病。宝玉随身携带的通灵玉竟然不知去向，人也变得痴呆。在贾母主张下，宝钗下嫁宝玉，而宝玉在神志模糊中以为迎娶的是黛玉。黛玉得知两人婚配的消息后伤心欲绝，焚毁了自己的诗稿，在宝玉和宝钗成亲之日，在孤苦伶仃中离开人世。宝玉成亲之日，方知道迎娶的竟是宝钗，在忧伤中神智更加不清醒。小说在此对照十分鲜明，黛玉和宝钗所面临的“哀”“乐”截然不同，“悲”“欢”形成强烈对比，一个“魂归离恨天”，一个“出闺成大礼”，悲剧色彩浓厚而强烈，在令人悲哀叹惋之中达到了作品的高潮，也集中揭示和展现了全书主题的所在。

三、医学元素对作家艺术创作的影响

《红楼梦》一书，不仅可以当作一部经典文学巨著体会其深刻的思想内涵，而且可以使人受到文学艺术的感染和熏陶，提升艺术欣赏水平和能力。同时，曹雪芹在文中广泛涉及医药学理论、诊治疾病、预防保健等方面的知识和内容，丰富了作品的内容和张力，推动了故事情节发展，深化了作品主题。可以说，医学使这部中国古典文学的巅峰之作增添了异样的光彩。

(一)医学元素丰富了作品的内容和情节

《红楼梦》总字数不过 73 万，而据统计，涉及医学内容的字数有 5 万多字，涉及医药学与疾病等内容描写的有 291 处，这就极大地丰富了作品的素材和内容，其浓厚的医学色彩增添了作品的特色和情趣。其中，使用医学术语和说法 161 次，描叙各种类型的病症 114 种，提及膏、丹、丸、散方剂 45 个，使用各类药物 127 种。小说中提到的医生有太医、御医、游医三种类型，共计 14 名，叙写分析完整医案 13 个，其内容涉及广泛，有内、外、妇儿、五官、精神以及法医等多种学科。作家以丰富的中医药学知识，以深厚的中医药学理论功底，以娴熟的医疗实践技能，详尽地描写了作品中人物罹患疾病时的病症表现，并叙述诊察手段及结论、医治原则与方法、预后结果与注意事项；科学探析了影响人类身心健康的个体、自然和社会等各种因素，包括了预防、保健、诊察、治疗、预后以及科普宣传等医学的全部要素，且符合医学科学原理和实践，闪耀着祖国中医药学的灿烂光辉。如果仅仅提取出其中医药学的内容和元素，就是一部完美的医学典籍，因此，《红楼梦》一书堪称为医学百科全书式的文学经典名著。

以《红楼梦》第十回儒医张友士为宁国府秦可卿诊病立案时的口述为例(可见曹雪芹在文中涉及的中医药理论知识非常详尽完备)，医案中包含了中医学的理法方药，思路清晰条理，辨证精确恰当，方药准确有效，作家详尽描写了张友士初次造访宁国府为秦可卿诊治疾病的过程。张友士诊脉后说了一通中医脉象学术语："看得尊夫人脉息，左寸沉数……右关虚而无神者，乃脾土被肝木克制。"[①]切脉是中医的"望、闻、问、切"四诊之一，先诊察脉象然后判定病症与病情发展，是中国传统医学医家诊察和治疗疾病的特点。《红楼梦》中有关医家诊察脉象确定病症的描写散布于小说各个章节，这既是曹雪芹有关中国传统医学素养积累的再现，也形象地表明他具有扎实娴熟的中医脉诊学知识。完成诊脉环节之后，张友士用中医理论推论了秦氏因脏腑虚弱所出现的症状，包括"经期不调，夜间不寐""月信过期，心中发热""不思饮食，精神倦怠，四肢酸软"等，这些症状得到贴身服侍的婆子的证实，"真正先生说得如神，倒不用我们说了"。[②] 推论症状后，张友士根据中医脏腑辨证的理论作出诊断，秦氏患的是经血不能按时而至的"月经不调症"，否定了前面的医生认为"有喜"的诊断，指出病因是忧虑伤脾，肝木旺盛。张友士称秦氏的病不是"一朝一夕的症候"，并说她"心性高强""聪明太

① 曹雪芹:《红楼梦》，北京燕山出版社 2006 年版，第 59 页。

② 曹雪芹:《红楼梦》，北京燕山出版社 2006 年版，第 59 页。

过，则不如意事常有”，[1]这说明七情内伤，特别是忧虑过度是导致病情的内在诱因。秦可卿“聪明太过”引致重症，与现代医学认为不良情绪郁积心内导致病患发生是一致的。其实秦可卿的“心性高强”也出于无奈，她出身低微，没有强大的家族背景作为支撑，为了生存的需要，不得不在宁国府中上下逢迎，如履薄冰，处处小心为是。婆婆尤氏曾说整个宁国府上下没有人不喜欢她，其实这恰恰从侧面佐证了秦可卿精细周密的为人处世风格，凡事必想周全，最终导致自己太多思考与顾虑，一点小事都放在心上，背上沉重的心理包袱，甚至连弟弟秦钟在学堂里打架都能让她气上一场，可见她心事多重。

作家运用医学元素，以疾病情节和医学意象来烘托塑造秦可卿这一悲剧形象，既揭示了大家族繁荣昌盛、礼仪道德背后的钩心斗角、尔虞我诈、人人自危的黑暗一面；同时也借秦可卿思虑太重反衬出其思维的敏锐性和前瞻性，正是因为看透了大家族和社会的本质，才因绝望而悲观。秦可卿临终前托梦给王熙凤，指出月满则亏、水满则溢的富有哲理思辨的现象和道理，隐晦地预测贾家宁荣二府大厦将倾、盛筵必散的必然结局，堪称眼光独到，深谋而远虑。只是一个细节即促使秦可卿的形象瞬间饱满起来。

（二）医学元素推动了故事情节的发生和发展

诺贝尔文学奖评委、瑞典汉学家马悦然在接受新华社记者专访时提到，莫言是一位很好的作家，他的作品十分有想象力和幽默感，他很善于讲故事。由此可见，小说的魅力和价值在于故事性强，能够起到引人入胜的效果。而小说故事情节要做到有序推进，那就要有足够的适宜的情节驱动力，方能展示事件正常的发展脉络，揭示故事情节的本真面貌。

事物发展的动力是矛盾，矛盾又分为内部矛盾和外部矛盾，事物发生发展的过程必须借助内部和外部的推动力进行。其中，外部矛盾是事物发展变化的必不可少的基本条件，而内部矛盾则是事物发展的根本性动力或者根本原因。在文学创作中亦是如此，故事情节发展也务必借助社会与生活现实的矛盾产生和发展而推动进行。文学作品要反映社会现实和生活，其间产生的矛盾类型多样，有社会矛盾，有自然矛盾，有人与社会、人与自然、人与人之间、人与自我之间的矛盾。其中，人与自我之间的矛盾，最重要的就是人体罹患疾病的情况，因此，医学元素就成为推动故事情节发展的重要动力。此类现象在《红楼梦》中表现异常突出。作品的一条主线就是宝玉、黛玉和宝钗之间的爱情悲剧，他们三人的交往和情感纠葛是作品的主要情节，而这条主线发展则是由相关人物罹患疾病推动

① 曹雪芹:《红楼梦》，北京燕山出版社 2006 年版，第 59 页。

进行的。

宝玉和黛玉初次见面是在《红楼梦》的第三回“托内兄如海荐西宾，接外孙贾母惜孤女”。黛玉之所以前往贾府，就是因为母亲因病去世，贾母考虑到黛玉在父亲处有诸多不便，早就想让黛玉前往贾府。后来因为黛玉伤心母亲去世，旧病复发，一直没有痊愈，才没有出行。一旦条件具备，才有了林如海委托贾雨村带黛玉前往贾府寄人篱下的故事情节，一则揭开了宝黛相会、相知、相恋的序幕，二则推进了贾雨村融入贾府、依附贾府的故事情节，才有了“薄命女偏逢薄命郎，葫芦僧乱判葫芦案”的经典故事情节。

而宝黛爱情的悲剧实际还是源于黛玉体弱多病导致的忧虑、孤僻、敏感的性格，性格决定命运，悲剧性格决定其悲凉的命运。黛玉的性格与其先天生理气质和后天际遇有关联，她性格气质属于抑郁质，属内向性格，又多发疾病，身体孱弱；父母对她疼爱有加、爱如明珠，优越富贵的生活环境加之常年相随的疾病，养成其多愁善感、敏感多疑的性格，最终导致了宝黛二人令人感伤慨叹的情感悲剧。

黛玉刚进贾府时，她的一举一动皆表现出十分拘谨小心的特点，与她的多愁善感的性格是相符合的。当天为着“才来了，就惹出你们哥儿的病”，“在这里伤心，自己淌眼抹泪的”，[①]更是开门见山地指出并强化了黛玉的多愁善感的性格。幸而有“贾母万般怜爱，寝食起居一如宝玉，把那迎春、探春、惜春三个孙女倒且靠后了”，且与宝玉“亲密友爱”“日则同行同坐，夜则同止同息”，[②]生活环境本来可以使得黛玉的悲剧性格出现一线转机，但此时突然贾府插进一个薛宝钗，她健康、阳光、大气、豁达的性格，与林黛玉有着截然的区别。她刚一登场，作家就用鲜明的笔调，为她们两个人的性格作了对比，形容薛宝钗“行为豁达，随分从时，不比林黛玉孤高自许，目下无尘”[③]。为此，薛宝钗健康阳光的形象深得下人之心，“就是小丫头们亦多和宝钗亲近”，那就更不用说贾母、王夫人等人了。如果为贾宝玉选择一个佳偶，健康、阳光、大气的薛宝钗相比于病弱、阴郁、敏感的林黛玉，则更有竞争性；身体的原因也确实是黛玉在与宝钗的情感竞争处于劣势的一个重要因素。曹雪芹起伏有致的笔触，在这里连带把林黛玉处境的变化也衬托出来了。

黛玉在失去贾府的群众基础之后，“人人都说黛玉不及”[④]，局面进一步恶

---

① 曹雪芹：《红楼梦》，北京燕山出版社 2006 年版，第 29、19 页。

② 曹雪芹：《红楼梦》，北京燕山出版社 2006 年版，第 29、25 页。

③ 曹雪芹：《红楼梦》，北京燕山出版社 2006 年版，第 25 页。

④ 曹雪芹：《红楼梦》，北京燕山出版社 2006 年版，第 25 页。

化，黛玉与宝玉“言合意顺，似漆如胶”[①]的友谊，因第三者介入，发生了危机，三个人在大观园这一舞台上展开了一场纠缠不清的感情游戏。进一步促使林黛玉的性格向负性方面发展延伸，她需要时时提高警惕，防范情感危机的爆发，她变得更加敏感多疑，在强大的思想压力和精神重负下，其身体也向更坏处发展。就在此种恶性循环的局面下，黛玉与宝玉之间的冷战时有展开，直接伤害了两人之间的感情。

黛玉同宝钗爱情争夺战中失利的原因是多元的，在封建大家族制度下，宝钗雄厚的家族背景是关键性的因素，而孤苦无依的林黛玉是无法和她相争抗衡的。但是真正促成黛玉爱情悲剧结局的直接原因还是疾病因素，这是宝黛两人的身心疾病所导致的。在第九十五回“因讹成实元妃薨逝，以假混真宝玉疯癫”中，宝玉丢失了通灵玉之后，“终日懈怠走动，说话也糊涂了”[②]，宝玉神智出现了问题，嫡长子维系着家族的命运和前途，这对于贾府这个大家族是致命的打击。在这种情况下，同样身心存在严重问题的黛玉更不可能嫁给宝玉了，身体状况直接决定了两个有情人不能够走到一起。第九十六回中“瞒消息凤姐设奇谋，泄机关颦儿迷本性”中，贾母提及让赖升媳妇出去找人给宝玉算命，提到先生算得很灵，宝玉“要娶了金命的人帮扶他，必要冲冲喜才好，不然只怕保不住”[③]。宝钗是金命，这就决定了宝玉、黛玉、宝钗三个人的命运。最后黛玉得知与宝玉今生无缘消息之后，焚毁诗稿和手帕，咯血数口之后，在宝玉和宝钗成亲的大喜日子里悲戚地离开人世。

由此可见，疾病、痛苦、死亡既是推动小说故事情节发展、讲述撼动人心的故事的内在主线和发展推动力，同时，疾病和死亡更是进一步给小说的故事情节笼上一层悲凉的色彩，增加了故事的精彩性和吸引力。

(三)医学意象烘托了作品的凄凉氛围并深化了作品的主题

文学作品中诸如飞花、落叶、大江、明月、清泉、苍松等意象营造，都具备一定的审美指向、文化意蕴以及思想隐喻。《红楼梦》中虽然不乏亭台、鲜花、修竹、小溪等美好、高洁的审美意象，令人倍感文学作品带来的幽雅的文学意境，但是令人感触深刻的却是“疾病”意象，以咯血、痛苦、挣扎、死亡等悲苦恐怖形象，营构了文中令人恐惧、绝望、悲凉、压抑的情感氛围，强化了作品的悲剧意蕴，深化了作品愤激、批判等多元化的表现主题。

---

① 曹雪芹:《红楼梦》，北京燕山出版社 2006 年版，第 25 页。

② 曹雪芹:《红楼梦》，北京燕山出版社 2006 年版，第 604 页。

③ 曹雪芹:《红楼梦》，北京燕山出版社 2006 年版，第 609 页。

鲜血在作品中出现，一般与死亡、痛苦、挣扎、绝望等相联系，往往带来令人震撼、悲观、惊怵的文化内涵。一口猩红的鲜血喷涌而出，带给人冷漠、残酷、绝望、悲凉的情感感受，让读者在巨大的心灵震颤中感知作品极强的艺术感染力，在悲凉的审美效应中倍感世事多舛、人生无常而难以把握。以黛玉这一艺术形象为例。书中第二回叙写黛玉“这女学生年纪幼小，身体又弱……不料女学生之母贾氏夫人一病而亡。女学生奉侍汤药，守丧尽礼，过于哀痛，素本怯弱，因此旧病复发”[①]。一个娇小怯弱、人见犹怜的小女孩形象跃然纸上，奠定了作品描写的基调，也预示了黛玉的悲剧结局。而第三回林黛玉初进贾府，作家从“身体又弱”“素本怯弱”“怯弱不胜”几个角度来描绘人们对于黛玉的第一印象。即众人眼中所见黛玉是身体面庞娇弱不堪，一副病恹恹的样子。疾病方面的隐忧已经为黛玉的爱情悲剧埋下了祸患。第四十五回提到黛玉每岁至春分、秋分之后必犯咳嗽，又遇贾母高兴多游玩了两次，劳心伤神，咳嗽再一次发作，而且又比往常严重了。黛玉的咳嗽属于内伤咳嗽，是脏腑功能失调、内邪伤肺引起的，常反复发作，并且每次都比前次加重。第八十三回王大夫给黛玉诊病后说道：“六脉皆弦，因平日郁结所致。”又道：“这病时常应得头晕，减饮食，多梦，每到五更，必醒个几次。即日间所说见不干自己的事，也必要动气，且多疑多惧。”[②]这些症状皆得到紫鹃的点头确认。由此可见，黛玉的疾病在中医认为是过度思考焦虑，耗损心血，导致肝阴亏损所致。再加上黛玉平时心情总不舒畅，容易生气，经常哭泣，心情抑郁而患上郁病。作家对黛玉病情表征与患病机理的详细叙写，是为了凸显黛玉环境险恶。黛玉在贾府内一年年病情没有好转，反而日渐加重，这就形象地映射出周围环境的重压带给黛玉的沉重的精神负担和心理压力，在周围凝滞的氛围中一点点消磨着她的生命活力，这样一个美好的人物渐渐走向末路，给作品笼上一层令人凄凄无奈的氛围和色彩。

把美好的、有价值的东西毁灭给人看就是悲剧，有着倾城容貌、旷世之才、风华绝代的林黛玉在疾病折磨下终于走到了生命的尽头，咯血而亡，淋漓的鲜血比普通疾病的描写更加令人惊心动魄，带给读者多少悲伤、愤激之情。第九十六回写到当黛玉知道宝玉即将迎娶宝钗，自己和宝玉的爱情破灭之后，万念俱灰，心如刀绞。黛玉强忍悲痛从贾母院子回到潇湘馆门口时，“一句话没说完，只见黛玉身子往前一栽，‘哇’的一声，一口血直吐出来”[③]。这是作品第一次明确提到黛玉咯血。在第九十七回中黛玉已经进入病情危重的阶段，当贾母带着王夫人、

---

① 曹雪芹：《红楼梦》，北京燕山出版社 2006 年版，第 9 页。

② 曹雪芹：《红楼梦》，北京燕山出版社 2006 年版，第 532 页。

③ 曹雪芹：《红楼梦》，北京燕山出版社 2006 年版，第 613 页。

凤姐等众人来探视黛玉时，黛玉已经气息微弱，病势沉重。“见黛玉颜色如雪，并无一点血色，神气昏沉，气息微细，半日又咳嗽了一阵，丫头递了痰盂，吐出的都是痰中带血的。大家都慌了。”[①]贾母等人虽然知道黛玉对宝玉的感情，明白她的心思，知道只有成全黛玉和宝玉二人，方能治黛玉的心病，有希望挽回这条年轻的生命，但是为了维护封建礼仪和彼此的利益，贾母虽然心中不忍，还是做出了瞒着宝黛二人，做好让宝钗嫁给宝玉的准备工作。一口鲜血就把平时所谓的亲情击落得干干净净，大家庭的残忍和黑暗昭示在众人面前。在贾府上下都在忙碌宝玉婚事之时，黛玉病情进一步恶化，“且说黛玉虽然服药，这病日重一日”[②]。虽然紫鹃在旁宽解黛玉说宝玉病重不会娶亲，但是黛玉早已洞悉一切，心中清楚自己与宝玉已经没有了可能，她只“微笑一笑，也不答言，又咳嗽数声，吐出好些血来。紫鹃等看去，只有一息奄奄”[③]。紫鹃多次去见贾母，鸳鸯也不能及时向贾母通报，贾母心思都在宝玉和宝钗二人身上，对黛玉就没有过多关注。黛玉吐过几次血之后，强忍着起身，焚毁了自己的诗稿，开始考虑自己的后事。而此时，贾府为宝玉婚事正在上下忙碌，一边是张灯结彩、喜气洋洋，一边是口吐鲜血、残喘拖延时日，焚烧诗稿做最后的人生交代。两相描写形成强烈的对比，在浓重的血色洗刷之下，封建大家庭的伪善、丑陋和狠毒跃然纸上，一股悲凉的气息笼在宝黛二人身上。在第九十八回宝玉和宝钗成亲之后，黛玉已经进入了生命的最后时期。“宝玉成家的那一日，黛玉白日已经昏晕过去，却心头口中一丝微气不断，把个李纨和紫鹃哭的死去活来。”[④]到了晚间，黛玉缓了过来，出现回光返照、残灯复明的景象。最后，黛玉在紫鹃、探春、李纨的照看之下，大叫几声宝玉便香消玉殒了。潇湘馆内“惟有竹梢风动，月影移墙，好不凄凉冷淡”[⑤]。

黛玉的一生是和疾病相伴而行，她所遭遇的疾患是当时病态社会在其身上的反映。黑暗、压抑的环境促进了她疾病的生成和发展，而疾病的发展又恶化了她的生存环境。在宝玉和宝钗成婚、她的爱情梦想破灭之后，她在血色悲凉中悲戚地离开了这个无爱、残酷的社会，一个人间大美的女子被黑暗势力所吞没，香消玉殒于无边的冷漠之中，具有极强的批判意味，强化了作品的悲剧意味和氛围，既凸显了作品的主题，又增强了作品的审美意蕴和艺术感染力。

---

① 曹雪芹:《红楼梦》,北京燕山出版社 2006 年版,第 614 页。
② 曹雪芹:《红楼梦》,北京燕山出版社 2006 年版,第 617 页。
③ 曹雪芹:《红楼梦》,北京燕山出版社 2006 年版,第 617 页。
④ 曹雪芹:《红楼梦》,北京燕山出版社 2006 年版,第 624 页。
⑤ 曹雪芹:《红楼梦》,北京燕山出版社 2006 年版,第 624 页。

第二节 鲁迅:苦寻救治中国社会积弊的文化大医

一、人生与医学经历

鲁迅1881年出生于浙江绍兴,1936年病逝于上海。鲁迅是中国现代文学的开拓者和奠基人,是中国现代伟大的文学家、思想家和革命家。其文学创作主要涉及小说和杂文领域。代表作有小说集《呐喊》《彷徨》《故事新编》等,散文集《朝花夕拾》,散文诗集《野草》,杂文集《坟》《热风》《华盖集》《三闲集》《二心集》《而已集》等。

鲁迅的小说《祝福》《药》以及散文《从百草园到三味书屋》《藤野先生》等被选入我国小学、初中和高中语文课本中;而《祝福》《药》《阿Q正传》等小说先后被改编成电影在全国放映。其文学作品被译成英、日、俄、西、法、德等50多种文字,在世界各地被读者广泛传阅。

鲁迅的生平经历以及文学生涯与医学有着紧密的关系,在《呐喊·自序》中,他自述了医学对其学业生涯和职业生涯的预制与影响。鲁迅在少年时期,父亲周伯宜身染重病,他从此走上延请中医大夫为父诊病的漫漫之途。由于当时邀请的是当地名医何廉臣为父诊疗,他的出诊费用极高,所用药物又极奇特,所以在长达四年的时间内,逐渐耗尽家中的财物,鲁迅不得不经常到当铺中典当筹钱为父亲治疗。虽然大笔的钱花出去了,但是父亲的病却没有起色,一日重似一日,最终离开了人世。此外,在鲁迅7岁时,他不满周岁的妹妹因为天花而早夭,鲁迅一人在角落里为妹妹伤心哭泣;13岁时,鲁迅的小姑因为生产后发热而不幸去世,鲁迅与小姑感情深厚而悲伤欲绝;17岁时,6岁的弟弟周椿寿因为肺炎医治无效而夭折,又使家庭观念极强的鲁迅陷入了深深的悲痛之中。短短的10年内,鲁迅目睹了众多亲人的相继离世,一次次摧残和磨折了他的心灵;而在父亲治疗和病故期间所经历的因家道中落而遭受的人世冷漠,更是给幼小的鲁迅留下了深深心灵印记和情感创痛。据《鲁迅年谱》记载,鲁迅父亲辞世之后,作为长子"曾代表家庭出席本房家族会议。会议企图作出损害他家利益的决定……虽然遭到长辈声色俱厉的斥责,强迫他签字,但始终不屈服。会后曾表示十分愤慨。这时由于家中祖遗的四五十亩水田,在父亲死前已经卖完,家庭经济破产,常常遭到社会的歧视和压迫。这一类事情给鲁迅刺激很深,他曾愤然地说:'有谁从小康人家而坠入困顿的么,我以为在这途路中,大概可以看见世人的真面目。’”[①]鲁迅因之看到生命的脆弱与无奈、现实社会的可憎可恶，也养成了他孤傲、愤激的性格和气质。

少小时父亲饱受疾病折磨而中医束手无策的悲惨情状，使鲁迅萌发了东渡日本留学学习西医的志愿。而此时的鲁迅，不仅仅是停留在为家乡父老诊治疾病的最初想法，而是树立了去外面广阔的天地去探求一条改变中国灾难深重局面的康庄大道的远大志向。他在《呐喊·自序》中自述道：“而且从译出的历史上，又知道了日本维新是大半发端于西方医学的事实。”[②]为此，1902 年鲁迅前往日本，进入仙台医学专门学校学习西医。他寄希望于学成归国之后，一方面以先进的医学技术治愈像他父亲一样被耽误的病人，另一方面也希望通过借助西方医学的媒介来达到国民接受西方先进思想，改变国家积重难返现状的目的。但是此后发生的一个事件彻底改变了鲁迅的思想和信仰，在当时学习微生物时需要使用幻灯片来观看微生物的具体形态。在课间休息时，教师无意间放映了在日俄战争期间，一名为俄国人做军事密探的中国人被日本军人逮捕杀头示众，而众多的中国人竟然在饶有兴味地观看自己的国人被外寇残忍杀害的屈辱场面，此情此景极大地震惊和刺激了鲁迅。国人的愚昧、麻木、沉沦彻底唤醒了曾经立志于医学救国的鲁迅，使他清醒地意识到唤起国民思想觉悟的重要意义。他在《呐喊·自序》中沉痛而伤感地写道：

> 我便觉得医学并非一件紧要事，凡是愚弱的国民，即使体格如何健壮，如何茁壮，也只能做毫无意义的示众的材料和看客，病死多少是不必以为不幸的。所以我们的第一要著，是在改变他们的精神，而善于改变精神的是，我那时以为当然要推文艺，于是想提倡文艺运动了。

一次偶然的变故，中国医学界少了一位医者，使中国多了一位启蒙大师、一位文学大师。疾病与痛苦曾经给鲁迅带来太多的折磨和伤痛，也促使他由关照自己家庭到放眼整个国家和民族的痛苦与灾难，走上了一条以文艺唤起民众、救治国家和民族危亡的思想征途。

二、代表性作品

(一)《狂人日记》

《狂人日记》是鲁迅于 1918 年在《新青年》杂志上发表的第一篇白话文小说，

---

① 鲁迅博物馆编：《鲁迅年谱》第 1 卷，人民文学出版社 1981 年版，第 46～47 页。

② 《鲁迅全集》第 1 卷，人民文学出版社 2005 年版，第 438 页。

在中国现代文学史上具有开创、奠基之功。尤其令人感到震撼的是，这篇作品以冷峻犀利的语言、回环开放的文体构架、发人深省的主题意蕴、深刻厚重的文化内涵、鲜明浓郁的现代意识，让中国现代文学达到了非常难得的思想和艺术高度，这些都是鲁迅作为文学大师所作出的贡献。

小说通过精神病患者的日记，描写了一个出身于封建大家庭的知识分子深受封建制度和封建礼教的约束和压抑，内心发生扭曲和变形，形成了对于社会与人生恐惧的心理。他把对于生活的感受和内心的心理幻象交融在一起，揭示了一个迫害狂患者的心理活动与流程，用人物自我叙述的方式来"暴露家族制度和礼教的弊害"。在日记中，他叙写自己半夜起来通过读史，有了一个惊人的发现，即满本书上都赫然写着两个大字"吃人"。由此他认定现实的世界是"吃人"的世界，现实的社会是"吃人"的社会。他对这个"吃人"的社会勇敢地发起抨击和挑战，并充满信心地认为将来的社会"容不得吃人的人"。为了将来社会的希望，他急切而悲情地发出"救救孩子"的呼吁。

鲁迅以超越他同时代的现代意识，以描述"狂人"意识流动的手法，对黑暗污浊的封建社会发出了愤怒的呼声，揭露了在仁义道德遮掩之下封建礼教的伪善和罪恶，因此以其思想之深刻、批判之深入而被誉为"真如一声春雷，起到振聋发聩的作用"①。

（二）《药》

《药》写作于1919年4月25日，被作者编入《呐喊》小说集。作品设置了一明一暗两条主线，明线叙写城市下层市民华老栓夫妇孩子华小栓染上肺痨，病情危重，他们相信吃人血馒头可以治病的迷信说法，为了治疗孩子疾病，前往清政府屠杀革命者的刑场去购买蘸满革命者鲜血的人血馒头。华小栓吃下了人血馒头，最终也没有挽救他的性命，半年后就离开了人世。华老栓夫妇在儿子早逝、积蓄耗尽的悲戚境遇中孤苦伶仃地打发着日子。暗线叙写革命者夏瑜因为参与推翻清政府的革命斗争而被捕入狱，在狱中仍然没有放弃革命信念，想尽一切方法劝牢头造反。受封建思想影响愚昧之深的牢头以及其他封建统治集团的走卒们是无法理解的，更不会接受夏瑜的思想，反而说夏瑜"疯了"。最后夏瑜在刑场被清政府残忍地杀害。其牺牲后的鲜血成为一剂救治贫苦市民华小栓的无效的药物，救赎者的鲜血被救赎对象吃下，这种现象发人深省。小说最后，小栓的母亲和夏瑜的母亲在坟地相遇，共同来祭奠儿子，牺牲者和被挽救者走到了一起，

① 张恩和：《鲁迅——伟大的反对封建主义的战士》，载《中国社会科学院研究生院学报》1985年第3期。

强化了作品的悲剧意味和悲凉氛围，催人深思辛亥革命失败的原因和教训。

小说以“药”为题，用心深刻、用意深远，由表至里有三层含义：表层上是指治疗生理病患的药物，华老栓买了饱蘸着革命者鲜血的人血馒头来为儿子治疗肺痨病，最后华小栓还是不治而亡，深刻地揭示出当时下层人民愚昧、迷信、麻木的思想和精神状态；中层含义是指鲁迅以深入超前的思考，给当时的人民群众开出了一剂良药，用来医治他们的精神和灵魂，用以唤起民众起来争取自己的权利和幸福；深层的含义是指给当时孤身奋斗、陷于困境的革命者开出一剂社会革命的良药，用以提醒革命者应该找出一条如何教育民众、与民众共同奋斗的正确道路。

三、医学元素对作家艺术创作的影响

五四新文学诞生伊始，就受到“科学”“民主”思想的影响，带有浓厚的科学理性色彩。其间，“弃医从文”就是最为突出的一例。考察鲁迅的创作经历不难发现，其创作与医学有着千丝万缕的联系。医学元素不仅促使鲁迅走上文学道路，而且对其创作视野、主题意蕴、意象建构和语体色彩有着重要影响。

五四新文学是在“科学”“民主”思潮的影响下成长起来的，因而不可避免地带有浓厚的科学理性色彩。在那个全国上下“批旧识、传新知”的时代里，“科学”成为一代知识分子心中的圣物。为此，鲁迅、郭沫若等新文学主将都曾有过一段“弃医从文”的独特经历。他们从最初希望医治国民身体，到以拯救灵魂、拯救民族为己任，实在是时代使然。研究他们的创作历程，无疑对探索五四新文学有着十分重要的价值。医学与鲁迅已经成为今天新文学研究的有机组成部分。医学元素不仅促使鲁迅走上文学道路，更重要的是影响着其文学观念的价值取向和文学特质。

(一)“从医救人到弃医从文”：鲁迅独特的文学之路

作家的创作心理往往与其独特的人生经历有着密不可分的关系。它不但影响了一个作家对文学道路的选择，而且成为其题材选择、主题意蕴乃至审美趋向生成的动力之源。作为中国现代文学的重镇，鲁迅走上文学道路，有着极为复杂的时代背景和个人经历。其中，“弃医从文”的人生之路，社会转型期中国知识分子的使命感，对其后来的文学创作起到了不可估量的作用。

首先，鲁迅“从医救人，弃医从文”之路有着独特的人生动机和心理变化。在《呐喊 · 自序》中，鲁迅因为家庭的变故，特别是父亲久医不治而亡，“悟得中医不过是一种有意的或无意的骗子，同时又很起了对于被骗的病人和他的家族的同情;而且从译出的历史上,又知道了日本维新是大半发端于西方医学的事实”[①]。从这句话中可以发现其“从医”的人生追求,当然也成为很多人诋毁中医的佐证,其实质是鲁迅基于个人义愤对社会上庸医现象的批判。后来,鲁迅在不同文章中提到自己对中医的看法。在《坟·从胡须说到牙齿》中,他说:“自然,其中大半是因为他们耽误了我的父亲的病的缘故罢,但怕也很挟带些切肤之痛的自己的私怨。”[②]毕竟,父亲重病在床,而那些所谓“国医们”却总是开出“芦根和经霜三年的甘蔗”“蟋蟀一对且要原配”这样的药方,实在害人不浅。受当时维新理论和进化论影响,鲁迅在矿务铁路学堂毕业后东渡日本,学习西医以拯救那些像他父亲那样忍受病苦的人们。但是此后的一系列人生遭际,令鲁迅痛彻心扉,意识到自己医学救国的片面性和现实的无奈:医学只能救治人的身体,却无法医治国民的精神,而当时最迫切的要务是医治国民的灵魂。“所以我们的第一要著,是在改变他们的精神,而善于改变精神的是,我那时以为当然要推文艺,于是想提倡文艺运动了。”[③]正是基于这一反思,鲁迅最终决定“弃医从文”,走上了文学之路。当然,在这一问题上,至今学界存在不同的看法。但是,通过后来鲁迅的文学生涯及创作实绩,一个毋庸置疑的事实是:他实际上践行了自己的追求。

其次,“五四”时期“打破旧文化、构建新文化”、医治时代痼疾的使命,对鲁迅“弃医从文”的人生抉择有着重要的推动作用。中国新文学诞生于传统中国向现代中国的急剧转型时期,传统文化迅速走向没落,不足以支撑整个民族走向复兴之路。于是,新文化倡导者们纷纷致力于寻找拯救民族、拯救文化的突破口。很自然一部分人将关注的焦点投向西方医学和文学,因为医学能够有效救治病者,是强身健体的最好方式之一,而文学则重在启蒙,开启民智。所以说二者的研究对象都是人,都是关注人的健康。而在传统文人意识中,宋代著名文学家范仲淹的“不为良相,便为良医”已经成为中国文人的一种共识。鲁迅到达东京后,在新思想的不断冲击下,逐渐产生了改造国民劣根性的思想。其与许寿裳经常讨论的问题中,就有:“(一)怎样才是理想的人性?(二)中国民族中最缺乏的是什么?(三)它的病根何在?”[④]时代的召唤、个体的使命感促使鲁迅放弃最初的医学理想,走上了文学之路。

综上所述,由“学医到弃医、从医人之身体到医人之灵魂”的人生之路,医学俨然成为鲁迅文学创作生涯的原初动力。在《呐喊·自序》《我怎么做起小说来》

---

① 《鲁迅全集》第1卷,人民文学出版社2005年版,第438页。

② 《鲁迅全集》第1卷,人民文学出版社2005年版,第264页。

③ 《鲁迅全集》第1卷,人民文学出版社2005年版,第439页。

④ 周葱秀:《谈许寿裳的鲁迅研究》,载《鲁迅研究月刊》1990年第8期。

等文中，我们可以清晰地梳理出鲁迅从医学转到文学的人生脉络。显然，医学元素在鲁迅整个文学创作中占有极为重要的地位，从某种意义上说，也是影响鲁迅成为中国现代文学奠基者的重要因素之一。

（二）创作视野：国民性诊治与疗救的探索

作家的创作视野决定着其文学创作的题材选择、主题意蕴等方面的要素。一个作家往往受到个体人生阅历的影响，其见闻感受、人生体验和社会思考往往成为所建构世界的有机组成。例如，刚刚获得诺贝尔文学奖的作家莫言，其文学叙事大多来自于早期的乡村记忆，来自于传统民间文化的熏染，来自于对民族精神和人性深层的探索。其实，鲁迅在很多时候都谈到这种影响的力量："大约所仰仗的全在先前看过的百来篇外国作品和一点医学上的知识，此外的准备，一点也没有。"[①]"所以我的取材，多采自病态社会的不幸的人们中，意思是在揭出病苦，引起疗救的注意。"[②]鲁迅文学世界中有着对医学知识的深入把握，有着探索国民性的独到视野。医学视野成为影响鲁迅整个文学创作的重要因素。

首先，鲁迅以医者眼光来探察社会人生，思考医治社会痼疾的良方，进而以犀利的笔锋打造出一个独特的艺术世界。这种视野展现出对社会痼疾的毫不留情的剖析和深入骨髓的批判。鲁迅往往选取那些病入膏肓的乡镇生活作为书写的场景，刻画出病态社会中知识分子和农民的苦痛、麻木和无助。通过对人物心理和社会病痛的深刻剖析，挖掘其身上所隐含的种种病症。古老的乡村、城镇，伴随着农业文明的衰弱走向了黄昏，随处可见的是沉寂、僵化，没有些许生气。无论是鲁镇的人情风物，还是咸亨酒店的酒客老板，都闷得让人透不过气来；涓生、孔乙已、吕纬甫等新旧知识者深陷困顿，让人看不到未来丝毫的曙光。但是，这绝不等于鲁迅的冷漠无情。因为对其人物形象，鲁迅的态度是"哀其不幸，怒其不争"。在这些社会场景和人物身上，我们均能发现种种超出人生正常轨迹后病者的挣扎和绝望。无声的中国，沉寂得令人感到拯救的迫切和希冀。鲁迅在这里分明就是行使了一名医者的责任，以科学的目光切入为虚饰掩盖下的种种毒素，毫不留情地作出剖析和诊治。如果没有了医生和病人之间的距离感和痛切性，也许就没有如此清醒明晰的认识和洞悟。

其次，一个好的医生往往要通过自已的诊察对问题作出明确的客观判断。对于作为文学家的鲁迅而言，同样在文学书写中作出了这样的努力。但是唯一不同的是，医生能够作出诊断，开出药方，而文学更多的责任恐怕是发现病症，引

① 《鲁迅全集》第4卷，人民文学出版社2005年版，第526页。

② 《鲁迅全集》第4卷，人民文学出版社2005年版，第526页。

起人们对病症的警示。正如鲁迅所言:“假如一间铁屋子,是绝无窗户而万难破毁的,里面有许多熟睡的人们,不久都要闷死了,然而是从昏睡入死灭,并不感到就死的悲哀。现在你大嚷起来,惊起了较为清醒的几个人,使这不幸的少数者受无可挽救的临终的苦楚,你倒以为对得起他们么?”[①]因为鲁迅比同期其他的医者有着更为清醒的思考,任何盲目乐观的文化引入都不可能医治这个已病入膏肓的民族。但是作为医者,面对积贫积弱的民族,却也只能选择唤醒患者,因为这总比让疾病蔓延更为重要的意义。故而在鲁迅的小说世界里,更多的是对转型期人们的孤苦无奈的书写,对人性之冷漠麻木的关注。这种深刻之于鲁迅,带有一个医者对无望患者施以救治的犀利和独到。唯有独到,唯有深刻,才能切入骨髓、直达病根。在《在酒楼上》中,鲁迅揭示了现代知识者“飞了一圈又回到原处”的悲剧;在《孔乙己》中,鲁迅通过孔乙己这样一个在阵阵笑声中消失的读书人,展示了无声中国的沉寂和可怕;在《阿 Q 正传》中,鲁迅更是将国民性中的惰性和千百年来形成的自我陶醉感——“精神胜利法”在阿 Q 身上活脱脱表现出来。所有这些,无不体现了一个优秀的“医者”的深邃和独到。

第三,“哀其不幸,怒其不争”源自于对人的大爱。一个好的医者必定是一个对社会人生有着大爱的人,他心怀对世界、对人的爱去展开自己的拯救行动。这一点在鲁迅身上尤为突出。在《一件小事》《孔乙己》等小说中,叙事者的眼光中充溢着医者的“人性挚爱”。那些摧残人性、麻木冷漠的社会痼疾被毫无掩饰地揭示出来,令人警醒,发人深省。但同时,这种书写背后也展示了作家站在人的立场上对社会人生一种质感的爱。在《孔乙己》中,当备受戏弄的孔乙己看到嬉戏的孩子们,“他便给他们茴香豆吃,一人一颗”[②];而孔乙己最后一次来到酒店,“他从破衣袋里摸出四文大钱,放在我手里,见他满手是泥,原来他便用这手走来的”[③]。前者展示了这一游离于社会之外的读书人渴盼交流的心态和对天真的孩子们的喜爱。虽为科举制度所戕害,行为显得过于迂腐,但他内心不乏可爱之处。后者则通过小伙计的眼光,刻画了传统文化没落时代一个毫无出路的读书人,字句中蕴含着怜悯之情。“满手是泥”“用这手走来的”等语词字字含着彻骨的关爱与悲凉。对人的尊重、对弱者的同情,就是一个医者对患者最基本的情感。所以说,鲁迅的文学视野能够超越同时代的作家,提出了自己的独特思考和人生发现。

综上所述,鲁迅之所以能够在新文学发轫期就能迅速走向成熟,不能不说与

---

① 《鲁迅全集》第 1 卷,人民文学出版社 2005 年版,第 441 页。

② 《鲁迅全集》第 1 卷,人民文学出版社 2005 年版,第 459 页。

③ 《鲁迅全集》第 1 卷,人民文学出版社 2005 年版,第 461 页。

他的医者视野存在着一定的联系。从题材选择到主题提炼，如果没有宽广的视野，没有作为一名杰出的医者的眼光，鲁迅是很难做到对题材的有效取舍，更无法对社会人生作出如此深邃的体察。

（三）主体意象：一剂直击人性病痛的苦药

意象是中国传统美学中十分重要的范畴。自古至今，中国文学在意象塑造和意象传承方面作出了重要贡献。很多意象已经融入到中国文化深层，成为中国传统文化的组成部分。其实，创造意象不仅为诗歌所独有，作为文学重要组成部分的小说，同样十分注重意象的塑造。翻看中国古代小说，随处可见文学意象的存在。营造独特的意象，是鲁迅小说创作的重要内容。通观鲁迅小说世界，我们不难发现，鲁迅小说的核心意象是"药"。鲁迅的文学创作受到了医学影响，沿着寻找痼疾、对症施治的方法展开对国民性的治疗。"药"意象蕴含了鲁迅对国民性批判多维思考的成果。

《呐喊》《彷徨》两部小说集虽然涉及主题十分繁杂，题材极为丰富，但我们完全可以用"药"意象来作为打开鲁迅创作的钥匙。鲁迅论及自己"弃医从文"的根源时认为，自己最初是为了唤起民众，为了让沉睡的民众走出那"铁屋子"。为此，他对国民劣根性和民众精神上的病苦进行了不懈探索。在《狂人日记》中，鲁迅以病理学知识，通过对一个"迫害狂"患者言行的书写，深挖其内在的恐惧心理，发出对"吃人"封建文化的第一声呐喊；《风波》通过一条辫子的得失，从侧面揭示了辛亥革命失败的教训，揭示国民心理上的文化病症，并找到了病根所在"无特操"的弱点；《药》则通过革命者夏瑜的血竟然成了被启蒙者治疗孩子肺结核的药，为人们开出了一剂治疗革命失败的良药。

在人物塑造上，鲁迅以医者的敏锐的目光，探求病根所在，对社会各阶层人物形象加以塑造，主要包括农民、知识分子；在主题学层面上，鲁迅将笔触伸向人们的生存状况和精神状态，特别是精神世界，剖析国民性中的麻木、妥协、愚昧问题。通过"药"意象的塑造，鲁迅意在向人们说明不仅要医好病者的身体，疗治其伤疤，更重要的是要医其心理疾患，让沉睡中的国民尽快"惊醒"，以期能够打破"铁皮屋子"。唯有如此用药，整个民族才有希望。

其次，"药"意象体现了鲁迅作为一名医者对世事人生的哲学思考。与其他美学意象一样，"药"意象中蕴含了鲁迅对社会人生的独特理解和审美意蕴。这里面既有对传统国民性问题的独到发现，又有着对现代知识分子与现代文化建设的反思。或许在两者之间最为重要的是：既然传统文化走向没落，无法挽救知识者和国民的命运，那么从西方引入的现代文化就是救助这个民族的良药？当新文化倡导者们在为"德先生和赛先生"的到来而欢呼雀跃之际，鲁迅对这剂疗治的“药方”却是保持警醒的。在《伤逝》《在酒楼上》等小说中，鲁迅通过对现代知识分子的塑造来表达这种质疑：“我在少年时，看见蜂子或蝇子停在一个地方，给什么来一吓，即刻飞去了，但是飞了一个小圈子，便又回来停在原地点，便以为这实在很可笑，也可怜。可不料现在我自己也飞回来了，不过绕了一点小圈子。又不料你也回来了。你不能飞得更远些么？”[①]小说中吕纬甫对自己人生经历的描述，与子君、涓生的恋爱结局异曲同工。在鲁迅看来，廉价的药方非但不会救治患者的病苦，反而因为疗者没有找到真正的病因、寻不到真正的“药方”而造成病人更多的苦痛和绝望。

第三，尽管拯救没有显著的效果，但作为一名医者还要努力，总是要寻找这医治的药。这是一名医者所理应具备的素养——救死扶伤、知其不可为而为之。在鲁迅小说中的“药”意象，体现为一种“反抗绝望”的哲学。在意象美学中，一个意象往往需要一定哲学的支撑。鲁迅在塑造药意象过程中，对现实既有的种种药方是不感兴趣的，因为他明白，要医治这样一个有着上千年历史的民族的重疾，靠一两种廉价的药是很难治愈的。“人生最苦痛的是梦醒了无路可以走。做梦的人是幸福的；倘没有看出可走的路，最要紧的是不要去惊醒他。”[②]在这里很多人也许会产生质疑：既然“最要紧的是不要去惊醒他们”，那么鲁迅为什么要写出这么多的小说？其实，这一矛盾恰恰反映了医者鲁迅的个体哲学，就是面对难以疗治的病症，即便毫无希望也罢，至少要去努力。“‘黑暗与虚无’乃是‘实有’，却偏要向这些作绝望的抗战，所以很多着偏激的声音。”[③]面对绝望而抗争，恰恰展示了一名医者的独立精神。就像鲁迅在《呐喊·自序》中所期待的：“我虽然自有我的确信，然而说到希望，却是不能抹杀的，因为希望是在于将来，决不能以我之必无的证明，来折服了他之所谓可有。”[④]

发现病症，却一时无法开出有效的药方，反映在小说中便构成了一个个的悲剧。这种源自创作主体的哲学，成为“药”意象美学色彩的主导性因素。但悲剧色彩的出现，却可以推动病者去发现问题的存在，推动读者去面对种种困境，进行哲理的反思与审美的鉴赏。因此，鲁迅在《伤逝》中写道：“我要向着新的生路跨进第一步去，我要将真实深深地藏在心的创伤中，默默地前行，用遗忘和说谎做我的前导……”[⑤]

---

① 《鲁迅全集》第 2 卷，人民文学出版社 2005 年版，第 27 页。
② 《鲁迅全集》第 1 卷，人民文学出版社 2005 年版，第 166 页。
③ 《鲁迅全集》第 2 卷，人民文学出版社 2005 年版，第 170 页。
④ 《鲁迅全集》第 1 卷，人民文学出版社 2005 年版，第 441 页。
⑤ 《鲁迅全集》第 2 卷，人民文学出版社 2005 年版，第 133 页。

第三节　毕淑敏:医学视野中人性生存的人文关照

一、人生与医学经历

毕淑敏,1952 年出生于新疆,我国当代著名作家。毕淑敏幼年时跟随父母在新疆长大,其后返回北京,在北京外国语学院附属学校读书。1969 年应征入伍,在高海拔、与世隔绝、生活环境艰苦的阿里高原部队服役,担任军医长达 11 年之久。1980 年毕淑敏退伍回到北京,在工厂医务室工作,先后担任主治医生和所长职务。1991 年毕淑敏从北京师范大学毕业之后,已经从事多年文学创作的她才正式告别医生职业,从事专业文学创作。1998 年,在文坛已经享有盛誉的毕素敏突然放弃文学创作,前往北京师范大学心理学院攻读心理学博士学位。2002 年,她结业后开办了自己的心理咨询中心,从事心理咨询工作。2005 年,她关闭了心理咨询中心,又再次从事文学创作工作。

在毕淑敏多年的创作生涯中,先后创作了《红处方》《血玲珑》《拯救乳房》《女心理师》《鲜花手术》《花冠病毒》等长篇小说,以及《昆仑殇》《预约死亡》等中短篇小说。其作品曾荣获庄重文学奖、当代文学奖等 30 余项文学大奖。

二、代表性作品

(一)《红处方》

《红处方》是毕淑敏的长篇小说代表作。沈若鱼是小说中女主人公简方宁的好友,为了描写戒毒医院的神秘生活,乔装打扮潜伏人戒毒医院体验生活,作品正是通过她的视野展示了戒毒医生和吸毒者扣人心弦、令人震撼的场景和事件。

优雅端庄的部队军医简方宁从边疆复员返回内地,因其决断的素质和精干的气质,受聘于一家戒毒医院担任院长。她以救死扶伤的人道主义精神,以浓厚的人文关爱精神,救治了众多深陷吸毒泥潭的吸毒病人,取得了令人鼓舞的成绩,医院也得到了社会和民众的认可。景天星教授独创的中药戒毒方案的研究与临床试验也初战告捷,取得了初步的效果。就在此时,一个名叫庄羽的女吸毒人员因为对简方宁心生嫉恨,故意送给她一幅暗藏一种新型毒品的画作,使其染上了无法戒除的毒瘾。虽然用切除大脑中蓝斑的手术可以戒除,但是人会丧失所有的喜怒哀乐等正常情感。简方宁作为一个具有高贵灵魂和崇高理想的现代女性,她不能忍受以屈辱的方式毫无感觉地存活在人世上,于是毅然决然地选择了自杀,以自我毁灭的方式为她所钟爱的医学戒毒事业殉道。

沈若鱼亲眼目睹了有关简方宁的种种感人事迹,感佩好友圣洁的情怀和高远的理想追求,她参加完简方宁的葬礼之后,决定继续留在戒毒医院,沿着好友选择的道路坚持走下去,为戒毒事业作出自己的努力与贡献。

(二)《血玲珑》

《血玲珑》创作于2005年,讲述了一个母亲为了救治陷于绝症困境中的女儿,不惜牺牲尊严与生命而倾力救助女儿的故事。

年届不惑的卜绣文是一家公司的总经理,精明聪慧的她经营有方,公司各项业务蒸蒸日上;丈夫敦厚善良,孩子天真可爱,家庭幸福,一切完美。在平淡的顺境之下,卜绣文突然从医院得到一个惊天的噩耗,女儿夏早早患上了渐进性贫血症,这是一种绝症,骨髓停止了造血,必须靠不间断输血维持生命。为了救治孩子,卜绣文一方面定期去医院探视孩子,一方面更加努力地经营自己的生意,因为孩子治疗需要大量的金钱。卜绣文陷入到了人生最大的困境之中。

面对气质高雅、能力出众的卜绣文,夏早早的主治医生魏晓日既同情她的不幸遭遇,又因其卓尔不群的优雅气质而敬慕欣赏,心中渐渐萌生了对她的爱意。他希望能够为暗恋的人解除危难,于是求助自己大学时候的导师——医界泰斗钟百行大夫。希望老师能够为孩子制定一套从根本上解决问题的救治方案,来救活随时都有生命危险的夏早早,以此解除卜绣文的生活压力与当下困局。

钟百行面对这种凶险的病症,激发起他探索新的医学方案的兴趣,他为夏早早制订了一个"血玲珑"的治疗方案,安排卜绣文怀孕再生出一个与夏早早具有相同基因的孩子,以移植孩子的骨髓来救治夏早早。

卜绣文再次怀孕后,经过抽血检查发现胎儿的基因和夏早早基因不同,这就说明早早和这个胎儿不是同一个父亲所生。这一意外唤起了卜绣文内心中痛苦的回忆,13年前的一个夜晚,在一个乡间小道,她被一个男人强暴,早早应该是那次噩梦的结果。虽然往事引起了卜绣文痛苦不堪的回忆,但是为了救治孩子,为了"血玲珑"计划的顺利实施,在魏晓日安排下,找到了夏早早的生父,并想方设法获取了他的精子,卜绣文终于怀上了与夏早早相同基因的孩子。

由于卜绣文是大龄孕妇,在怀孕后期出现了严重的孕期并发症,如果继续坚持下去,可能大人孩子都难以保住。到底是保住大人,还是保住孩子来救治夏早早,还是大人孩子都保住?是为了医学进步而付出牺牲,还是为了人性关怀而注重医学伦理?钟先生、卜绣文的丈夫、魏晓日、夏早早都因为各自不同的利益考量,陷入暗战的漩涡中。最终,魏晓日出于对卜绣文的挚爱而选择了保住卜绣文生命的方案,而夏早早知道事件真相后,也拒绝以牺牲未来的妹妹的生命救治自己。

小说讲述了一个涵盖父母之爱、人情之爱、男女情爱、科学进步与医学伦理等各种人间情爱，矛盾相冲突和碰撞的故事，给读者留下了无限想象的空间，发人深省，令人回味。

(三)《女心理师》

《女心理师》讲述了一个女心理师心灵蜕变、励志成长的传奇故事。贺顿生活在乡间，幼时饱经生活折磨，成年之后承受着难以启齿的心理创伤。小说采取了倒叙、插叙的叙述手段，以女心理师贺顿成长成才作为一条主线，在系列心理咨询案例的描述分析之中，穿插进贺顿和丈夫、情人、心理学导师之间的感情和行为纠葛，真实地书写了现代人的生存困境与心理窘境。

小说开始以心理咨询案例和讲述的方式推进故事情节，贺顿每天都要聆听类型各异、稀奇古怪的各种真实存在的人生故事，前来咨询的人都陷入情感与心理的泥沼之中不能自拔，希望贺顿能够为其解决。长时间接触到过多阴暗的心理讲述，更加剧了贺顿的心理和情感危机，使其陷于更大的困境之中。小说借此穿插介绍了贺顿考取心理咨询师证书、开办心理咨询所的传奇而艰难的经历。原来贺顿有半身一直冰冷的问题，心理在困惑与痛苦中挣扎，她学习心理学也是为了解决自己的问题。为了开创自己的心理咨询事业，她献身于电台的主持人，做了他的情人，换来启动资金；又嫁给了自己不喜欢的丈夫，有了开办心理咨询所的房子。一切准备就绪，艰难起步后，贺顿的事业逐渐走上了正轨。

在心理咨询过程中，部分案例始终无法解决，促发了贺顿本人的心理问题，她已经处于心理崩溃的临界点。在无奈之下，贺顿求助于自己的情人，情人建议她求助当地心理学导师对自己进行心理督导。在心理学权威采取各种方法失效之后，权威根据贺顿心理状况，采取了非法违规的方式与手段，使贺顿在不情愿中重新回到了那段不堪回忆的童年之中，揭开了贺顿幼年心理受到伤害的诱因，找到了困扰她几十年的半身冰冷的缘由所在。

解决了心理问题在涅槃中重获新生的贺顿树立了人生新的目标，她毅然关闭了经营已很完善的心理咨询所，报名参加了心理咨询高级研修班，重新开始心理学理论和实践的学习和探索。在课堂上她遇见了曾经为她做过心理督导的心理学权威，她冷静而沉着地指出他的心理疗法是错误的，她要控告他的非法手段。

三、医学元素对作家艺术创作的影响

毕淑敏人生经历独特，她长期从事医学工作，又有过心理学学习及从业经历，其后又弃医从文。长达二十余年的行医以及心理治疗职业生涯对其文学创作影响极其深远，在创作素材、叙事风格、主题营造、美学意蕴等诸多方面留下了深深的医学烙印，医学与文学在毕素敏作品中已经有机融合、浑然一体，使其作品具有了独特的医学美学风格。

（一）医学、心理学等创作素材的提取与选择

文学作品是社会生活的反映，作家的生活阅历、人生经历决定着作品所要表现的主要内容和创作趋向。毕淑敏有着丰富的医学治疗和心理咨询的经历，她能够比别的作家透彻了解医学、心理学领域的事件和经历，能够比一般人更多地熟悉人们的生理与心理世界，明晰医学与自然、社会、人生的关系，掌握人类生理、病理、心理学领域的知识，成为作家文学创作中取之不尽、用之不竭的素材来源，使其作品在题材选择方面具有浓郁的医学色彩，在文学与医学互动、交融领域具有独特的魅力和特点。

回顾梳理毕淑敏创作的小说，其突出的特点是作家秉承现实主义创作风格，小说多以医学与心理学题材为主，作品塑造的人物多以医生、护士为主，作家为我们展现了众多的个性纷呈的当代医务工作者形象，为当代文坛人物画廊增添了一道靓丽的风景线。毕淑敏具有丰富的医疗卫生实践的经验，她作为曾经的医学工作者，对具有高超的医术和高尚的医德的医护人员怀有深深的挚爱和敬意，她钦佩他们敢于奉献的精神品质，对他们救死扶伤、解除病人苦痛的行为表示感佩与颂扬。她用饱蘸情感的笔触，以富含哲思、简洁凝练的话语，描绘出一系列固守医生良知、医术高明、恪尽职守的医护人员形象。在其处女作《昆仑殇》中，作家刻画了女军医肖玉莲形象，这是作家在西藏阿里高原担任军医一职的真实写照，带有浓厚的自叙传色彩。肖玉莲是一位美丽清纯的女性形象，她为了自己的理想信仰和价值追求，撰写血书申请参加了拉练，最后把年轻的生命永远留在高原荒漠之中，她临终之前的遗言令人潸然泪下，她对同伴讲："把我留在这里吧……"从此之后，这里不再是无人区，因为"一个美丽绝伦的女兵长眠在这里"[①]。作家对肖玉莲牺牲的描写给人凄美、悲壮、震撼的感受，催人泪下，令人动容。在其笔下，毕淑敏描写了类型各异、性格鲜明的医生与护士的形象，加以梳理可以分为两种类型：一类是以医生的仁心和仁术精心诊治病人，以一颗同情悲悯之心关爱善待病人及家属的正面医生形象。诸如在《红处方》中甘愿为了神圣的医学事业勇于献身，为了彰显生命的价值和人格的尊严而香消玉殒的戒毒医院院长简方宁；在《血玲珑》中情感丰富、人性善良，严格恪守医学伦理的青年

① 《毕淑敏文集·昆仑殇》，漓江出版社 2009 年版，第 62 页。

才俊魏晓日医生；在《拯救乳房》中从心理学角度对人类有限的生命进行了无限的关爱，其出众的专业素养和能力、刚强决断的性格以及仁慈悲悯的情怀和品格，令人感叹和敬仰的心理学博士程远青；还有《鲜花手术》中抽取自身胃肠液救治病危小孩的黄莺儿以及《最后一支西地兰》中为了医学事业而甘愿献身的医生焦如海。另一类则真实地折射出在社会和文化变迁中，受到市场经济大潮的冲击，医生内心操守饱受物欲主义侵蚀下思想和心灵的变迁和纠葛，医生的职业道德和思想素质在经济利益冲突下发生的变化和失守，部分医生无法守住自己内心的道德底线，在情与理、义与利之间发生了剧烈的碰撞和摩擦。如《预约财富》中因陷入是否下海经商和继续从医两难选择中差点出现医疗事故的医生毕刀；《术者》中为了一己之私，而背离了医学原则打算放弃最佳治疗方案的医生曾海卓。通过正反两方面比照叙写，折射出作家鲜明的道德评判和思想倾向，表露出作家对医生职业道德的重视和期盼，她希望医生能够弘扬优秀医学文化，秉持正确的医学伦理，坚持自己的职业道德底线，以医者的良知和职业的责任感，以扎实的工作态度和敬业奉献精神，对病人倾注满腔爱心行使自己的职业职责，出色地履行自己的职业使命。

其次，作家不仅要塑造人物形象，还需要讲述故事的高超本领。毕淑敏以其医学与心理学的丰富经历，拥有了其他作家难以接触的在外人看来陌生、神秘的医学故事和素材，因此成为讲述医学故事的高手。她在作品构建时，自觉不自觉地关联到医院和医护人员，涉及一个个与疾病、痛苦、救治、生存、死亡等相联系的医学话题，让读者追随作家走入医学与心理学的殿堂，为读者展示了一个常人较难触及的领域。毕淑敏在创作中并不单纯为了吸引读者眼球，不以医学故事的传奇和神秘色彩来作为创作的特色和卖点。而是寄希望于以医学故事作为一个契机和切入点，以此来展现广阔的社会生活；通过医学可以关注人的内心世界这一便利条件，来揭示人性最隐秘的空间；通过关照疾病与死亡等话题来表现对于人类生命自身的认识、价值与超越，以医生救死扶伤的人道主义精神关照人类的生存和发展，实现对于人类有限生命的无限的人文关怀。如在《紫色人形》中通过老护士的深情的讲述，在读者面前展现出一幅凄美动人的人生场景，一对新婚燕尔、情深意切的恩爱夫妻，在一次意外火灾中被烧成重伤，面对着巨大的疼痛与折磨，两人以坚韧的毅力，谁也没有发出一声呻吟，就怕对方为自己伤心。人性的伟大可以战胜任何的困难与折磨，让人们不禁感慨爱情赋予人们的伟大力量和精神支持，面对这样真挚的感情，人们为之动容和感动。《红处方》中作者塑造了一个理想化、具有圣洁人格的人物形象，一个为了理想和追求甘做殉道者的戒毒医生的高大形象。为了实现拯救苍生的宏愿，为了自我生存的价值提升，简方宁有过数次牺牲，每次都实现了人生价值的跨越：第一次牺牲是为了步入医学殿堂而牺牲了自己纯洁的爱情。第二次牺牲是为了获取向医学泰斗景天星教授学习的机会，她又违背了自己的爱好做了本不想做的且有极大风险的戒毒医院医生。第三次牺牲是简方宁因为全身心地投入履行戒毒医生的职责，为了拯救身心陷于吸毒泥沼中的弱势群体，最终导致家庭和个体处于困境之中，遭受到吸毒者暗算染上毒瘾，自身陷于无法自拔、无法救赎的人生困境之中。第四次牺牲是简方宁在保全生命和保持高洁志向之间，毅然选择了宁为玉碎而不为瓦全，以自杀殉道于自己的事业，保持了人格的高洁和生命的尊严。

此外，毕淑敏不仅讲述医学故事，而且拓展了文学题材遴选和加工领域，创作了我国第一部以心理治疗为内容的长篇小说《拯救乳房》，出版了叙述女心理师成长历程与心灵挣扎的长篇小说《女心理师》。她创作的《预约死亡》，较早涉及中国临终关怀的话题，成为 1994 年度最有分量、最有影响的一部小说。这些领域的关注和创作都给读者眼前一亮的感觉，带来了全新的审美视野和感受。《拯救乳房》中故事情节十分简单，程远青博士组织了一个乳腺癌心理治疗小组，引导身患绝症的个体通过对自我认知和自我价值的挖掘和自省，来提升自我生存的质量，使社会开始认知并了解了心理治疗这一职业。《女心理师》着笔于贺顿在当下社会中励志进取、实现自我愿望的职业历程，其间穿插了贺顿自我和社会上人们遭遇的身体和心理方面的困惑和问题，探究了人类需要直面自身问题、采取自我救赎的沉重话题。小说一经出版，因为作品题材和写作视角的独特和新颖性，引起了广泛的关注，短时间内销售突破 20 余万册，由此可见人们的喜爱重视程度。在《预约死亡》中，作家以写实主义的态度与原则，以作家亲历和体验的方式进行描写，呈现了我国刚刚起步的临终关怀事业的真实场景。作家呼吁人们更新死亡观念，正视生存与死亡，蕴含着浓厚的人道精神和人性关怀之美。

(二)医学的人文关怀情节与文学创作主旨的有机结合

医生以救死扶伤、济危扶困为自己的天职，他们常年与病人及家属打交道，为他们解除了疾病与痛苦。一个优秀的医生，对于疾病与救治、生命与死亡、责任与道义有着深刻的理解和感悟，他们常怀悲悯之心，常做救苦之事，以一颗大慈大爱之心关照着世间的疾患与悲苦。毕淑敏作为一位长期从事过医学与心理学工作的作家，其丰富的行医经历所形成的思想观念、人生观念与价值观念，已经深入地渗透并影响到其文学创作的视野与风格中，她的作品中既有医学、心理学等自然科学的内容，更有关注人类生存与发展的社会科学内容。她以一个医生的冷静清晰的思维意识、开阔深远的观照视野，来透视探析世间所常见的疾患与病痛、生存与死亡、悲苦与磨难，用文学话语娓娓道来，以艺术形象揭示人生、社会价值，让读者感悟生命的价值和意义，明晰世间人性的美好和可贵，字里行间蕴蓄着作者浓厚的人文关爱情怀,提升了作品主题的审美意蕴和文化内涵。

毕淑敏在青年时期参军来到高寒缺氧的阿里高原担任一名军医,在恶劣的自然和气象条件下,高原上的人们经常罹患各种凶险的高原病症,病危病死率极高。作为一名军医,毕淑敏经历过太多的生死离别的人生悲剧。青年是人生中最为美好的时光与年华,充满朝气,溢满自信与欢乐。当其他地区的青年人在尽享青春的激情与欢乐时,毕淑敏却不得不时刻思虑生命的存在和死亡这样沉重的话题,这本来应该是人到暮年、老气横秋时所应该探析的问题。社会生活与人生经历的不同际遇促使毕淑敏过早地成熟与稳重,承担了人生过多的悲凉和重压。她在提起这一段慷慨悲壮的人生经历与心路历程时说道:“我在花季的年龄开始严峻的思考死亡的问题。高原缺氧,拉练与战斗,无法预料的高原病……我看到过太多的死亡,以至于有的时候,都为自己的依然活着深感愧疚。在那里,死亡是一种必然,活着倒是幸运的机遇了。在君临一切的生死忧虑面前,我已悟出死亡的真谛,与它无所不在的黑翅相比,个人所有的遭遇都可以淡然。”①正是由于悟透了生死的关系,树立起正确的人生观和生命观,毕淑敏深切地感悟到人们务必要珍视当下的存在与生活,要以虔诚敬畏之心对待死亡,应该以感恩之心对待生活。她在《写下你的墓志铭》中写道:“不论你是年轻还是年老,每活一天,就是向死亡逼近一天。我们要面对这个现实,思考如何让我们的存在变得更有价值,更有意义。”②

正是长期关注生与死的考验,领悟了生死的真谛和人生价值内涵之后,毕淑敏逐渐形成了敬畏生命、珍惜生命的独特的生命观与人生哲学,启示人们理性地看透生死,保持平静平和的心态,富有尊严和价值地生活着。因此,使其作品具有了哲理意蕴和文化厚度。毕淑敏在《写下你的墓志铭》中描述了自己对于死亡与生命价值的阐述和分析,她写道:“死亡将导致我们的毁灭,但对死亡的察觉,又能拯救我们。追寻生命意义的价值感和目的,是人类最显著的特性。能够存在于孤独、并且必须面对死亡的世界上,才是我们最真实的挑战。”③

毕淑敏怀着复杂而敬畏的情感来对待作品中人物的死亡意象和生命情结。一方面,毕淑敏通过叙写作品中人物的无谓死亡,以此来强调生命的可贵。她在作品中饱含真情,用极其无奈、心痛的笔触描绘了一批在非正常状态下无谓死亡的人物,在特定的历史时代和思想形势下,总有一些无辜的人物永远离开了这个世界。在毕淑敏笔下,一批鲜活的生命瞬间离开了人世,令人在悲痛欲绝中感慨

---

① 《毕淑敏文集·幸福》,群众出版社 2002 年版,第 409 页。

② 《毕淑敏散文》,人民文学出版社 2009 年版,第 131 页。

③ 《毕淑敏散文》,人民文学出版社 2009 年版,第 133 页。

生命的脆弱和宝贵。在小说《昆仑殇》中，一大批年轻士兵在一场为了迎合政治的需要而举行的荒唐拉练中不幸牺牲，献出了宝贵的生命，郑伟良、金喜蹦、李铁、肖玉莲以及其他不知名的年轻士兵都永远地长眠在了雪域高原之上，他们年轻的生命之花刚刚绽放就永久熄灭在恒古不变的高原荒漠之上。作家以富有诗意的语言、以洪荒壮美的意象展现了美丽娇艳的女军医肖玉莲死亡的场景："湛蓝的天，苍黄的地，像两页色彩瑰丽的贝壳；而嵌着的夕阳如同一颗血球般的珍珠。肖玉莲像片枯叶，突然扑倒在地，就再也爬不起来了。"①在一片血色苍凉的悲壮景象中，一个如花的生命离开了这个世界，令人扼腕叹息。也引发人们对于当时历史现实的反思和批判，让人们在愤激、无奈中油然而生牢记历史、反思现实、珍爱生命的慨叹和感悟。

而另一方面，毕淑敏虽然珍视生命，感悟生命的难能可贵，但她却不主张没有意义、毫无尊严地生存，她希冀有价值的、有尊严地生活在人世间。毕淑敏在《写下你的墓志铭》中写道："中国人有一句话说'好死不如赖着活'，我不喜欢这句话。我觉得中国人太讲究生存的数量，而不在乎生存的质量。但一个人的生命价值不在于它的长度，而在于它的深度和高度。尊严地活着和尊严地死去是一个人整体价值不可分割的部分。"②

有时，为了自己的理想信念、为了活着的价值和尊严，毕淑敏笔下的人物不愿意苟且活着，毅然决然走向了死亡，以玉碎的形式维持了人格的伟岸和精神的尊严。《红处方》中的简方宁就是这样一个典型的人物形象。简方宁是作者倾注心血塑造的一个理想的医学人物形象，毕淑敏在其身上投注了自己对于人生意义和价值的思索和认识，简方宁倾心于医学事业，为了救治病苦甘愿牺牲了自己的爱情、家庭和人生喜好，她聪明好学、目光远大、为人正直、能力出众、魅力超群，戒毒医院在她领导下事业蒸蒸日上，得到了社会的认可和病人的赞许。在人们心目中，简方宁是一个完美、出色的成功人士，使得吸毒人员庄羽因嫉妒而萌生恨意，萌发了毁灭她的恶念。她送给简方宁一幅名字为《白色和谐》的油画，并在油画中掺入了新型毒品，导致简方宁呼吸毒气而逐渐染上了毒瘾。该毒瘾无法戒除，除非切除脑部的蓝斑方能消除毒瘾，但结果就是简方宁失去了喜怒哀乐等人间正常情感，如行尸走肉一样在世间苟活。这种毫无价值、毫无尊严的生存方式对于追求崇高信仰、渴盼情感充实的简方宁来说是无法接受的。如果不能像一个正常人活着，那就失去了人生的价值，只能以生命的消泯来换取精神的永恒，这就是有灵魂、有信仰的个体对于生命的真实体悟和选择。

---

① 《毕淑敏文集·昆仑殇》，漓江出版社 2009 年版，第 173 页。

② 《毕淑敏散文》，人民文学出版社 2009 年版，第 132 页。

(三)医学化的叙事风格和作品语言

医学侧重于自然科学,文学侧重于社会科学,二者具有不同的思维模式和认知方式。医学偏重于逻辑思维,侧重于冷静、客观、理智地看待问题和认识事物;而文学偏重于形式思维,侧重于激情、主观、形象地看待问题和认识事物。毕淑敏作为一名长期从事医学和心理学工作又转而从事文学事业的医学作家来说,则有机地糅合了二者的思维模式和认知方式,吸取二者之长,使文学作品风格冷静中富有活力、细腻中时见粗犷、哲思中兼有形象、理性中富有感性,凸显深刻独到、清新凝练的个性和特色。

毕淑敏在谈及自己创作经验时曾提到医学经验的深远影响:"第一,是我感到生命的宝贵;第二,我可以用医生很冷静的态度来看待生活;第三,从我书写病历开始,我倾听、分析、判断一个病人的表现情况,使我有了内在的逻辑性。"[①]多年的科学严谨、勤恳扎实的医学工作,毕淑敏无论从思维模式、表达方式还是情感判断、行为态度等各个方面都得到了锻炼和固化,促使她具有了一个医生犀利深刻的分析社会、洞察人生的能力,具备了客观冷静、敏锐深刻的叙述方式与特点,形成了具有浓郁医学色彩的语体风格。

毕淑敏文学创作的叙事特点具有浓厚的现实主义写实风格,她客观冷静地叙写描述社会生活的真实、医学事件的真实和人物性格流变的真实,以冷静、鲜明、独特的医学化语言,选取和加工疾病、死亡、困苦、磨难等与人类生存、发展关联密切的素材,以科学深邃的视野剖析事件的本原和人物的内心世界,以客观、理性、冷静的态度剖析、揭示作家对社会人生的感慨与看法。同时,一部优秀的文学作品可以作为人类的精神食粮,具有温暖人心的情怀和励志进取的功能,感染并激励读者在漫漫人生中坚定地寻觅人生的意义和价值。毕淑敏在诊察社会现实和洞悉人生百态的基础上,继承了鲁迅先生直面现实的传统与风格,为社会和人生开出一剂"药方",读者通过阅读作品可以从书中找到自身的某些问题,获得生活的感悟和启发,汲取力量,寻求方法,帮助自己走出人生困境的泥潭。

长篇小说《女心理师》就是一部从医学视角描述人生困境与突围的励志长篇佳作,引起极大社会反响。小说中的人物和事件都以男女之间的关系作为切入点和事件原动力,与性的欲望和纠葛紧密关联,以人物内心幽微、复杂、变形的心理活动流变为内容。黑格尔曾说过:"没有情欲,任何伟大的事业都不可能成功。"女性在社会中本身是一个弱者,贺顿出生于破裂的家庭,童年受到继父摧

① 毕淑敏:《我敬畏生命的过程——答记者问》,《我敬畏生命的过程》,花山文艺出版社2006年版,第112页。

残，生活中无依无靠，成年后在社会上打拼，没有一技之长，没有社会背景，没有金钱作为资本，四处碰壁，举步维艰。但是艰苦的生活和太多的不幸却成就了贺顿刚毅、敏锐、洒脱、自强、自爱、自尊的个性，她对社会和形势有着敏锐的感知和科学的判断，她能够清醒地评判自己的优势和劣势，她能够审时度势、尽其所能地利用一切事物和人物，在实现自己既定目标的路上执着前行。为了得到开办心理咨询所的两间房屋，她委屈下嫁给了一个普通的残疾人；为了筹集诊所的启动资金，她把身体献给了自己的事业伙伴；为了超越自我，她付出了自己的身体去做了心理辅导的实验……虽然贺顿是一个为了达到自己目的，以付出自己身体的代价，违背了一般意义上的伦理道德准则。但是我们却无法把她和一个人格下流的女子相提并论，我们在阅读之后不禁掩卷深思，我们透过文本叙写的表象感受到一个社会弱女子不向命运屈服的个性、坚韧拼搏的毅力和超脱常人的胸怀与气度。作者用深邃的思考、冷静的文笔、客观的态度真实描写出社会与生活的真实，在披露人们心理困境的基础上探析突围和救赎的途径和方法；在揭示社会阴暗面与人性弱点的残酷的现实中，展露出生活的温暖和价值。这或许就是读者不认为贺顿是个道德卑下的人，反而对其产生敬重佩服之情的缘由。因为作家善于在社会的阴郁与困苦中注意挖掘人生的真善与美好，以博大、悲悯的人文情怀关爱着在社会上打拼的每一个人，给人以突围的希望和前进的力量，让读者在压抑和沉闷中感受到生活的亮色和人性的温暖。最终，女心理师解开了心理的症结之后，像凤凰涅槃一样在烈火中再生，家庭和情感危机解除，找到了幸福的归宿。尤其是贺顿重新充满了蓬勃的朝气和足够的自信，她勇敢而坚定地向以粗暴的方式侵犯她的心理学权威发起质询，揭开了贺顿新生的序幕。

毕淑敏的医学经历不仅影响其形成冷静、客观、敏锐、深刻的叙述风格，还在语言内容、语体色彩方面烙上鲜明的医学印痕。由于文学作品以叙写人的生活经历和内心情感、塑造人物形象为主，因之需要作家对人物的生理和心理有着深入的研究和探析，方能如实描摹一个人的真实形态，探视人物内心深处，揭示人物最为精深和幽微的内心世界。由于医生工作性质决定，医生比从事任何一种职业的人都具有有利条件，可以全方位细致深入地了解“人”的生理构造和机制，因此，有过医学经历的作家具有先天的优势可以介入到人物的生理和心理世界中。毕淑敏长期从事医学工作，又具有丰富的心理学理论研究与实践经验，她熟悉医学与心理学术语，她丰富的医学体验与医学文化预制并影响着她的文学语言，使其具有浓厚的医学行业色彩。首先，毕淑敏在作品中大量运用医学词汇以丰富作品语言的张力和厚度，强化作品的新奇色彩。如在小说《拯救乳房》中，当描写褚强第一次见到鹿路时，震惊于对方姣好的面容和逼人的气质，当鹿路不经意间碰了下褚强的胸部时，褚强倍感尴尬而无所适从。毕淑敏用了一个形象的医学现象作比喻，生动地描绘出褚强内心的变化和感受：“褚强愣愣站在人行道上，左肩麻酥酥，好像被人不由分说地打了疫苗，红肿热痛一块袭来，左颊也滚烫得像一块烤白薯。”[①]不用过多描述，就把鹿路撩人的风姿和如火的激情叙写得传神而形象。其次，毕淑敏在作品语言运用时采取艺术美化的加工手法，在具体描写医学内容时，有意冲淡医学的血腥和残酷，还原文学作品柔美与诗意的本来面目。比如在作品描写死亡事件和场景时，作者特意淡化了死亡的哀戚与可怖，尽可能模糊生与死的界限，以冷静深沉的态度，以诗意的文笔描写如秋叶凋零、飘落的肃杀之美。如在《昆仑殇》中，年轻战士的牺牲都被描述得静美庄严、诗意横生，如金喜蹦牺牲时描述他坠落时的心理动态：

> 此刻，高速的坠落，使他感到自己是在笔直地飞腾。他轻渺得像一片羽毛，沉重的大铁锅，像黑色的羽翼，托举着他更快地飞翔。他感到从未有过的轻松和欢欣。什么都没有，什么都不存在，到处都是耀眼的银白色。咦？那是谁？那是妞妞！啊，他奋力飞腾，掀开了妞妞的红盖头，红的脸，红的花，鲜艳的红色弥漫了整个世界……金喜蹦看到了自己的头颅，碰撞在谷底雪地上迸溅起的血光。[②]

年轻战士为了一件毫无意义的事情牺牲了，在高原上献出了宝贵的生命，毕淑敏内心充满悲愤之情，它痛惜正处于青春美好年华的青年人，无辜地做了政治运动的牺牲品，批判了特定历史条件下政治与人性的悲情。作家又满怀对这批青年人的深深的敬意和悲悯之情，才淡化了牺牲的血腥和恐怖，让逝去的青年人在对亲人的无限追思之中离开了这个世界，这是一种诗意的追怀，更是一种人道的追索。

第四节　余华：犀利剖析人性本原的文化医生

一、人生及医学经历

余华，1960年出生于浙江杭州，我国当代先锋派小说的领军人物。1977年中学毕业之后，因为高考落榜，不得已进入卫校学习医学一年，毕业后分配在一个小镇上当了牙医。牙医的工作枯燥乏味，工作空闲之余，他经常呆呆地望着窗外的大街，在无所事事中消磨着了无生趣的时光。在某一天，余华突然感到自己

---

① 毕淑敏：《拯救乳房》，重庆出版社2009年版，第236页。

② 《毕淑敏文集·昆仑殇》，漓江出版社2009年版，第236页。

这样下去没有前途，于是在从事牙医工作五年后决定放弃这个职业，先后进入海盐县文化馆和嘉兴文联，从事专业文学创作。其间，余华曾经两度前往北京鲁迅文学院学习深造，因此结识了女诗人陈虹，后来他们二人结为夫妻，余华随陈虹迁居北京居住十数年。现在余华在浙江杭州居住。

余华与鲁迅、毕淑敏一样，也是弃医从文的代表。余华出生于一个医生家庭，其父母都从事医学工作。余华从小就在医院中长大，他和父母居住的地方紧邻医院的太平间，小时候余华时常去医院太平间玩耍，他在医院里常见的福尔马林的气味中长大，医院的环境和医疗氛围是他童年生活的重要组成部分，也成为其回忆童年生活的主要记忆。在面对血腥、伤残、尸体等人们感到难以接受的场景时，他从幼年时就已经习以为常了。余华曾说他喜欢闻一般人所不愿意闻到的福尔马林的气味。他曾自述小时候就不怕看死人，而且对太平间也没有丝毫恐惧，到了夏天最为炎热的时候，就喜欢一个人待在太平间里，因为那用水泥砌成的床非常凉快。这种独特的人生阅历和生活方式，使得余华习惯了别人眼中看似恐怖与可怕的事物。因此，我们不难理解为何余华在此后的文学创作中能够面对鲜血与死亡而冷静沉着、举重若轻，淡然甚至漠然到极致地叙写血腥、暴力、恐怖与死亡。成年之后的余华，又在父亲的影响和督导下，成为一名牙医，需要面对各种坏死的牙齿和并不洁净的口腔。在种种肮脏、丑陋、血腥与痛苦中行医了六年，进一步强化了余华童年的关于人生丑陋与痛苦的记忆与印象，对其作品创作风格影响深远，使其具有冷静凌厉、极致暴力的写作风格和创作倾向。

在 20 世纪 80 年代，余华与苏童、格非等青年作家以非凡的创作实绩在文坛搅动起一股文学的浪潮，被评论界命名为“先锋文学”，余华以鲜明的风格和多产的作品成为这一文学现象的代表性作家。他创作的《在细雨中呼喊》《活着》《许三观卖血记》等作品被翻译成英、法、德、俄等多国文字，并获得意大利格林扎纳·卡佛文学奖、中华图书特殊贡献奖等几十项国内外文学大奖。

二、代表性作品

（一）《在细雨中呼喊》

该小说分为四章，作家采用倒叙的方式，以流畅平铺的语言记述了“我”孙广林的人生轨迹和心理流变。描写了一个内心孤独的少年，在生活困境和人性重压之下，在一个无爱压抑环境中生存成长的心路历程与人生轨迹。

小说第一章主要叙写了父亲孙广才和哥哥弟弟生活在老家南门的残酷回忆。余华冷静犀利、残酷凌厉的文笔使得读者阅读时不时产生一丝凉意。孙广才组建的这个大家庭没有一般家庭的温馨与和睦，父慈子孝、兄谦弟恭更是遥远的事情。在这个家庭里只有兄弟之间相互敌视争斗，父子之间亲情淡漠，作品残忍且直露地剥去了人性最后一点伪装和温情，把人性之恶赤裸裸地展现在读者面前。弟兄三人都爱上了丰满多情的少女冯玉青，但是冯玉青却死心塌地地喜欢上了村中的无赖子弟，最后被无情地抛弃，在村中无法立足，在一个夜晚与常来村中售货的货郎远走他乡。弟弟与村中儿童一起戏水，因为抢救落水的儿童而不幸死去，家人没有太多的悲伤，却纷纷打起了自己的如意算盘。父亲和哥哥希望政府能够褒扬弟弟的英雄业绩，他们可以凭借英雄的亲人的身份受到表彰，得到实际的好处。父亲和哥哥都曾与邻居极度纵欲的寡妇有过多次肉欲交往。父亲十多年前青春勃发与母亲在板凳上发生关系，生下了孙光明，都展示出一个充满欲望和野性萌动的乡土世界。

第二章以“我”孙广林青春萌动但备受压抑的中学时代作为主线，叙写了一个时代个性张扬与青春欲望始终被压抑的青年学生的冲动与无奈。作家以冷静、细腻的文笔书写了人物内心曲折幽微的心理意识流动，文中所呈现的人物各具特色，结局都很悲戚，文本中充溢着无边的晦涩和阴郁的气息。孙广林的同学苏杭有性变态情节，苏宇难耐性欲冲动而锒铛入狱，而青春意识萌发的女生陷入与音乐老师的恋爱漩涡中双双以悲剧结束，孙广林年少时崇拜的偶像冯玉青则因生活困顿不得不出卖自己的身体，而“我”孙广林则在异性面前深陷无端紧张、举止失措的心理障碍之中，所有的人物在青春期间都深陷个性张扬而无法挥洒的生存困境之中，揭示出社会的压抑和凝滞。

第三章以孙家的历史作为一条主线贯穿其中，“我”孙广林以虔诚的态度，满怀对曾祖父以及祖父、祖母的缅怀敬仰之情，对他们传奇般的经历无限追怀、津津乐道，由此凸显出对于父亲的轻蔑和鄙视之情。本章以充满激情的文笔描绘了曾祖父年轻时的锐气和闯劲，以悲壮的情感叙写了他在北荡桥为当地造石拱桥失败的情形，充满着对失败英雄的怜惜慨叹之情。而祖母被夫家休掉，在兵荒马乱中偶遇祖父，两人走在了一起，具有了浓郁的传奇色彩。在现实生活中，祖父为了生存，不得不和父亲明争暗斗来获得口中的食物，在作家笔下彻底消解了血缘和人性的亲情，使读者在悲凉和冷酷中反思人性的本原和变异。

第四章以“我”孙光林回忆儿时在孙荡养父母家的生活情景和心理感受为中心，集中塑造若干个性鲜明的人物。如身患各种疾病但是仍然顽强生存的养母李秀英，以及身体强壮充满生命活力但又在无奈之中消磨时日的养父王立强。最令“我”感慨的是国庆等几个幼时的小伙伴，给自己留下了难以忘却的印记，为晦暗的生活带来一抹亮色。

(二)《许三观卖血记》

《许三观卖血记》写作于1995年，余华以富有乐感的流畅语言，叙写了国民在磨难中坚韧生存的现实，它以浓厚的人文关爱意识描绘了国人的达观与坚强。与余华早期具有阴郁、凌厉风格的作品形成鲜明的对比。

作品讲述了20世纪五六十年代，丝厂的职工许三观为了维持生活不得不拼命地工作，但还是无法渡过生活中的难关，无奈之下只能以卖血来换钱补贴家用、解决困难。许三观一生中总共卖血11次，其目的均是为了解决家庭的困难或是处理突发变故。当他步入老年，别人再也不用他来卖血维持生活，他想为自己吃次猪肝卖次血时，却被告知因为年事已高不能卖血了，他陷入了深深的悲哀与绝望之中。

在这11次卖血经历中，第一次卖血和最后一次卖血的收场比较具有随意性，正如余弦所评价的，"两次意义不充分的卖血构成了许三观卖血生涯的头与尾，不仅使卖血的重复性导向一个封闭的结构，而且因为两次卖血动机的不明确和琐屑，降低了苦难的卖血生涯本身具有的沉重的悲剧气氛"[①]。第三次卖血则具有戏谑的喜剧色彩。其余的八次卖血都是因为家中突遇变故无奈之下被迫进行的，许三观必须以付出自己生命的代价来换取生存的尊严。在这八次卖血中，有的是为了支付孩子打伤方铁匠儿子的治疗费用，有的是为了饥荒之年让家人吃得好一点而增加营养，有的是为了招待二乐所在的生产队的队长，有的是出于对本不是自己亲生儿子一乐的怜惜和爱意，最后四次卖血则是为了筹措为身染重病的一乐的治疗费用。细数许三观的历次卖血，每一次卖血经历的背后都有一些令人心酸无奈的缘由，都是许三观对抗人生困境的方式和举措。在作家流畅律动、富有乐感的文字下面，涌动着他内涵深蕴的复杂情感，让读者在苦涩的微笑中体会到人生的艰辛与人性的坚韧。许三观在自然、社会、人情、伦理等复杂因素所形成的一次次苦难面前卑微而不屈的抗争，令人感慨，令人动容。许三观的形象具有普适性的意义，他是中华民族下层民众的代表，在他们卑微的身躯下面隐藏着巨大的能量，在逆境中所爆发出的力量和韧性，彰显出中国普通百姓身上的人性的光辉和伟大。

(三)《现实一种》

《现实一种》是余华于1986～1987年写作的一篇小说，他用一种冷漠到了极致的语言叙写了一个家庭骨肉相残的悲剧故事，展示出了人类兽性和人性并存

---

① 余弦:《重复的诗学——评〈许三观卖血记〉》,载《当代作家评论》1996年第4期。

并生的现实存在，文中展露的丑陋与残忍令读者阅读后备感惊怵和震撼。

小说描写了山岗和山峰兄弟两人成家之后，都有了自己的孩子，和母亲生活在一起。在一个细雨淋漓、天气阴冷的早上，母亲总在抱怨骨头发霉、胃中长满了青苔。一家人吃完早餐之后，山岗和山峰夫妻都去上班了，家中只剩下老迈的母亲、山岗四岁的儿子皮皮和山峰幼小的孩子。皮皮因家中没有人和他玩耍，百无聊赖之下他模仿自己父母殴斗时的动作逗弄自己的堂弟，最后失手把孩子摔到了地上，使其头部碰撞到坚硬的水泥地面而死去。

山峰夫妻知道事情真相之后，要杀死皮皮为自己孩子偿命，山岗希望拿出家中全部积蓄来换取皮皮的性命，但山峰没有同意。山岗把皮皮交给了山峰，山峰要求皮皮把他孩子死去留在地上的鲜血舔舐干净。当皮皮趴在地上舔血时，山峰一脚踢在皮皮的胯里，皮皮飞在空中落地后头部撞击水泥地而死去。

儿子死去之后，山岗没有听从妻子和山峰拼命的请求，而是表现得非常冷静，他在做报复山峰的准备。他找到了一条小狗，并熬制了美味的肉汤。一切准备就绪之后，山岗以诱骗的方式把山峰绑在了窗外的一棵树上。就在全家人的注视之下，山岗在山峰脚底下刷上骨头熬成的肉汤，让小狗用舌头舔山峰的脚心。山峰因为奇痒难忍，起先大笑，后呜呜地压抑地笑，最后气竭而死。

山岗设计杀死山峰之后，山峰的妻子选择报警，山岗被捕入狱，最后被判处死刑，在野外执行枪决。山岗被枪决之后，很快送往医院，他身体上的器官被移植到病人身上，除了生殖器官移植成功之外，其他的器官都均未成功。这一具有强烈隐喻意象的情节，意味着人类仇杀的种子仍将延续，世间的暴力、仇杀等社会乱象和人性的丑恶、残忍仍将延续下去。

三、医学元素对作家艺术创作的影响

余华从幼年时期即接触医学，成年之后从事过五年的牙医工作。医学生涯使余华形成了科学冷静的思维与沉静淡漠的个性，融医学元素于文学创作中，注重描写人体与医学元素，拓宽文学创作领域，重视营构鲜血与死亡的文化意象，用极其冷漠锐利的文笔无情地解构与剖析人性，以人性恶和生存困境的角度展现作家对于人性本原的分析，从一个侧面展露作家对人类生存状态的关注和对人性的关怀与悲悯。

（一）“鲜血”意象的审美指向与隐喻义

余华作为一名医生，其职业赋予他比别的作家更多的机遇和特权，能够深入他人肉体和灵魂深处去探索一般作家无法企及的领域，他以灵与肉有机结合的视角对人类的关照更加冷静、清醒与深入。在众多的关照物中，“鲜血”经常被余华提及，是作品中出现频率较高的文化意象，具有独特的文化隐喻义和审美内涵。

大量的“鲜血”意象出现在余华作品中不是偶然的，“鲜血”在中文中有几种隐喻义：或是指革命和进步所付出的代价，或是指危险和紧张，或是指残暴和血腥，或是指人类族群之间的血脉联系。以此喻指社会的维系和发展。余华对“鲜血”意象的描写有不同的方式和内容，作家赋予其不同的内涵和情绪节奏。余华在《兄弟》中叙写了宋凡平被一群戴红袖章的男子先后两次用木棒追打、刺杀直到死亡。作家细致深入地描写着这人间的残忍杀戮：

> 从不屈服的宋凡平这时候太想活下去了，他用尽了力气跪了起来，他吐着满嘴的鲜血，右手捧着呼呼流血的腹部，流着眼泪求他们别再打他了，他的眼泪里都是鲜血。他从口袋里摸出李兰的信，他郎当的左手本来已经不能动了，这时竟然打开了李兰的信，他要证明自己确实不是逃跑。没有一只手去接他的信，只有那些脚在继续蹬过来踩过来踢过来，还有两根折断后像刺刀一样锋利的木棍捅进了他的身体，捅进去以后又拔了出来，宋凡平身体像是漏了似的到处喷出了鲜血。[①]

在作家简练平实的文字中间，扑面而来的是一股令人窒息的血腥暴戾之气，这也是余华叙述与语言风格的一个典型代表。余华在《十八岁出门远行》中写道：“爬起来用手一摸，鼻子软塌塌地不是贴着而是挂在脸上，鲜血像是伤心的眼泪一样流。”[②]四处流溢的鲜血凸显着残暴和血腥，揭示出人性的本原和罪恶。而《许三观卖血记》中，余华张弛有度地叙写了许三观 11 次卖血的经历，体现出中国人向来重视的血脉相连之情，喻指着社会在一代代人的执着坚守中得以维系和发展。

余华在作品中描写的浓烈血色透视出浓重的人生悲凉况味，并凸显生命强大的张力。余华有着丰富的医学经历与体验，具有冷静、理性、客观的思维，他以深沉、犀利的笔触，描写了出现在不同事件、不同地域、不同时代的鲜血，让人在一片令人心悸的血色中倍感惊怵、凄凉、无奈与绝望。但是在这冷峻、客观、独立的文字背后，却跳动着作者一颗火热炽烈的心，鲜血具有奔涌流动的意象，血色的描写意味着生命、活力和变革。鲜血与死亡是互动相连的，没有了鲜血，死亡相伴而生。因此，鲜血本身连接着生存与死亡，鲜血的溢流意味着生命的消亡，鲜血的充溢意味着生命的活力，人类就在流动变革中不屈不挠地前进发展。鲜

① 余华：《兄弟》(上)，上海文艺出版社 2005 年版，第 148 页。

② 余华：《十八岁出门远行》，作家出版社 1989 年版，第 7 页。

血作为人的生命活力的一个表征和意象，在文学作品中被赋予了文化隐喻的功能和意味，它既可以被理解为是个体生命的痛苦、绝望的体验，也可以被赋予个体生命的活力和张力的象征，使人对未来充满憧憬和向往，激发人们变革图新的信心和勇气。因此，余华作品中的"鲜血"意象描写，在其冷酷无情的表征之下，却涌动着作家同情、悲悯的情感波流，丰富了作品的文化内涵，显示出令人动容的叙述魅力。

为此，鲜血在作品中已经成为一种符号、一种象征，寄托了作家对于人性、人生、社会的真情体验和文化指向。余华具有极强的叙述控制能力，在犀利、冷漠的叙述中，客观叙写着血色印记和血色意象，以文化医者的身份，透过鲜血这一表面象征，渲染一种凄清悲壮的人生况味，以文化病理学的视野深入剖析国民内心的精神症候与病态，希冀借助文艺、文化的强大教化功能，对国民的心理痼疾进行疗治，体现出作家深厚的社会责任感和人文关爱情怀。相比其他作家，余华采用不加节制、冷静淡漠的笔触描写"鲜血"意象，把人世间的苦难与灾难状写得淋漓尽致。在《十八岁出门远行》中，"我"见义勇为反而被打得鼻血横流，竟然未能得到世人的认可，年轻的心开始感受到成人世界的血腥、暴力和残忍的现实状态。在《许三观卖血记》中，人们不得不依靠出卖维系身体的鲜血获取生存的权利，需要舔舐自己的鲜血才能够卑微地活着，这是对于人类生存困境的悲凉无奈的状写！在《活着》中，为了救治春生的妻子，福贵的儿子有庆浑身鲜血被抽尽而凄惨地离开人世，而当春生"文革"中遭难时，福贵的女人家珍还在劝说春生要好好活下去。作家撷取了具有反讽意味的细节，描述了善良但愚钝的卑微人物艰辛而惨淡的人生，他们一生受难，但生命坚忍执着。余华对其笔下饱经风霜、历经折磨的下层民众有一种深深的悲悯情怀。作家一方面感叹其生命的张力与活力，但更多的是感慨他们生存的艰辛、人生的无常、世间的凄苦，体现出一个作家深沉、忧郁、愤激、无奈的人性良知和人道主义情怀。

（二）极致暴力叙述中对人性的解构和剖析

余华童年是在医院中度过，后又从事牙医的职业，从幼年时期即接触了过多的血腥、疾病、痛苦与死亡，因此，他习惯了人间的灾难与悲凉，也更能以超脱世间悲喜的平静的心态来看待一切，形成了冷静沉着、客观理性的个性的特点。在中国现当代作家中，余华与鲁迅在思想意识深处和文学理念上具有血脉相连的渊源，他们都重视对人性进行深入挖掘和尖锐剖析。余华非常认可挪威作家易卜生的话语："每个人对于他所属的社会都负有责任，那个社会的弊端他也有一份!”[1]由此可见,余华像鲁迅一样勇于并善于自我反思,在自我批判中反思人类所共有的隐藏在内心深处的人性弱点和问题,以此映衬人性的光辉和魅力。

余华执着于人性剖析的责任意识决定着他像一位外科大夫一样,忠实地履行疗治病人的职责,扮演起社会文化大医的角色,他手中如锋利无比的手术刀一般的笔,以庖丁解牛般的娴熟与细致,对人性进行淋漓尽致、冷静客观的解构和分析。余华痴迷于展示人性之恶,他又喜好叙事语言的狂欢,不善于节制自己的情感,让人类彼此之间的伤害和杀戮在笔尖肆意流泻,尽情展示人性本原的残忍、野蛮与丑陋,让读者在艰难的阅读中倍感情感的惊怵与不适。如《现实一种》简直就是一种阅读的惩罚,文章开篇即浸染上一种晦暗阴郁的氛围和色调:“天刚亮的时候,他们就听到母亲在抱怨什么骨头发霉了。母亲的抱怨声就像那雨一样滴滴答答。”[2]阴雨绵绵,灰暗色彩的家居环境,当母亲不再抱怨她骨头发霉时,却说出了“我胃里好像在长出青苔来”[3]。兄弟俩自然“便想起蚯蚓爬过的那种青苔,生长在井沿和破旧的墙角,那种有些发光的绿色。他们的妻子似乎没有听到母亲的话,因为她们脸上的神色像泥土一样”[4]。文章起始就奠定了阅读艰难的基调,让人们在压抑、沉闷、阴森的情感基调中开始了故事阅读,为下文中揭示人性的原始残忍和本性冲动奠定了情感与色彩的基调。小说在开篇描写了家庭的寂静和陌生,只有老人在唠叨述说自己的不幸,其他人都陷入隔膜和沉默之中。而正是这种隔膜和沉默助推着事件的急转和剧变。作者就在看似冷静和沉寂中,有条不紊、波澜不惊地慢慢叙写着一家人不断上演连环残杀。先是皮皮在懵懂中无意识地摔死了自己尚在襁褓中的堂弟,他甚至感到了一种快感,作品以一种极致的方式展示出人类内心中原始的野性和残暴。山峰没有接受山岗的道歉和补偿,一脚把皮皮踢到空中,坠地而死,在满眼鲜血淋漓中人性剥去了亲情的虚伪面具,暴露出赤裸裸的兽性和暴力,把人性之恶向表层化延展。山岗为了给儿子皮皮报仇,设计捆绑了山峰,让小狗舔舐山峰涂抹了肉汤的脚掌,让他在大笑之中饱经折磨地死去,这不仅是谋杀,简直是虐杀,心思之缜密,手段之奇巧,超脱了人性,尽显人类的原始野性,令人在惊怵、恐怖中感受到人性之恶带给人的震撼与战栗。螳螂捕蝉黄雀在后,山峰的媳妇报警之后,山岗被以杀人罪而枪决。他死后连全尸也无法得以保全,在医生的解剖之下全身器官支离破碎,在中国传统文化讲究落土为安的背景下,这是对山岗人性之恶的一种消解和反讽。负责解剖的医生对待尸体的态度也使人感到人的原始野性的无奈和悲凉。外科

① 陈弘:《易卜生“妇女解放思想”质疑》,载《吉首大学学报(社会科学版)》1983 年第 1 期。

② 高永年编:《中国现当代文学作品精选》,凤凰出版社 2011 年版,第 520 页。

③ 高永年编:《中国现当代文学作品精选》,凤凰出版社 2011 年版,第 521 页。

④ 高永年编:《中国现当代文学作品精选》,凤凰出版社 2011 年版,第 521 页。

大夫在山岗的尸体上正在快意十足地忙碌着，“现在他大手大脚地干，干得兴高采烈。他对身旁的医生说：‘我觉得自己是在挥霍。’这话使旁边的医生感到妙不可言”[①]。戏谑的话语中却折射出人类本性的丑陋与荒谬。余华冷静而沉着地叙写着人世间亲情泯灭、荒唐残暴的一幕，读者在阅读文本时不禁冷汗涔涔。让人感慨余华叙事风格的客观、冷静达到一种令人叹为观止的极致程度。而山岗除了睾丸被移植成功之后，其他的器官均没有移植成功，文本在书写一个文化寓言，因为睾丸是生殖器官，山岗的精子帮助一对年轻夫妻成功有了孩子，这也预示着山岗的暴力、残忍基因继续流传后世，对于人性解构与疗治的工作永远在路上没有止歇。

（三）余华作品中对人性关怀的叙写和展示

“能写出绝望的人，他的心灵是有深度的。”[②]余华作为先锋作家，即使其前后期创作在叙述风格、内容书写、感情色彩上有所转型，但创作基线却是一脉相承的，那就是始终关照视野内转，重视关注人性，以人生苦难为故事基础，在沉闷压抑的基调下重在揭示人性之恶，描绘出人类潜隐在内心深处的野性和兽性。

余华在作品中精勤不倦、乐而不疲地揭示人性之恶，淋漓尽致地展示世界的病态，与余华所从事过的医生职业息息相关，因为只有把病态展示出来，曝晒于阳光之下，病菌和病毒才有消杀的可能。也只有剥去人们的温情、友善的虚伪面纱，让人们直视人性的丑陋和残暴，才能像鲁迅先生一样意在刻画“沉默的国民的魂灵”[③]，以揭示病苦，引起疗救的注意。从这个意义上来说，余华就是一个文化大医，在审恶的历程中引发其对国民人性的关注和关怀。

不过，余华虽然与鲁迅一样直面人性之恶，甚至比鲁迅有过之而无不及，但是余华在丑陋与黑暗面前，过多的是展示与披露，表现出作家对苦难的人道主义关怀，却较少社会的担当与责任。他不需要也无法像鲁迅一样“肩住了黑暗的闸门，放他们到宽阔光明的地方去；此后幸福的度日，合理的做人”[④]。他只是用零度感情的冷静客观的叙述风格，远距离关照的叙述方式，建构了一个介于现实和虚幻中的文学王国，在弥散着现代气息的当下社会，揭示出人性温情与蛮荒野性的互存与对立。作家希冀以此揭示出人类原初的本真人性和状态，表达作者对于人类生存和发展的关注与隐忧。余华在作品中尽情挥洒着鲜血的凄冷、意蕴的悲凉，把人性之恶、社会之丑渲染到极致。因之有了《古典爱情》中“柳生仔细

① 高永年编：《中国现当代文学作品精选》，凤凰出版社 2011 年版，第 558 页。

② 谢有顺：《绝望：存在的深渊处境——先锋文学中的一个现代主义主题研究》，载《文艺评论》1993 年第 6 期。

③ 鲁迅：《阿 Q 正传》，人民文学出版社 1976 年版，第 77 页。

④ 李晓明：《鲁迅散文 • 杂文》，吉林文史出版社 2002 年版，第 133 页。

洗去血迹，被利刀捅过的创口皮肉四翻，里面依然通红，恰似一朵盛开的桃花”[①]。在《现实一种》中，作者冷静地叙写道：“他俯下身去察看，发现血是从脑袋里流出来的，流在地上像一朵花似的在慢吞吞开放着。”[②]而在《兄弟》中，余华则进一步叙写出国人的“示众”心态和恶习，余华营构了一个封闭刘镇的文化圈子，展示了太多刘镇人像吸血蚂蟥似的观赏示众的场景。每一次重大事件都成了人们围观鉴赏的良好契机，如李光头父亲因为偷看女人上厕所而在粪池中溺亡事件，李光头也是因为偷看女生上厕所被抓后游街示众的事件，宋凡平和李兰成亲的场景，文化大革命时期革命群众大街游行的场景，宋凡平被活活殴打致死的场景，还有太多并不典型的事件或场景，都成为空虚、自私、暴烈、残忍、无情的刘镇人陷入狂欢的一次次良好契机，在众人冷漠、残暴的表演之下，让人性在一个丑恶疯狂的世界里达到极限的展示和宣泄。余华以一种反向关照的视野，以轻描淡写的方式为血腥和暴力笼上一层诡异的美感轻纱，在冷漠沉寂中展示人间的非理性存在，在冷静远观、冷漠陈述中，揭示人性之恶与社会的非理性存在，催人反思、发人深省，以此昭示人们寻求理性的回归。由此，余华作品中对人性的集中的描摹与剖析，是对鲁迅所提出并践行的改造国民劣根性的继承与发展，在当代社会仍具有存续的意义与价值。读者在阅尽作品满目丑陋与极致的悲凉之后，自然感悟明了余华的良苦用心，对于人性之恶的极致深入的描写，恰恰是为了呼唤人性的美好与善良。人性的善与恶、美与丑辩证统一地依附于一个人身上，人总是在“灵”与“肉”、善与恶双重欲求的矛盾斗争中生存与发展，批判扬弃恶，即是对美的褒奖与弘扬。正如歌德所塑造的经典人物形象浮士德所表述的：“我的胸中仿佛藏着两个灵魂，一个沉溺在粗鄙的爱欲里，用吸盘把尘世紧紧地抱住；另一个却拚命想挣脱凡尘，飞升到崇高的净土。”[③]这是对人类自身矛盾的揭示，也展露出人类内心痛苦而复杂的心理变化和挣扎。

第五节　契诃夫：医文结合下的社会批判大师

一、人生及医学经历

契诃夫，全名安东·巴甫洛维奇·契诃夫，俄国享有世界声誉的短篇小说大家、19 世纪末伟大的批判现实主义艺术大师，与莫泊桑、欧·亨利并称为“世界

① 《余华作品集》，北京文艺出版社 2004 年版，第 505 页。

② 余华：《现实一种》，作家出版社 2014 年版，第 7 页。

③ [德]歌德：《浮士德》，潘子立译，天津人民出版社 2008 年版，第 8 页。

三大短篇小说家”。1860 年 1 月 29 日，诞生于俄国的一个小商人家庭。

契诃夫是家中活下来的六个孩子中的老三，从小生活在一个贫困的家庭中，祖父是赎身农奴，父亲曾开设杂货铺。1876 年杂货铺破产，全家迁居莫斯科，只有契诃夫一人继续留在塔甘罗格市，靠担任家庭教师以维持生计和继续求学。困窘的生活使其过早地品尝到生活的艰辛和民间的疾苦，也为其日后的批判现实主义创作奠定了坚实的生活基础。1879 年，契诃夫进入莫斯科大学学习医学。1880 年，因经济原因，契诃夫开始写作短小的幽默作品，借以维持生活。1884 年，契诃夫大学毕业，获得医学学士学位和行医执照，并在兹威尼哥罗德等地行医，广泛接触平民和了解生活，边行医边进行文学创作。同年，他出版了第一部短篇小说集《墨尔波墨涅的故事》，由此坚定了他进行文学创作的决心。为了专心从事写作，他决定弃医从文，正式开始文学创作事业。此前他在大学毕业时曾给自己这样定位：“医生是我的职业，写作只是我的业余爱好。”

契诃夫创作历程可以分为三个不同时期。早期创作多为短篇小说，如《胖子和瘦子》《小公务员之死》《苦恼》《凡卡》，作品再现了“小人物”的不幸和自身的软弱，揭示了劳动人民的悲惨生活和小市民的庸俗猥琐的生存状态。而在《变色龙》及《普里希别叶夫中士》中，作家表露了自己鲜明的政治态度，有力鞭挞了那些忠实维护专制暴政的奴才，揭露他们飞扬跋扈的丑恶嘴脸，全面深刻地揭示出黑暗时代的反动思想与精神特质。

作家中期多创作描述重要社会现象、重大社会问题的作品。1890 年，契诃夫到流放政治犯的库页岛考察，政治犯受到的非人待遇对契诃夫思想产生了巨大的冲击和震动，促使他开始考虑创作批判社会现实的作品，如以医院作为题材的《第六病室》，就是借揭露医院中的丑恶无序的现象，来猛烈抨击沙皇专制暴政，列宁阅读这部小说后思想上都受到很大震动。《带阁楼的房子》，则以形象的方式揭露了沙俄社会对人的青春、才能、幸福的消解与毁灭，辛辣地讽刺了自由派地方自治会采取的改良主义活动对当下社会是于事无补的。《农民》这部小说则极其真实地描述了农民在 19 世纪八九十年代极度贫困艰难的生活现状，表现了他对农民等下层人民悲惨命运的关切同情之心。而《在峡谷里》则揭露富农贪婪残暴、穷凶极恶的剥削与压榨，反映了资本主义的思想和意识已经在向农村逐渐渗透，有力地说明作者已经开始把当时社会的阶级斗争等政治话题列入其文学创作题材中。在《新娘》中，他充满自信地期待，旧的制度终究要灭亡，新的制度、新的生活早晚要来到。

契诃夫后期转向戏剧创作，主要作品有《伊凡诺夫》《海鸥》《万尼亚舅舅》《三姊妹》《樱桃园》等，作品皆以俄国 1905 年大革命前夕的政治、社会形势作为背景，曲折隐晦地揭示出部分小资产阶级知识分子面对社会形势的苦闷和对光明进步的期冀与追求。

二、代表性作品

(一)《变色龙》

这是契诃夫最具代表性的短篇小说之一。故事以沙皇专制时代为背景,记述了一个令人啼笑皆非的事件。警官奥楚蔑洛夫接到市民举报,说有人被野狗咬伤。奥楚蔑洛夫到达现场后不清楚狗的主人是谁,打算把狗处决。但当周围旁观的人们指出这条狗是将军家的,奥楚蔑洛夫的态度随之发生了变化。其后人们纷纷议论这条狗是否真的是将军家里豢养的宠物时,奥楚蔑洛夫也在穿上、脱下外套的行为动作中,态度不断发生着转变,神态也在不断"变色"中。当人们最后明确是将军哥哥家里喂养的狗时,奥楚蔑洛夫最终不再变化,而是态度鲜明,非但没有惩罚处置狗,还声色俱厉地把被狗咬的人威胁利诱了一番。

在这篇著名的小说里,契诃夫以精湛纯熟的艺术手法,以细腻传神的心理描写和刻画,塑造了一个专横跋扈、欺下媚上、见风使舵的沙皇专制制度走狗奥楚蔑洛夫的典型形象,具有凝练的艺术概括性和广泛的思想代表性。作家采用比拟的手法,以"变色龙"十分巧妙地为小说起名,寓意深远。变色龙归属于蜥蜴类,是一种四脚爬行动物,能够根据所处环境和接触到的物体的颜色而随机改变自己的肤色,从而获取自己的保护色,用以规避其他动物的伤害。作家在这里主要是取其善于改变颜色的特性,用以概括说明见风使舵、趋炎附势、欺软怕硬的一类人。

(二)《装在套子里的人》

别里科夫是作家塑造的一个让人觉得可恨又可悲的 19 世纪末俄国知识分子形象。当时俄国正处于社会的转型和动荡期,现实生活总让他感到心神不安和害怕。他为了与世人隔绝而不受到外界的影响,总是给自己包上一层外壳,给自己制造一个所谓安全的套子,把雨伞、怀表、小折刀等都装在套子里,甚至连脸也装在套子里。政府禁止的东西令他感到踏实可靠,但是政府没有明令禁止的东西令他感到可疑和恐惧。他经常挂在嘴边的口头禅是:"千万别闹出什么乱子来。"别里科夫就像一个无形的幽灵控制了整个城市长达 15 年,多年以来人们失去了自己的个性和正常生活,不得不也像他一样蜷缩在自己的套子里苟且偷生。

小说没有复杂的故事情节,作家通过精练朴实的语言和夸张变形的描写,塑造了一个经典的革命大变革前的保守、固化的俄国知识分子形象。别里科夫性格孤僻,胆小怕事,害怕变革,一心想做一个彻底的现行旧制度的"守法良民"。他的世界观和价值观就是不要有所改变,不要出现乱子,旧有不变的事物就是正确合理的一切。别里科夫担心改变现有的局势和秩序,他的思想和言行麻痹钳制了人们起来变革图新的思想,在客观上起到了为沙皇专制统治助纣为虐的作用。别里科夫的形象具有欺骗性,因为他维护着沙皇的统治,不是采用暴力手段,而是实施精神的禁锢和毒化,他思想的高压使得人们精神压抑,让大家都"透不出气"。由此可见,专制制度毒化了别里科夫的思想和灵魂,他既是旧制度的维护者,也是旧制度的受害者。这一形象与鲁迅《药》中的牢头以及茶馆中的众位茶客在思想意识上有异曲同工之妙。因而别里科夫在文学作品中就成为恐惧变革和新生事物、维护旧的事物、阻滞社会变革、拉历史倒车的人物的代名词。

(三)《第六病室》

"第六病室"是一个医院里专门收治精神病人的病室。病室里住着五个病人,格罗莫夫是其中一位个性迥异、情况独特的病人,他虽然被诊断为精神病患者,但是言谈得体,对事物见解不俗,竟然吸引了医院的医生拉京常来病室与他交流。这一奇怪的行为举止使得人们认为拉京医生也患上了精神病症,也把他作为病人关进了第六病室。拉京绝不接受这样的处理,在反抗的过程中,竟然招致看门人尼基塔的武力干预,最后中风而死。

由此可见,"第六病室"是一个具有特定的文化指向和象征意义的文学意象:一方面是指实际生活中的病室;另一方面是喻指沙皇俄国统治之下整个社会是一个黑暗的病室。在作品中指涉的所谓"病人",是泛指的正在承受着苦难折磨的社会下层穷困人民。他们不仅在生活上贫病交加、苦苦挣扎,在精神上也遭受了无尽的煎熬与折磨。作品以病室作为一个展示社会现实的窗口和切入点,以两个最先觉悟的知识分子的交往和争论作为推动故事情节发展的原动力和主要内容,并以两人的悲剧结局收束全文,从而揭示出当时沙皇统治时期黑暗的社会现实和人民的悲惨遭遇,表现出作者的愤慨和痛惜之情。尤其是把当时具有变革思想的知识分子称为"疯子"和"病人",这更具有超越历史现实的普遍意义,鲁迅在小说《药》中,也出现了茶馆中的客人称夏瑜"疯了"的故事情节,可见在古今中外,统治集团对于革命者的污蔑和伤害是具有相似性的。

(四)《小公务员之死》

这篇小说描写了典型时代环境下的具有典范意义的卑微小人物的灰色人生。在一个美好的夜晚,一位心情不错的庶务官伊凡·德米特里·切尔维亚科夫,在剧院观看节目时不慎将唾液喷溅到他前排将军级文官的身上。这本来是一件不值一提的小事情,在小文官看来却是件重大的事情。他唯恐大官人将自己的不慎行为视作故意冒犯,不得已多次道歉。由于他的多次道歉,彻底惹恼了大官人,起先本来没有在意这件事情,发展到真的发火暴怒。大官人因不耐烦对小文官大加斥责,小文官更加以为大官人没有原谅自己,因为担心自己的前途,在忧虑恐惧之下又惊又怕地凄惨地离开了人世。一位本来没有任何过错的小文官,竟然因为一个无心的喷嚏,丧命于内心的恐惧与担忧,令人感到悲哀与无奈。

契诃夫讲述了一个看似荒诞的故事,但真实地反映了当时的社会现实和下层人民的悲惨境地。19 世纪 80 年代,是俄国历史上最为黑暗和恐怖的时代,统治集团给社会和人民带来无尽的高压、恐怖、冷漠与悲凉。列宁评价这一时期为"一种肆无忌惮、毫无理性和残暴至极的反动"①。作家以洞察人心的敏锐思维,以流畅细致的心理描写,真实而深入地反映了社会下层人民在恐怖变态的社会现实和精神禁锢下遭受的伤害与苦难。他们思想压抑,精神异化,性格扭曲,心理变态与行为荒诞。契诃夫也如鲁迅一样秉持"哀其不幸,怒其不争"的态度,愤激地批判了下等官员卑微、屈从、奴性等人性与思想上的缺陷和问题。作家以对人物的同情和批判的态度,揭示出对当时不合理的社会制度的深恶痛绝之情。

(五)《伊凡诺夫》

这是契诃夫的第一部戏剧作品,有着极其深厚的文化意蕴和象征寓意。作品以艺术化的手法解析了生活的意义和目标,阐述了对一个人生存价值的看法和见解,体现出作家对于人类生存和发展的哲理性思考。

人到底为何生存,如何生存。假如一个人遭遇不幸,如破产而家贫如洗,或是身染重病而生命垂危,或是人生不得志而郁郁寡欢离开人世,人们尚可以理解他们。对作品中的主人公伊凡诺夫,虽然他不幸破产,但他有深爱着他的妻子安娜,还有一位善良可人的姑娘萨莎也同样全身心地挚爱着他,他拥有过财富、土地、爱情和世间一切美好的事物,按照常理,他应该感到生活的幸福和意义。但是他终究选择离开人世,因为他感觉已经丧失了明确的生活的目标和意义。

契诃夫说:"生活里是没有主题的。一切都掺混着:深刻的和浅薄的,伟大的和渺小的,悲惨的和滑稽的。"②《伊凡诺夫》显然不是被人们高度评价的契诃夫的代表性作品,甚至还被部分评论家称为"不成熟的作品"。但这部作品所蕴含的人生和文化的哲理,所表露出的当时普遍的社会情绪,皆具备了戏剧所应该具备的凝练、丰富和含蓄的特点。

---

① 李英姿:《从〈套中人〉与〈孔乙己〉看契诃夫与鲁迅》,载《辽宁师专学报(社会科学版)》2006 年第 3 期。

② [俄]契诃夫:《契诃夫论文学》,汝龙译,人民文学出版社 1958 年版,第 408 页。

三、医学元素对其文学创作的影响

契诃夫曾多次提到医生职业和行医生涯对自己文学创作的影响与促动。他对文学和医学同样关注和痴迷，对任何一方都难以割舍。与鲁迅等弃医从文的作家有所不同，他一生中有较长一段时间同时以行医和写作作为自己的职业，双方结合得如此紧密、如此完美在文学史和医学史上也属罕见。当时的《新时报》发行人苏沃林曾劝说契诃夫放弃医生职业，以便集中精力从事文学创作。契诃夫回答说："您建议我不要同时追逐两只兔子，不要再想从事医学。我不知道，为什么不能同时追逐两只兔子？为什么甚至是按这句话的直义来说也不能？只要有猎狗，同时追是可以的。我这里虽然是没有猎狗的（现在我是在按转义来说了），但是当我感到我有两种工作，而不是一种时，我觉得更振奋一些，对自己也更满意一些……医学是我的发妻，而文学是我的情妇。一个使我厌烦的时候，我就在另一个那里宿夜。这虽然是不正派的，但却不那么枯燥，再说她们二者也完全不因我背信弃义而丧失什么。"[①]从契诃夫的一席话语，可见他对医学和文学具有同等热爱之情。尤其难得的是，契诃夫还把这种热爱上升到理性的层次，他认为各种知识虽然内容和特点有所不同，但一直是和睦共处的，解剖学也好，文学也好，它们有着同样高贵的起源，相互之间是没有竞争的。而在探究医学对文学的影响作用时，契诃夫在 1899 年写的小传中提到："我不怀疑，研读医学科学对我的文学活动有过重大影响；它大大扩展了我的视野，丰富了我的知识。这些知识对作为一个作家的我所具有的真正的价值，只有那个自己是医生的人才能体会；大概是由于我接近医学的缘故，我才得以避免许多错误。通晓自然科学，熟悉科学方法——这始终使我保持警惕，因此我在可能的地方总是顺应科学论据，而在做不到这一点的地方我宁可不写。"[②]因此，医学在契诃夫文学创作中发挥着举足轻重的作用，医学元素对其文学创作影响主要体现在以下几个方面：

（一）医学经历为其提供了大量丰富的写作素材

仅从契诃夫早期创作的小说题目中，我们就可以掌握医学对其创作所产生的巨大影响与作用，如《乡村医生》《气质》《外科手术》《神经病人》《假病人》《伤寒》等，均以医学术语作为作品的题目。作品内容均选取丰富的解剖学、生理学、病理学、心理学等方面的知识和理论作为生活来源和写作素材。有的作品描写医生在诊治病人过程中的戏剧性场景，有的作品描绘病人在疾病折磨下身心俱

① ［俄］契诃夫：《契诃夫文学书简》，朱逸森译，安徽文艺出版社 1988 年版，第 57 页。

② ［俄］契诃夫：《契诃夫文学书简》，朱逸森译，安徽文艺出版社 1988 年版，第 313 页。

疲的情景。作家的描写真实详尽，富有生活气息。《气质》一文堪称其中代表，这是一篇具有浓厚讽刺意味的医学小品文，契诃夫运用幽默辛辣的文笔，描写了不同类型的人物不同的气质特征。作家善用白描手法，用极其精练的文字，从几个不同角度，把人物的外貌、性格刻画得生动逼真、活灵活现。

契诃夫具有创新意识，在人们一般进行的医学题材小说创作的基础上，契诃夫凭借其丰富、独特的医学经历和医学知识，将创作触角延伸到精神病理题材领域，新创别具一格的精神病理小说。契诃夫在莫斯科大学就读时非常喜欢柯尔萨科夫教授的精神病理学。柯尔萨科夫认为，精神病理学比其他病理学更直接通向心理学和哲学，它有助于医生更加深刻地认识人类和复杂的社会现象，更有益于医生认清、涵养内心世界，有助自我价值观、世界观的升华。柯尔萨科夫的理论极大地丰富了契诃夫的科学精神和理性思维，为其日后在精神病理小说创作方面奠定了学理基础和知识基础。1888 年，契诃夫在前期尝试精神病理小说的基础上，发表了引起极大轰动的小说《神经错乱》。作品描写了法律系大学生瓦西里耶夫在两个朋友陪同下逛妓院的经历。在瓦西利耶夫的心目中，妓女是被生活所迫才从事的职业，是悲惨而不幸的。但是妓院的现实情况，却大大出乎瓦西里耶夫的意料。他眼中所见妓女在灯火通明的房间里纵情享乐、肆意放纵，在妓院里人们丧失了自尊与自爱，没有了忧伤和哀怨；举目所见，只有粗野、低俗的表现和毫无羞耻的行为。在妓院中，所有的人都卸去了伪装，纵情于声色娱乐之间，在若无其事中沉沦放纵下去。无情的现实彻底击碎了瓦西里耶夫的梦境，现实和理想的巨大反差，使瓦西利耶夫感到失望、震惊、恐惧和痛苦，他精神彻底崩溃了，最终导致了突发性的神经错乱。契诃夫以深厚的精神病理学知识和素养，细腻传神地描述了主人公发病的全过程，真实状写了他发病的具体表现和特质，并以科学精神揭示了其患病的原因。小说发表后即在社会上引发强烈反响，这一全新题材的文学创作令人耳目一新，给人以全新的审美感受。契诃夫在评价作品时也提及："我作为医师，觉得对精神病的描写是确切无误的，符合精神病理学的一切规律。"①

(二)救死扶伤的人道主义精神、关心人类命运生存的悲悯情怀，增加了作品的思想、文化厚度

契诃夫从医之后，恰逢莫斯科伤寒流行，他以治病救人为己任，以高超的医术治愈了大批罹患伤寒的危重病人。1892 年，契诃夫全家搬迁至莫斯科郊外的梅里霍沃庄园，开始了他边行医边写作的生活模式。上午他在家中接待病人，免

① 《契诃夫文集》第 7 卷，朱逸森译，上海译文出版社 1989 年版，第 471 页。

费提供药品。每天都有大量的工人、农民来找他看病诊治。后来当地流行霍乱，契诃夫立即放下正在进行的写作，和其他医生全力投入到防治疫情中。在当时艰苦的工作条件下，面对着贫病交加的病人，他夜以继日地开展医疗工作，挽救了无数贫民的生命，但他本身却因劳累过度而身心疲惫。虽然他也想到了放弃，如他在回忆这段生活时写道："我真想搞我的写作，扔下霍乱一走了之。"[①]契诃夫陷入到行医和从事写作的矛盾困惑之中。但他始终没有放弃，由于职业使他更多地体察到民间的疾苦，深刻体认到人民在身体和心理方面存在的问题，促使他深刻地体悟到自己肩上所担负的沉甸甸的社会责任，使其不断成长为一个杰出的医生和伟大的人道主义文学大师。为此，我们不难理解为何在契诃夫小说中以社会病理学的视野来揭示社会现实对人性的扭曲、摧残和变异，以此来唤起那些地位卑微而心灵麻木的小人物的心灵，使其能够认识到自己悲剧性处境的缘由和问题所在，以实际行动来抗争并改变自己的悲惨命运，获得生存改善与思想提升。所以，契诃夫的文学创作有着极其浓郁的改良型色彩，在他的医学化的文学现象背后蕴含着作家强烈的人文关怀和社会改良意识。

以作家描写"小人物"的小说为例，契诃夫以"哀其不幸，怒其不争"的态度来描写被摧残和被伤害的下层人民，他以一个社会大医悲悯、真诚的情怀，剖析病症问题所在，希望人民能够得到救赎，生存环境得到改善。为此，他以医者的尖锐犀利的眼光和雷厉风行的诊治作风，以批判的态度抨击国民的病态人格，直接触及国民内心的病症所在，希望能够促动、唤起、改变国民，以变革和革命的手段改变社会下层"小人物"的悲剧性的命运和处境。虽然契诃夫作品中大量采取了辛辣的讽刺和严厉的批驳，但他在冷静凌厉的背后蕴蓄着作家火热的思想与情感，他在以满腔的挚爱和宽广的胸怀来包容和理解自己笔下的小人物，对他们的命运寄予了深厚的同情，对他们存在的问题进行了深入的思索，对他们未来的命运进行了充分的思考，以医者治病救人的高度责任感和火热情怀，全方位地关注他们的前途和命运。

契诃夫在批判"小人物"卑微的灰色人生态度之外，还全面细腻地描写了下层人物贫困、愁苦的生活，寄托作家深切的同情和哀怜之情。这类作品有《哀伤》《苦恼》《万卡》《安妞黛》《歌女》等，多是对下层人物不幸生存境遇的关注与悲悯。《万卡》中九岁的小男孩万卡到鞋匠阿里亚希涅处做学徒已经三个月了，工作繁重劳苦，而店主、老板娘的打骂凌辱更是家常便饭。万卡没有任何亲人和朋友，饱经凌辱之后他无法向任何一个人疏泄自己内心的痛苦和委屈。圣诞节前夜夜深人静时，万卡在灯下偷偷地给爷爷写信，讲述自己悲惨的遭遇，恳求爷爷带他

---

① ［法］亨利特罗业：《契诃夫传》，朱逸森译，世界知识出版社 1992 年版，第 161 页。

离开这个伤心之处，来改变自己的处境。信是写好了，但是他不知道爷爷地址，只能在信封上写下“乡下爷爷收”，满怀希望地把这封永远也收不到的信投入邮筒。万卡在微茫的希望中苦苦挣扎，但一天天在失望中度过。人生最大的悲哀就是失去了信心和希望，万卡在永远希望中孤独、悲戚地独自面对严酷的社会现实，这一细节描写不禁令人生出恻隐之心，使内心受到极大的震撼。作家对黑暗社会的控诉与批判，使社会的“吃人”本质淋漓尽致地展现在读者面前。

（三）医学生涯助其塑造了一系列个性鲜明、富有特色的医生形象

医学生涯对契诃夫文学创作的影响还在于他塑造了众多极富特色的医生形象，丰富了世界文学画廊中的人物形象。虽然文学史上不少作家都曾经描绘过医生形象，但是像契诃夫这样在文学作品中描绘医生的数量之多、形象之独特，是很罕见的。契诃夫对从事医学事业充满深厚的感情，他喜欢医生这个职业，认为医生担负着救死扶伤的人道主义使命和提升社会正义的人生价值，所以他在作品中把对医生的塑造上升为弘扬医生的职业道德和提升医学伦理层次的高度。

在早期的文学作品中，契诃夫大多以外科手术刀似的犀利辛辣文笔，讽刺抨击那些不学无术的庸医和医德败坏的无良医生。如《乡村医生》中的两个年轻医生，《普通教育》里的奥西普等。早期作品都带有幽默、调侃和讽刺的意味，较少历史和文化的厚重意蕴。

在中后期文学作品中，契诃夫把医生的职业道德、社会责任和金钱观念、功利思想联系结合起来。塑造人物形象更加富有厚度和张力，显示出凝重大气的特点，当然也仍具有早期幽默和讽刺的特点。诸如《姚妮奇》中对医生不注重医生职业道德、一味追逐金钱提出了批判和抨击。姚妮奇斯达尔采夫本来是一个求学上进、纯洁质朴的医生，但是受到当时追名逐利的社会不良风气的影响，最后也沾染上追逐名利的劣习。作家不仅揭示和讽刺医生的不良行为和品行，更多的是把批判矛头指向了导致医生出现问题的社会和文化，严肃认真地分析事件背后深层次的缘由。与此类作品形成鲜明对比的是对具有高尚医德和人品的医生的描写和塑造，如多次被改编成电影的《跳来跳去的女人》中的戴莫夫医生，作家采用对比的手法来描写、渲染戴莫夫令人推崇的医技和医德。作家没有从正面着墨去叙写戴莫夫，而是通过描写他的妻子奥尔迦追求名流、贪慕虚荣的形象，以此来反衬戴莫夫的高尚人格和令人称道的行医准则。因此，作品对于医生形象的描写不再是平铺直叙，而是在不同人物形象的对比中，凸显出作家对医生这一特殊职业的较高要求，表现出作家推崇医生高尚的职业道德和坚定的社会责任感的思想与意识。

第六节　约翰·济慈:疾病阴影下生命与爱情的讴歌

一、人生及医学经历

约翰·济慈,杰出的英国作家,也是浪漫派的主要成员。1795 年 10 月 31 日出生于英国伦敦,1821 年 2 月 23 日因肺结核英年早逝。

济慈出生于一个贫病交加的家庭中,父亲是马厩的雇工领班。济慈父母在他青少年时期就相继因病离开了人世,济慈虽然和兄弟姐妹相濡以沫共同支持,但是家庭亲人过早离世以及经济的困窘,给少年的济慈留下深刻的印象和心灵的伤痕。济慈小时喜好文学,但是为了维持生活,不满 16 岁就离家前往伦敦的一所医院跟从一位外科医生学习医学。由于济慈对学医实在没有兴趣,外科医生只得将合同从五年减少到四年。1815 年 10 月,济慈结束了和那位医生签订的合同,进伦敦的一家医院学习外科手术和麻醉术。1817 年 7 月,济慈通过了考试,获准作为外科医师和麻醉师开业。可是济慈还是难以割舍对于文学的喜好,仍然寄情于诗歌创作之中。1816 年,他认识了李·亨特、雪莱等著名诗人,在他们感召和影响下,离开医院,专心致力于从事专业文学创作,因其天才的创作成就了当时英国文坛上一颗光彩夺目的巨星。

济慈一生都被疾病与经济的问题纠结缠绕。1820 年 3 月,济慈第一次咯血,此后肺结核迅速恶化,极大地摧残了他的健康。在其才华横溢而又短暂的一生中,他写出了大量令人叹为观止的优秀作品,如《圣艾格尼丝之夜》《秋颂》《夜莺颂》《拉弥亚》《致秋天》等名作,诗人在诗作中深情地讴歌大自然,表达出对自然万物的发自内心的热爱向往之情,流露出诗人对生活、爱情、亲情的渴求与挚爱,为其赢得了世界性的声誉。

二、代表性作品

(一)《夜莺颂》

《夜莺颂》写作于 1818 年,济慈时年 23 岁,是其赢得巨大声誉的代表性的作品。当时济慈已经染上肺结核这种恶疾,同时,他还正处于与范妮·布恩小姐的狂热恋爱之中。肺结核在当时被默认为是不治之症,一旦感染发作就很难治愈。济慈同时处于恋爱的甜蜜和生命消逝的恐惧之中,内心极其幽怨和悲愤。在这样的心情状态下,夜晚降临,当夜莺鸟清脆的歌声透过沙沙的树叶响声传到诗人身边,济慈充满着对生命的渴望和爱情的体味,感慨万千,思潮翻涌,信笔写来,这首 8 节 80 多行的《夜莺颂》就应运而生。

这首诗歌具有浓郁的浪漫主义色彩，济慈在瑰丽的想象王国里尽情翱翔，采用一系列美丽绝伦的比喻，运用流畅自然的优美语言，铺排陈述自然界中夜莺鸟、山川、溪水、美女、仙域等美好意象，以此表达自己心中对自由宁静世界的向往追求，字里行间流露出诗人内心淡淡的忧伤和愁绪，诗人的心情和意绪与作品中的文字和意象完美地结合在了一起。从这首诗歌里，我们很好地体会到后人对此的评价：英国浪漫主义诗歌在济慈那里达到了完美。

(二)《秋颂》

本诗写作于 1819 年 9 月，是济慈留存世上的最后一首颂诗，也是诗人从形式到艺术最为完美的一首抒情诗。

济慈写作当时肺结核病已经到了晚期，病情日趋严重，但他仍然精勤不倦地从事文学创作。白天，他在家中进行诗歌写作；晚间，他就漫步野外田间，到大自然中放松休息，获取心灵的宁静。正值晚秋时节，天气渐渐寒凉，夕阳西下，一抹余晖给大地万物镀上一层温暖的红色，大地上成熟的农作物愈加显现出丰实和温馨的感觉。金秋晚景给重病之中心情略显悲苦的济慈以极大的安慰和温暖，创作的激情涌动，他用丰满得足以流出糖和蜜的文字，为我们描绘出一份令人感动的秋日收获图。

济慈的想象力及幻觉丰富，而且善于将视、听、嗅、味、触等感觉都转化为绝美的文字，文字像一缕冬日的暖阳，自然流畅，能够渗透到人乃至动物的心灵。《秋颂》这首写景诗堪称其中的典范。

诗人写出了在薄雾轻笼之中，在太阳的哺育之下，秋天迎来丰收的季节，“硕果累累的秋”即是第一节的主题。在第二节里，诗人叙写秋怀着激动的心情，忙碌得四处奔忙，检查秋收的情况。她或是跑到打谷场，或是跑回田垄上，或是到榨酒机旁。诗人通过劳作场景的叙述，进一步深化了作品的主题，加深了秋季带给人们的深刻印记，让读者在诗情画意中感受秋天丰收的场景。在第三节里，诗人改变写作方式，不再以拟人化手法来写秋天，而是又回到了现实中，直接以具体的环境来表现秋天。庄稼收割结束了，农民都已经回到了家中，田野上一片寂静，夕阳把一抹红晕轻笼在大地上，四下充满生机活力。秋天不再是往昔作品中悲凉的季节，诗人为我们展现了一幅秋日的美景，给一般文化意象中的悲秋注入了生命和阳光，使它焕发出温暖和煦的光芒，呈现出一派生机勃勃的景象。

这首诗歌为我们揭示了济慈不仅是个美的追求者，更是一个积极的乐观主义者。长年疾病缠身，使济慈个性敏感而细腻；对生命的渴望，使其更加珍惜生活的美好。他的诗作表现了对美好大自然强烈的热爱之情，对崇高审美情趣的向往,对自由民主政治的追求,体现了他崇尚自然的人文主义情怀。事实上,济慈的每篇诗都充满了热爱生活的乐观情调,正是从热爱现实、热爱生活这一点出发,他所追求的美、他所歌颂的美都是具体的、真实的,因而也是相当健康的。

三、医学元素对其艺术创作的影响

每一个人的成长经历都是不可复制的,一个人的性格和他的人生遭遇也是不可分割的。一个人的性格就是他的命运,一个人性格在他与命运的抗争中得到尽情的展现与披露。这种现象在济慈身上展露得淋漓尽致。济慈从事过医学工作,他目睹并经历了自己的父母和其他亲人因为疾病早逝的人间悲剧,疾病与死亡成为他一生中惨痛的情感体验。人生的悲苦,命运的未知,促使其把内心的情感投注、移置于诗歌创作之中,对诗人从事文学创作以及作品创作风格影响尤其深远。

(一)疾病激发了济慈的创作意识和灵感

美国斯坦福大学英语系教授戴妮斯·吉甘特认为,济慈短暂的生命中有两大宿敌——距离和疾病。它们像幽灵一般打碎了他的生活,这是他无论如何也对抗不了的。济慈本人和亲人无一例外陷入了疾病所带来的恐惧和悲凉之中,家人相继因为意外和疾病离开了人世,一系列的悲剧带给济慈巨大的精神压力和情感冲击。1802 年,济慈的弟弟爱德华因病早夭;1804 年 4 月,济慈的父亲从马背上摔下因伤重而去世;其后他的母亲于 1809 年因肺结核病重去世;1805 年 3 月,济慈的外祖父因病去世;1814 年 3 月,多年来精心照料济慈兄妹的慈祥的外祖母也离开了人世;1818 年,他的兄弟汤姆因肺结核不治而亡。济慈则在闻知汤姆病重之后,亲自前往照顾汤姆,不幸染上了肺结核,不但没有能挽救兄弟的性命,而且自己也因此身染重病,生命垂危。短短十多年间,家中数位亲人相继离世,给济慈带来深重而强烈的刺激。

济慈曾经提起对自我身份与意识的看法和认识,他认为一个人自我认知和身份的建立得益于多方面的因素,包括生活体验、感官认知、自我反省、情感体悟等,这些生活经验和思想历程为培养品格、人格与意识提供了情绪和内容上的素材。为此,济慈的行医经历与亲人、本身的治疗经过,均会引发诸多医学治疗基础上的生理与心理体验,这就是人们所经历的医学体验。也正是因为有了这种刻骨铭心的医学经历与体验,才能够使济慈体认到健康躯体以及美好生活的难得和珍贵,愈加对大自然优美的环境和宜人的风光产生珍惜和赞誉之情。尤其是济慈感染了肺结核之后,因为这种疾病在当时医疗条件下,没有太好的治疗方式,只有在风景秀美、空气清新的地方进行疗养方能舒缓病情。而济慈在面对风光秀丽的大自然时，在对生活的强烈渴望中，灵感会经常迸发，借赞美大自然的风光来转移病苦、驱散阴郁与排遣悲哀之情，以此获得文化治疗的功效，成为济慈充满激情创作讴歌大自然的优美诗作的强大内心驱动力。

(二)济慈诗作中的“死亡”意象与情节

“死亡”意象是济慈诗作中常见的意象。死亡是人生必经的一个过程，是济慈诗歌创作中一个重要主题，其传递着极其深刻的审美内涵和文化意蕴，反映出诗人对于人生、生命、价值以及本真的审美思考。

济慈短暂而辉煌的一生也是笼罩在悲凉色彩中的一生，身边亲人因为疾病和意外相继去世的悲剧随时刺激着诗人敏感的神经，诗人自己也在重病缠身中时刻担心未来的命运，尤其是当他恋爱之后，在尽享爱情美好甜蜜的滋味时更加体会到生命的可贵，充满悲剧色彩的人生经历促使诗人更加关注疾病、痛苦以及生存与死亡等人生现象和内容。为此，在现实生活中，诗人不得不比别的同龄人过早地直面死亡等本不应该在年少时考虑的话题，对生命与死亡进行全方位的思索与反思，并以死亡作为切入点，阐述自己对于自然、社会人生与理想、亲情与爱情的理性认识与看法，济慈在诗歌创作中展示出自己对死亡独到深刻的见解和看法。

济慈对“死亡”意象认知、感悟和描写有一个变化和发展的过程。最初，由于亲眼目睹了亲人们的纷纷离世，让非常关注家庭和亲情的济慈不堪忍受，他对死亡的不可抗拒力和残酷性，也表现出悲恐、焦灼和担忧的心态。在《伊莎贝拉》与《圣阿格尼斯夜前夕》两首诗歌中，济慈在作品中营构了丑陋、灰暗、阴险、恐怖的死亡的形象和意象。随着生活阅历的加深，对人生的感悟也日渐成熟，济慈已经看淡了生死过程与结果。他明白，既然人生不能避免死亡，是每个人最终的归宿，那就要与之平和相处，持一种顺其自然的态度。这一阶段济慈对待死亡的态度较为复杂：有时他以坚忍的意志和态度来抗击死亡；有时他又从人生美学的视角，发现死亡的宁静之美；而在心意低落之际，他又把死亡当作自己规避人间艰辛疾苦的工具和方式。在其代表诗作《夜莺颂》中，我们可以感知诗人对待死亡的独特的态度，也可以了解诗人对死亡态度的转变。济慈生命的末期，他已经对死亡持更加冷静理智的态度，他不再悲恐死亡的降临，也不再悲观绝望，他把死亡当作通向精神永恒的一个工具与路径。对不久将要来临的死亡，他不再悲伤慨叹，他淡化死亡的阴影，更加注重对当下生活的把握和追求，强化对现有生命的热爱之情。

以其诗歌名著《夜莺颂》为例，我们分析死亡、疾病等要素对济慈诗歌创作的影响。创作这首诗歌时，济慈已经到了他生命的后期，这首诗作完美地把诗人对生命的渴盼、珍视与对死亡的冷静、超然有机地融合在一起。创作《夜莺颂》时，济慈虽然年仅23岁，但此时的他已经感染上了肺结核这种当时医界的绝症，他明白自己在世间已经时日无多，心中难免掀起悲哀的波澜。而此时他还处于和女友热恋之中，对爱情甜蜜的渴望与对死亡的悲戚二者时常交替萦绕在诗人的心头，成为他不得不经常面对并考虑的问题。在甜蜜与痛苦的碰撞冲击之下，他处于思想的纷争与情感的焦灼之中，他渴望得到思想的超脱、心灵的宁谧；但是作为一个追求"美即是真"美学境界的诗人，他又不能总是生活在虚空的诗意梦境中，以虚幻来麻醉排解自己。他终要回归到现实生活之中，直面现实，不得不以一种平静、超脱的态度来看待死亡。诗作起始先写诗人听到夜莺如仙乐般的歌声之后自己的心理变化：

> 我的心在痛，困顿和麻木，刺进了感官有如饮过毒鸩，又像是刚把鸦片吞服，于是向列斯忘川下沉，并不是我忌妒你的好运，而是你的快乐使我太欢欣。

诗人被世间的污浊和烦闷所困扰，想借助于夜莺的欢歌超凡脱俗，在麻醉自己中脱离尘世。于是，诗人决定借助现象和诗歌的翅膀，向夜莺的世界飞扬而去：

> 去吧！去吧！我要朝你飞去，不用和酒神坐文豹的车驾，我要展开诗歌的无形的羽翼，尽管这头脑已经困顿，疲乏去了，我已经和你同往。

在这样的一个仙境，诗人已经不再惧怕死亡，而是看透生死，希望通过死亡获得精神上的深化和解脱。诗人来到这个奇幻的世界里，尽情地享受着现实世界所无法实现的一切，这与其认可的"美即是真"的理念相吻合：

> 我看不出是哪种花在脚旁，什么清香的花挂在树枝上。在温馨的幽暗里，我只能猜想，这时令该把哪种芬芳，赋予这果树、林莽和草丛，这白枳花，和田野的玫瑰，这绿叶堆中易凋谢的紫罗兰，还有五月中旬的娇宠，这缀满了露酒的麝香蔷薇，它成了夏夜蚊蚋嗡营的港湾。

但这些都是诗人在虚幻中想象的，诗人最终还是要回到现实生活中：

> 失掉了，这句话好比一声钟，使我猛省到我站脚的地方。别了！幻想，这骗人的妖童，不能老耍弄它盛传的伎俩。别了！别了！你怨诉的歌声，流过草坪，越过幽静的溪水，溜上山坡，而此时它正深深，埋在附近的溪谷中，这是个幻觉，还是梦寐，那歌声去了——我是睡？是醒？

诗人从梦幻中醒来，又回到了冷冰似铁的现实中，诗人直面死亡，宁愿在痛苦和悲凉中被折磨和伤害,也不愿意总是沉溺于无边的梦想之中。诗人到此完成了自己内心中情感的流动,表露了对待死亡态度的转变。此时的诗人对死亡已经以一颗平常心来对待,正视痛苦,正视死亡,反映了诗人"真即是美"的理念和观点。

第七节　渡边淳一:情爱与生命、死亡的唯美歌者

一、作家简介

渡边淳一,日本小说家,被誉为"日本情爱大师""现代男人的代言人"。1933年10月24日出生于日本北海道,2014年4月30日逝世。他毕业于札幌医科大学,毕业后留校担任整形外科讲师。在历经10年外科医生的工作经历后,弃医从文,转而从事专业文学创作,著有50余部长篇小说及多部散文、随笔集,为当今日本文坛的文学大家。渡边淳一早期的作品以医疗题材为中心,后期逐渐扩展到历史、传记小说。他具有丰富的医学知识和生活经验,作品内容丰富多彩、风格迥异,尤其是深入描述男性、女性本质的恋爱小说,具有现代浪漫主义特色的作品,深受广大读者喜爱。

1998年我国文化艺术出版社首次引进其经典作品《失乐园》之后,其作品多次被译介到国内,广受中国读者欢迎和喜爱。多年以来,他一直和中国读者开展密切的互动,他本人也多次访问中国。渡边淳一在中国有极大的影响力,每次来到中国总能引起媒体的巨大关注,而他的作品也屡屡登上国内年度畅销书排行榜。《失乐园》《男人这东西》《钝感力》等书名也都借着"渡边淳一热"成为当时媒体流行的话语。

二、代表性作品

(一)《失乐园》

《失乐园》是渡边淳一交织着梦幻与现实、灵魂与肉体、欢欣与痛苦的追求男女之间终极之爱的文学杰作。

端庄贤淑的大学医学教授的妻子凛子与某出版社主编久木在某社交场合偶然相遇,两人不顾各自都有家庭,而陷入了热恋之中。这是一种不被社会所认可的不伦之恋,两人深陷其中无法自拔。

久木因为工作变动心绪低落,与妻子关系不冷不热,凛子的丈夫是个工作狂

而忽略凛子的存在。两人一见如故，在精神的愉悦交流和肉体感官的迷醉刺激下，凛子和久木都从萎靡状态中重新焕发了生命的激情。但是激情燃烧之后，作为中年人的他们不得不审视社会和舆论带给他们的压力和道德谴责。重压之下，他们依然不能放弃肉体的愉悦和精神的融洽，而陷入了无尽的烦恼和苦痛之中。他们在审视自己人生的意义之后，以死亡作为自己爱情的一条出路。在这一过程中，作家发挥自己医学专业知识的特长，对人物形象心理的洞察和描写十分出色，他把心理描写作为一种得力的表现手法，细腻入微地描绘人物的行为举止，以此敏锐深刻地反映人物的内心世界和心理变化。

（二）《男人这东西》

这部作品很好地体现了医学知识和素养对于渡边淳一文学创作的影响，作家可以从生理、心理角度探析男性和女性，进而探析男女之间在思想、精神等各方面的区别和不同。

在作品中，渡边淳一以自己深厚的医学和社会学素养，并结合自己及他人的生活体验，以深刻理性的思考、流畅直率的文笔，全面深入地分析了在现代社会中男人从少年期一直到壮年期的身心发展历程，剖露了他们所面临的社会、家庭和个人方面的压力、困难与心灵上的困惑，并且揭示了男性与女性相比先天性的身心弱点和不足。作家不仅从生理和心理状态入手研究男性的现实问题，而且站在社会学的角度以人生哲理的视野来审视男女之间迥异的人生价值观和婚恋情爱观，使作品具有了探求人类人性本源和物种文明进化发展的哲理高度。

作家因为对于男性的深刻认知和人文关切，被人们视为“现代男人的代言人”。作品在日本出版发行后，引起了社会的极大关注和热烈反响。

（三）《钝感力》

文学作品不仅具有审美功能，而且还和医学一样，具有疗治作用，它以艺术审美感知的方式，调适人们的心理，使人们在心境宁和中获取身心的健康与和谐。

在作品中，渡边淳一创造了“钝感力”这一个新词，可谓是心理学和社会学的一个创新。作家把“钝感力”解释为“迟钝的力量”，意谓人们的感官和心理缺少敏捷度，因反应迟缓而彰显沉稳的特性。作家用意在于引导人们在面对生活中的坎坷挫折与悲伤痛苦时，应该做到从容不迫；无论是面对怎样的人生困境，人们都应该坚韧不拔地朝着既定的人生目标勇敢前行，这种人生态度和方式是“赢得美好生活的手段和智慧”。

作家离开自己擅长的婚恋情感领域，涉足社会学和心理学领域，以真诚的话语和态度劝诫当代社会中的人们增强心理的耐受力和持久力，凡事不要过于敏感和冲动，具有相应的“钝感力”是十分必要的。这本书引发民众广泛的阅读热情，人们从中获取了启迪心灵的智慧和力量。

(四)《幻觉》

这是一部描写父女之间不伦感情的小说，文中对现代人们各种心理疾患的描写十分详尽而深入。36 岁的精神病科医生冰见子经营着一家精神病医院。她才华出众、姿容俊秀，为人清高孤傲，很少与人亲密交往，拒人于千里之外。冰见子利用职务的便利，经常给病人服用一些药物来操控他们的情绪和神智，使得他们服药之后精神恍惚，好似行尸走肉一样。医院的男护士北向健吾偶然发现了内幕之后，冰见子为了掩饰内幕，接受了这个对自己美貌极其艳羡的平庸的男人，并且委身于他。两人交往不长时间，北向健吾却发现冰见子身世十分奇特，她在父亲死后选择一人居住，与母亲长期不和。在她清高自傲的外表下面是她荒唐的生活，她和各种人甚至妓女约会。她选择了部分病人施加伤害，最后惹上官司，不得不以自缢的方式寻求了解脱。

最后，冰见子谜一样的存在的原因被揭开，一切都是因为在幼年时期和父亲的一段不伦之恋。这段非同寻常的经历一直影响着她的一生，使其不能够接受新的感情，开始自己新的生活，始终在阴影下度日。

(五)《冰纹》

小说以简练平实的语言描写了一个因为妻子出轨而丈夫报复的婚外恋的故事，讲述了有关男女情爱与伦理道德的相关话题。渡边淳一再次以医生作为作品的主角，作家笔下的医生总是给人以精神紧张、感情淡漠理智的印象。作家擅长细腻深刻的心理描写，传神地描述了有关男女之间的感情冲突和心理变化。

有已子在新婚前夕，在自己的挚爱、年轻的医生即将离开都市时，把自己宝贵的第一次献给了热恋中的情人。随后，她与一位医生结婚，在家庭中开始了平淡的生活。她压制着自己的个性，在别人眼中她的生活是幸福的。但她无时无刻不在思念情人与对家庭的歉疚中度过。七年之后，年轻的医生又回到了她生活的都市，两人再次见面，有已子发现自己的感情非但没有随着时光的消逝而变淡，反而更加炽烈，两人情感难以控制，一发不可收拾。最终两人之间的婚外感情被丈夫知道，作为外科医生的丈夫开始了疯狂的报复行为。

(六)《爱的流放地》

在创作出轰动一时的《失乐园》九年之后，渡边淳一《爱的流放地》出版，又引起人们对以两性之间“终极之爱”为主题的情感小说的极大关注。作品描写了一个在困境中挣扎的作家与少妇之间的情感故事。作家村尾菊治曾经是一位才华横溢、大红大紫的作家，现今面临着才华枯竭、创作处于瓶颈的困境，他一直为如何走出创作低谷而苦恼。冬香是一位有三个孩子的少妇，此时正面临着夫妻之间感情的困局，她是村尾菊治的崇拜者。两人相识后陷入不伦的恋情之中，冬香抛弃了丈夫和她的孩子，不顾一切地和菊治进行约会，得到了从未有过的疯狂的性快感。在冬香的苦苦请求之下，菊治杀死了冬香，她以死为两人的婚外恋画上一个终止符，两人的不伦之恋也被世人所公知。现实社会无法理解两人之间的男女之情，菊治因冬香的死亡而被告上法庭，面临着法律的审判，菊治只能发出绝望的呐喊。

三、医学元素对渡边淳一艺术创作的影响

渡边淳一同大多数日本作家一样，具有唯美主义的创作风格，作品中作为核心主题的情爱婚恋和对人物死亡的结局安排都体现出唯美主义创作倾向。此外，作为一名长期从事医学工作、具有扎实医学素养的医生，渡边淳一以医学视角来关照周围的人物和事件，采用医学手法和元素来构建作品，其作品带有浓重的医学特质和色彩。

（一）从医的经历为其小说创作提供了大量鲜活的文学素材

1955 年，渡边淳一进入北海道札幌医科大学学习医学，获得医学博士学位。毕业后担任整形外科医生，由此开始了自己的医生生涯，直到 1969 年离开北海道来到东京，方结束自己的医生职业，正式成为一个专业作家。渡边淳一长达 14 年的医学生涯，为其创作提供了绝佳的素材来源、创作手法和创作动力。于桂玲在论述渡边淳一“情爱小说”创作缘起时认为：“渡边淳一的小说，因为敏锐地体会到了现代社会背景下人们内心的虚无、孤独与焦虑，捕捉到了现代社会夫妻间普遍存在的‘无性婚姻’问题，并试图通过没有任何功利的‘绝对爱’（纯粹的性）来医治人们情感上的荒芜。他的作品反映了人性（并非仅仅日本人）中‘情’与‘理’的矛盾，在冷静剖析人性的同时又绝不避讳对男性（甚至是自己）的灵魂开刀，在浓密的情爱叙事中道出中年男女面临的精神危机和情感困惑，促使人们重新认识人生与生命，重新思考爱情与婚姻、自我与道德。”[①]由此可见，深厚的医学素养，使渡边淳一养成冷静深沉的个性，试图以医生辨证施治的思维模式来解决日本社会普遍存在的思想与精神问题。

---

① 于桂玲：《渡边淳一情爱文学论》，中国社会科学出版社 2010 年版，第 5 页。

社会生活是作家文学创作的源泉，渡边淳一在其熟悉的医学领域汲取创作素材和灵感，创作了大量的医学题材小说，如《光与影》《死化妆》《遥远的落日》等。作家丰富而独特的医学经历，不仅为其写作提供了难得的生活体验与感悟，而且还促使其从心理学、人文关怀等视角来关照其文学写作。医生形象对渡边淳一文学创作产生了直接影响，荻野吟子是日本近代第一位女医生，作家以其真实经历创作了纪实体小说《花葬》，真实再现了女医生传奇性的一生。荻野吟子为了解决女性就医不便的麻烦与苦恼，历尽艰辛与坎坷，终于打破女性不得从事医学职业的壁垒，于 34 岁时顺利获得医师资格，且开办了自己的诊所。“她不仅当了女医生，实现了把女性患者从屈辱中拯救出来的愿望，而且参与了妇女解放运动，站在领导妇女运动的前沿，受到很多人敬仰。”[①]但是后来，荻野吟子结识了在校大学生志方之善，为了两人的爱情，她毅然放弃了医师资格与诊所，全身心投入到爱情怀抱中。吟子的所作所为，“理由只有一个：一切都是缘于爱”[②]。而“‘女人为了爱情，可以放弃一切’的想法，从这时候已经在渡边的心中萌发。这才有了后来的《泡沫》《失乐园》等一系列作品”[③]。

在创作过程中，渡边在作品中描写了一系列处于病魔折磨中的各色人物，描绘了身处疾病与困厄状态下他们的身心变化与感受。渡边淳一尤其是对于陷于情感纠纷中的男女恋人的心理变化与纠结描写得细腻、真切而传神。他在谈及创作时提到：“我对‘人’怀着强烈的爱意。我以前做医生，后来弃医从文，其实这两样工作都是研究人的，只是研究的角度不同、方法不同。所谓医学，是从生理上剖析人，而文学是从精神上研究人，用感性描写那些从常理上说不清楚的东西。”[④]“生死轮回、皈依涅槃，人生着只是暂时的依附，死了才是真正的归宿。”渡边淳一长期从事医学的经历，使其具备了深厚的医学和心理学素养，对于人性具备了更多的感性和理性认识，对于生死也有了异于常人的感悟和体认，尤其是对于死亡更具有一种医生才有的冷静淡然的态度，以从容镇定的心态对待死亡，并以唯美的形式安排死亡的仪式。医学和死亡一度成为渡边淳一作品的主题。作家已经把自己丰富的医学经历融入到情爱小说的写作之中，以医学家的视野来体悟人生与人性，并通过艺术形象和故事情节提出自己对于人生的看法，阐释对人生及意义的见解，令人深思、发人深省。

---

① 于桂玲：《渡边淳一情爱文学论》，中国社会科学出版社 2010 年版，第 127 页。

② 于桂玲：《渡边淳一情爱文学论》，中国社会科学出版社 2010 年版，第 130 页。

③ 于桂玲：《渡边淳一情爱文学论》，中国社会科学出版社 2010 年版，第 130 页。

④ 陈熙涵：《渡边淳一在沪语出惊人》，载 2004 年 6 月 11 日《文汇报》。

(二)冷静客观的叙事视角与风格

外科医生所从事的是一种责任重大、风险率很高、性命攸关的特殊职业。他们对于人体的结构有着深入细致的了解和认识。在工作中，他们既要对病人具有高度的仁爱精神，又要在手术过程中，脱离于感情之外，用一种冷静、理智的态度对待手术的每一个程序和细节。由于特殊的工作内容和性质，使其养成了厚重的人文素质、无私的奉献精神、高度的责任心等良好的职业素质，尤其是具有一种冷静沉稳的性格气质和处变不惊的良好心理素质。

渡边淳一多年养成的这种冷静深沉的处事风格，在其弃医从文之后，深深地影响其文学创作的风格与特点，良好的职业和心理素质对其创作影响集中表现在叙事艺术方面，他的作品具有了冷静客观、简易流畅的叙事特点。比如在其小说《化妆》中，渡边淳一运用了一种全知全能的叙述视角，全面而又简洁地叙述了茑乃家三个女儿的情感生活，而作家只是作为一个客观外在的个体存在，不掺入任何自己的个人情感，以一个局外人的视角理性清晰、冷漠淡然地讲述着所有的故事。赖子对熊仓怀有深厚的仇恨，一心想要报复熊仓。但是作家扭转话题，告诉读者赖子深爱的日子是熊仓的儿子。里子背叛了自己的丈夫，并怀上了情夫惟名的孩子，在丈夫、情夫和孩子之间陷入了困窘和矛盾之中。经过激烈的思想冲突，她决定抛弃世俗的偏见和责难，生下孩子，自己抚养。青年女子稹子思想开放，不断变换交往对象，不断冲击着拥有保守观念的母亲津子的道德底线和为人准则。作家犹如一名外科大夫在审视、处置一个负责的病案，怀着一颗人文关爱之心，以悲悯的情怀关照世上的芸芸众生，探视着世间纷繁复杂的人情事态，写出了人类生存的困境与挣扎突围。同时，在设计作品的叙事风格和情感基调时，作家跳出感情藩篱之外，以外科手术大夫所特有的人格气质、处事风格来从容处理情感流露与道德评判，以冷静甚至漠然的态度信笔写去，毫不掺杂自己的好恶与情感，冷峻地看着文中人物陷入生活和情感的困境而苦苦挣扎，揭示了人性的复杂和生活的困窘，还原了生活的真实处境和情态。唯有还原了生活与人性的本真状态，方能实现对于社会和人生最大的解构与救赎。

(三)对死亡美学的传承与革新

文学是对人类生活的描摹，是人类情感的表现，是人类灵魂的写照。疾病、治疗、死亡、病痛与困苦是人类不可或缺的经历，也是医学中常见的元素和内容，而成为关照人类生存与发展的文学作品的常见主题和素材。渡边淳一作为一名外科大夫，工作生活中经历过太多的生死离别，面对医学中常见的疾病与死亡，比一般的作家更多地从哲埋和埋性的角度，考虑死亡在人生中的意义，生发对待死亡的独特的评判与看法。

在日本的传统文化中，日本人对待死亡的看法具有很强的地域色彩和民族特色，人们把死亡看作是永恒的境界，是生命的延续。日本人的死亡观念体现在三个方面：一是漠视死亡，生如夏花之灿烂，死如秋叶之静美，就是对日本人极好的写照。二是以死谢罪，日本人推崇武士道，讲究以终结自己的生命来实现自己信仰的死亡观念。三是轻生求死。在过去10年中，日本人每年自杀人数超过3万人，平均每15分钟即有一人自杀。日本人的自杀与生活工作压力过大有关联，也深受日本的传统文化影响。在日本，自杀行为没有其他民族宗教上所蕴含的犯罪意义与指向，而是将自杀行为看作一种保持志向高洁的高尚行为。

在日本传统文化熏染和本职工作特性影响下，渡边淳一面对日本社会中人们难以破解的生存困境、内心压力极大带来的人性压抑和变异，着力描写人们在压力、困境中移情于性本能的勃发，借以挥洒、宣泄、疏导情感与意绪，揭示人们的情爱与情欲与现代文明社会伦理道德之间的不可调和的冲突与矛盾。他的作品通常以情爱、性欲与死亡作为主题，表现作者的感悟。在他的诸如《无影灯》《魂断阿寒》等多部作品中，作家都以细腻唯美的笔触对死亡进行了详细的描绘。作家在其作品中采用了“森林”和“冰雪”两种意象来书写作家对于死亡的感悟和体认，并为其注入了深厚的文化蕴涵与象征意义。“冰雪”情节可以展示渡边淳一的美学价值取向，他无法忍受人类生命终结后肉体腐烂、损毁等不堪的结局，因此他要给死亡一种唯美的呈现和结束，冰雪覆盖，让肉体永恒并保持冰雪般的高洁是他的内心选择。“森林”则体现出作家复归自然的生死观念。森林文化也是日本人宗教文化的核心内容，日本学者梅原猛在《森林思想》一书中提及日本宗教时说：“特别是神道，我认为它本来就是森林的宗教。”[①]在众多的神话和传说中，森林被赋予了死亡之后涅槃再生的双重意蕴。为此，渡边淳一作品中人物死亡的地点往往是幽静广袤的大森林，实现死亡后向大自然回归的人生理想；幽深僻静的森林就成为渡边淳一小说中主人公殉情自杀的圣地。而死亡后被纯净的冰雪覆盖，在极致寒冷中冰冻尸体以长久保存，更是为死亡营造了一种唯美的风格和圣洁的意蕴。如《魂断阿寒》中纯子最终在寂寥无声的森林中，在覆盖着皑皑白雪的阿寒湖中离开了人世，回归于自然。在《泡沫》和《失乐园》两部小说中，作品的主人公都是选择在大雪飘零之下、在远离市区的别墅中离开了人世，以死亡表露了自己对于真爱的追求和态度，在另一个世界践行了爱的誓言。作家按照自己的审美价值为主人公选择了个性别墅区，房舍周围的自然环境与景

---

① [日]梅原猛：《森林思想——日本文化的原点》，卞立强、李力译，中国国际广播出版社1993年版，第141页。

致符合其一贯主张的死亡美学及审美意境，周围都是一望无垠的森林和幽深不见底的冬日寒湖，其上覆盖的绵延无垠的白雪为作品营造了一种凄清、悲壮、肃穆的美学意象，凸显了死亡的悲壮和生命的崇高。

总之，渡边淳一因医学职业而对死亡有了全新和个性化的理解和认识，并继承了日本的死亡美学，借助森林、白雪、寒冰等广阔纯净的自然意象，突出人类勃发的自然力和死亡的悲壮和崇高，营造了一种凄美绝伦的美学意蕴，强化了作品的艺术感染力和震撼力。

第五章　与文学结缘的著名医家

综观古今中外的医学史与文学史，医文互通是其中一个重要的现象和内容，呈现出双向互动、交流融通的特点。不仅作家广泛涉猎医学领域，以医学思维理解、阐释、表达文学，医学元素成为作品一个独特的文化景观；而且医学家也酷好或者擅长文学，或是用文学来阐释医学原理，或是医学著作具备浓厚的文学色彩和较高的艺术价值，或是凭借自己扎实的医学素养从事具有医学色彩的文学创作，创作出跨越医学与文学界限的人类弥足珍贵的文化瑰宝。因此，医学家通晓文学，成为一个非常重要的社会与文化现象。

第一节　医文结缘成效卓著的原因

在比较文学研究领域，我们不仅要探析文学家与医学的关系，而且还要探析医学家与文学结缘的现象。对于医学与文学互通的现象，现从两个方面加以探析研究。

其一，文学与医学两个学科和领域的出发点与落脚点是一致的。文学与医学都是人类实现生命延续与灵魂救赎的两个支点，医学侧重于救治人类的生理疾患和心理病态，而文学侧重于救治人类的思想病患并解除心灵的困厄，为人类寻求思想、灵魂皈依的宁静家园。医学与文学都致力于以悲悯的人文情怀来关爱人类的生存与发展，全方位地提升人类健康水平，调适人类的身心，熨帖灵魂深处的柔软，为人类创设一个欢乐温馨的生存环境，使身体康泰，内心宁静，获取幸福的归宿。为此，文学既具备审美价值，又具备人类身心疗治功能，在医学发展、医学工作者培养方面扮演了“职业道德导师”的角色，有助于提高医学人员的医学伦理、职业道德、人文素质和职业素养。

其二，从医学与文学所采用的思维模式、发生机制、活动效能上来探析，医学与文学结合，使得人类可以在行为和情感上实现有效的“心理互补”，确保人格健全、情感和谐、健康发展。前文已经论及，医学作为一门科学，主要思维模式和认知方式是逻辑思维；而文学作为一门艺术，则以形象思维为主要思维模式和认知方式。从心理学上讲，如果逻辑思维过分或畸形过度发展，人类会变得过于理智而清醒，缺乏人情味和应有的情感色彩。如个别科学家除长年累月机械地从事本专业研究之外，缺乏起码的精神生活与艺术求索，原因就在这一方面。而如果形象思维过分或过度发展，也会让人陷入虚无梦幻之中，过于追求精神生活而偏离实际生活轨道。其次，人类通过文学的阅读与写作，使人更了解人生的真谛，更加接近地气。学界普遍说，文学即人学。其实，医学是更全面、更真切的人学，它涉及人的生理、心理和病理各个领域和方面，应该是对人本身更全面、更细致的研究。既然医学以人作为研究和服务对象，那么对医生来说仅有专业知识和素养是远远不够的，还需要对人性的理解和人类文化精神的体察、感悟，这就要求医者不断地拓展阅读空间，以阅读鉴赏蕴蓄人类思想、文化的优秀文本来拓展思考空间。医者所阅读的文学作品，其中蕴含着丰富深厚的人性理解与生命关照，从中可以感悟到疾病与死亡映射下的人生价值和意义，能够增强以人为本、关爱生命的人文意识与情怀。在洞察了医学与文学具有紧密相连、互动融通的关系之后，人们可以借助文学这条路径从容地走进医学深处，探求现代医学的人文属性，分析其鲜明深厚的文化内涵。如西格里斯所言："用一般文化作画布，在上面画出医学的全景来。"[①]现代医学在一片技术进步的喝彩声中出现了迷失自我的发展趋向，把原本具有人文色彩的诊疗过程变成了纯粹讲求科学技术的理性过程。医学故事本来应该是讲述人与人之间充满温情的故事，现在却越来越倾向于讲述人与机器的冷冰冰的故事，或是叙述人与科学技术的客观冷静的故事，医学因此走入了机械发展的误区和歧途。而强化医学过程中的文学艺术的元素和气质，通过文学的阅读与写作，强化医学工作者的人文素养，实现人文精神和科学精神的有机统一，以培养他们睿智的思想和文化的自省，来消除医学工作者过于重视理性和科学的"匠气"。为此，我们不难理解为何数量众多的医学家酷好文学，他们用心鉴赏文学作品，精心钻研文学创作，并把人文精神引入医学发展之中，成效显著。

第二节　中国医学史上著名的"文化中医"现象

中医学既具有自然科学的属性，也具有人文科学的属性。中医学理论体系形成于古代，建立在古代哲学基础之上，学科理论体系中蕴含了东方的自然观、

① ［德］西格里斯：《人与医学》，顾谦吉译，商务印书馆1947年版，第1页。

方法论和生命哲学。中医与中国古代传统文化有着不解之缘，中国传统文化是中医学发展的丰厚的土壤与根基。为此，良好的文化和文学素养是学习研究中医的文化与学理基础。古人有句俗语，叫“秀才学医，笼中捉鸡”，指的就是中国传统的知识分子熟知中国文化，具备中国人特有的思维方式，掌握了中国人特定的宇宙观和方法论，为学医提供了良好的条件，奠定了坚实的逻辑思维基础与学理基础，学医才会像笼中捉鸡一样轻松易得。这从一个侧面说明，古代的医生绝大部分具有良好的文学与文化素养，因此被称为“文化中医”。在中国历史上许多医学大师均饱读诗文、才华横溢，犹如群星一样璀璨夺目，留下了诸多内容与艺术俱佳的文学作品。皇甫谧著有《黄帝内经甲乙经》，被后世誉为“针灸之祖”。他同时还著有《帝王世家》《列女传》《玄晏春秋》等大量文史方面的著作。蒙医伊希里金旺吉拉一生中创作了《吉祥天女赞》《火喻经》《金石箴言》等众多脍炙人口的文学作品。他用诗歌体和歌赋体形式写作的《珊瑚验方》《医学歌诀》等四部医书，词句精练优美，便于学医者学习记忆，在蒙医中影响极为深远。在中华民族独具特色的、历史悠久的儒医群体中，以李时珍、葛洪、陶弘景等为代表的医学大师，不仅在医学史上占据着突出的位置，更以其杰出的文学理论素养和创作实绩佐证着医文互通互长这一值得人们探析和发掘的弥足珍贵的文化现象。

一、李时珍

(一)个人医学经历与文学创作

李时珍，明代著名医药学家，1518 年出生于湖北蕲春一个世代医生家庭中。幼年时期，李时珍即跟随行医的父亲和哥哥去山中采集草药，在父亲指导下悉心学习钻研医术，帮助父亲抄写药方，认真听取父亲讲解医方和药学知识，重视学习与提升医学知识和技能。李时珍自幼聪慧好学，年仅 14 岁就在乡下通过考试考取秀才，赢得当时人们的广泛赞许。但由于李时珍对医学充满浓厚的兴趣，对参加科举考试的八股文丝毫不感兴趣，因此也就不能全身心投入到乡试的考试之中。他参加了三次乡试都没有通过，未能考取举人。此后李时珍彻底放弃了以科举求取功名的人生路径，专心致志从事医学研究，做一名医生。

李时珍在乡间行医，他医德高尚，医术高明，在民间享有极高的声誉。楚王了解了李时珍行医的情况之后，非常认可李时珍的能力，聘请他到武昌王府担任奉祠一职，负责王府医疗保健工作。在王府任职期间，楚王王位继承人生病，李时珍诊断准确，用药适当，病人很快痊愈。此后，楚王把李时珍举荐给朝廷，让他担任太医院判职务，一年后李时珍辞职返回故乡，彻底结束了自己的官宦生涯。回到家乡之后，李时珍在采药行医之余，十分注重对医学典籍的整理，并系统进行医药学知识的研究汇总工作。他博览群书、广泛涉猎，对《神农本草经》进行科学系统的修订和编辑工作。他花费了30年时间，前后修订了三稿，终于完成我国药物学巨著《本草纲目》一书。《本草纲目》成书之后，在中国广为流传，成为医学学习和实践的必备参考书籍，对后世医学发展影响尤为深远。该书现已被全部或部分译成日文、英文、德文、法文、拉丁文、俄文等多种文字，具有较高的世界声誉和影响，达尔文称赞它是"中国古代的百科全书"。《本草纲目》一书流传至今，仍是现代研究中医和古代文化的重要科学文献。

(二)文学成就

在明代科举制度下，李时珍曾经数次参加乡试，虽然没有考取举人，但是为科举考试而进行的中国文化与文学的系统学习与历练，奠定了李时珍深厚的文学基础，培养了他良好的文学素养，为其创作《本草纲目》奠定了坚实的文字运用和艺术表达的基础。

1.李时珍具有扎实的文学功底

研读赏析《本草纲目》，人们不禁感叹李时珍深厚的学养基础和文学才华。一是李时珍在医学知识和理论方面具有深厚的研究造诣；二是李时珍具有广博丰厚的经史子集以及天文地理学各方面的知识学养；三是李时珍在文字学方面具有较强的素质和能力，他精通训诂学的字训、义训等方法；四是李时珍具有突出的文学修养，掌握出众娴熟的文学艺术表达手法和技能，因此，《本草纲目》一书不仅是一部药物学巨制，还具有极高的文学性和艺术价值。

2.《本草纲目》的文学艺术特点

《本草纲目》一书是古代文化集大成的百科全书式巨著，不仅具有宝贵的医药学价值，而且在文学艺术方面也具有极高的艺术欣赏和审美价值，作品特色鲜明、结构谨严、语言优美，文学色彩浓厚。

在结构方面，李时珍采用以纲挈目的文章构建方式，广泛搜集《本草经》之后的历代药物学著作，将其中所记载以及自己实地探查发现的各种药物学资料重新进行梳理与分析，对各类药物进行科学归类并加以阐释说明，既做到对前人科学成果的借鉴与继承，又有本人创新的理论和成果。他在书中延续了前人对药物进行上、中、下三品分类的方法，把药物分为水、火、土、金石、草、谷、菜、果、木、器服、虫、鳞、介、禽、兽、人共16部，包括60类。每药标注正名作为纲，在纲之下开列目，纲目清晰明了。书中还系统地记述了各种药物知识，包括校正、释名、集解、正误、修治、气味、主治、发明、附录、附方等项，从药物的历史、形态到功能、方剂等，叙述详细周全且生动形象。尤其是“发明”这项，主要记述李时珍对药物观察、研究以及实际应用的新发现、新经验，增加并丰富了本草学的知识。《本草纲目》虽然是一部长达 200 余万字的鸿篇巨制，但由于采取了提纲挈领的构建方法，所以体例科学严谨，层次条理分明，详略重点突出，内容翔实丰满。明代著名文学家王世贞在序言中由衷赞叹说：“博而不繁，详而有要。”[①]确实是对这部著作非常中肯的评价。

在语言方面，李时珍善于运用描写性和叙述性文学表现手法来阐释科学概念；综合运用多种修辞手法，语言骈散相间，句式多变；具有清新雅丽、简洁明快、生动形象的特点，极富文学色彩，消泯了一般医学类书籍枯燥乏味的弊端。如该书卷四十三“白花蛇”条在描述白花蛇时，李时珍用文学语言娓娓道来：

> 花蛇，湖、蜀皆有，今惟以蕲蛇擅名。然蕲地亦不多得。市肆所货、官司所取者，皆自江南兴国州诸山中来。其蛇龙头虎口，黑质白花，胁有二十四个方胜文，腹有念珠斑，口有四长牙，尾上有一佛指甲，长一二分，肠形如连珠。多在石南藤上食其花叶，人以此寻获。先撒沙土一把，则蟠而不动。以叉取之，用绳悬起，划刀剖腹去肠物，则反尾洗涤其腹，盖护创尔。乃以竹支定，屈曲盘起，扎缚炕干。出蕲地者，虽干枯而眼光不陷，他处者则否矣。[②]

在这段文字中，李时珍讲述了白花蛇的品种、产地、形态、捕获和加工方法等药物学知识。但他没有采用一般科学类文章通用的解说手法，而是采用文学中的白描手法，多用形象易懂且有趣的比喻，使文章形象具体，避免了科学类说明文直白无趣、可读性较差等问题。

又如该书卷四十四“鳣鱼”条描写鳣鱼：

> 鳣肥而不善游，有邅如之象。曰黄曰蜡，言其脂色也。玉版，言其肉色也。《异物志》名含光，言其脂肉夜有光也。《饮膳正要》云：“辽人名阿八儿忽鱼。[③]

李时珍在“集解”中加以形象描绘：

> 鳣出江淮、黄河、辽海深水处，无鳞大鱼也。其状似鲟，其色灰白，其背有甲骨三行，其鼻长有须，其口近颔下，其尾歧。其出也，以三月逆水而生；其居也，在矶石湍流之间。其食也，张口接物听其自入，食而不饮，蟹鱼多误入之，昔人所谓“鳣鲔岫居”，世俗所谓“鲟鳇鱼吃自来食”是矣。其行也。在

① 李经纬：《本草纲目校注》（上），辽海出版社 2001 年版，第 1 页。

② 李经纬：《本草纲目校注》（下），辽海出版社 2001 年版，第 1441 页。

③ 李经纬：《本草纲目校注》（下），辽海出版社 2001 年版，第 1471 页。

> 水底，去地数寸。渔人以小钩近千沉而取之，一钩着身，动而护痛，诸钩皆着。船游数日，待其困惫，方敢掣取。其小者近百斤。其大者长二三丈，至一二千斤。其气甚腥，其脂与肉层层相间，肉色白，脂色黄如腊。其脊骨及鼻，并鳍与鳃，皆脆软可食。其肚及子盐藏亦佳。其鳔亦可作胶。其肉骨煮炙及作鲊皆美。[①]

该段文字综合运用叙述、描写与议论有机结合的文学表现手法，绘声绘色地描绘出了鳣鱼的形态特点与生活习性。尤其令人拍案叫绝的是文字中间增加一则有关捕钓鳣鱼的生活画面的描写，富有生活气息，极具视觉画面感，平添了不少文学情趣。读者阅读之后，不似在学习医药学知识，反而如在阅读一篇描绘生活风情的优雅小品文，既给人增加医药学知识素养，又给人以文学美的熏陶和享受。

此外，《本草纲目》在文学艺术上还有一个重要特点，就是善于引用历代的诗词文赋、神话故事、历史典故、民间传说等文学资料，以强化文章的说服力，增加作品的文学色彩和情趣。据统计，《本草纲目》一书共引用各类古籍多达 950 余种。除了医书之外，如史传、文学著作类书籍达 590 余种。如《本草纲目》卷十五“刘寄奴草”条的“释名”部分，作者即引用李延寿《南史》中的神话故事，形象地阐释“刘寄奴草”中药命名的缘由：

> 宋高祖刘裕，小字寄奴。微时伐荻新州，遇一大蛇，射之，明日往，闻杵臼声。寻之，见童子数人皆青衣，于榛林中捣药，问其故。答曰：我主为刘寄奴所射，今合药傅之。裕曰：神何不杀之？曰：寄奴王者，不可杀也。裕叱之，童子皆散，乃收药而反。每遇金疮傅之即愈。人因称此草为刘寄奴草。[②]

李时珍引用的这则故事，极富传奇色彩，给人以活灵活现、趣味横生的感觉，既解释了以“刘寄奴”为中药命名的缘由，同时又说明了它具有治疗创伤出血的功用。

《本草纲目》不仅采用了数量众多的神话故事、历史典故和民间传说来说明药物学方面的知识，同时还大量引用文字优美的诗词歌赋以及民间歌谣。如卷四十四“鲈鱼”条描绘鲈鱼形态时说：“长仅数寸，状微似鳜而色白，有黑点，巨口细鳞，有四鳃，杨诚斋诗颇尽其状。”[③]然后作者引用杨万里的《松江鲈鱼》诗：“鲈出鲈乡芦叶前，垂虹亭下不论钱。买来玉尺如何短，铸出银梭直是圆。白质黑章

---

① 李经纬：《本草纲目校注》(下)，辽海出版社 2001 年版，第 1471 页。

② 李经纬：《本草纲目校注》(下)，辽海出版社 2001 年版，第 597 页。

③ 李经纬：《本草纲目校注》(下)，辽海出版社 2001 年版，第 1464 页。

三四点，细鳞巨口一双鲜。春风已有真风味，想得秋风更迥然。”[①]引领读者在诗情画意中进一步形象地感知鲈鱼的形态特征。又如，《本草纲目》卷三十一“槟榔”条，在介绍食用槟榔会使脸颊发红时，引苏东坡诗“红潮登颊醉槟榔”加以说明。卷三十“樱桃”条引王维诗“饱食不须愁内热，大官还有蔗浆寒”两句，来说明樱桃性味温和可以与寒凉食物一起食用，以缓和其寒性等。再如《本草纲目》卷十七“蚤休”条引用拟人化的民间歌谣“七叶一枝花，深山是我家。痈疽如遇者，一似手拈拿”[②]，说明“蚤休”治疗痈疽的功用，语言朴实生动，通俗易懂易记。因为在古代医药学典籍中，像《本草纲目》这样广征博引的作品是极其罕见的，王世贞由衷感叹说：“上自坟典，下及传奇，凡有相关，靡不备采。如入金谷之园，种色夺目；如登龙君之宫，宝藏悉陈；如对冰壶——玉鉴，毛发可指数也。”[③]

二、葛洪

（一）个人简介

葛洪，东晋著名医学家，284 年出生于江苏句容，字稚川，自号抱朴子，三国方士葛玄之侄孙，世称“小仙翁”。他曾受封为关内侯，后隐居罗浮山炼丹。

葛洪是道家医学的杰出代表，精通医学和药物学，主张道人应该学习医术。同时，葛洪是预防医学的积极主张者，对后世预防保健学影响极大。他在《肘后方》一书中记述了诸如天花、恙虫病等传染病的症候及诊治方法，是世界上最早的文字记载。“天行发斑疮”是全世界最早有关天花的记载。此外，他还著有《抱朴子》一书，具体记述在炼丹方面的知识和理论；其中《抱朴子·内篇》详尽地描述了炼制金银丹药中涉及化学的知识，并阐释了物质性质和物质变化的相关知识和理论。

（二）文学成就

葛洪是一位在中国医学史上享有一席之地的著名医家，他才华横溢，在哲学和文学领域也取得突出成就，难能可贵的是，葛洪在文学理论研究方面具有开创之绩，对后世文学发展影响深远。葛洪不仅是个文学理论家，而且以身示范，在文学创作方面取得不俗的业绩，他的作品《西京杂记》被鲁迅评价为“固亦意绪秀

---

① 李经纬：《本草纲目校注》（下），辽海出版社 2001 年版，第 1464 页。

② 李经纬：《本草纲目校注》（下），辽海出版社 2001 年版，第 741 页。

③ 李经纬：《本草纲目校注》（下），辽海出版社 2001 年版，第 1 页。

异，文笔可观者也”[1]，这是对他在文学创作方面的造诣和成就的高度评价。

1. 独树一帜的文学理论研究和创新

葛洪的文学思想对后世文学理论研究和文学创作影响尤为深远，这与当时的历史和时代背景相关联，在魏晋时期，开始进入到了文学自觉的历史发展阶段，文学从广义的学术中分化出来，成为一个独立的学科门类。人们对文学的各种体裁有了细致的区分和描述，对于文学的审美特性也有了自觉的追求。在当时文学自觉意识萌动发展的学术背景下，葛洪在文学理论方面重视强调文学本体的重要意义，他十分重视文学作品中审美鉴赏的重要性，进一步推动了文学按其自身规律自觉地向前发展。尤其值得一提的是，葛洪提出了文学进化观点，即“古质今妍、今胜于古”的美学和文学思想。由于当时人们普遍存在厚古薄今、盲目崇信古人的思想倾向，在创作方面主张以古文为文学借鉴模式，导致文学发展无法创新突破。在此背景下，葛洪的文学理论和观念是一个重大的突破，为文学符合自身规律的健康发展提出了理论的构建和支撑。为此，葛洪的文学思想既具有理论的深度，也具有历史的广度，具有极其重要的理论和历史价值。

2. 创作过程中重视材料的选择和加工

葛洪十分重视文学创作过程中文学素材的选择和加工。他认为文章不能凭空臆造，需有感而发，在相关生活素材的基础上进行取舍加工。而构成文章的材料主要来自两个方面：一是判微析理，即作家对于外界事物的观察、分析和评判，从自然界和社会中获取人生的感悟和体会，是作家从社会与生活中获得的直接经验；二是斟酌前言，即在阅读品评前人文章与材料的基础上，通过分析感触而形成的理论和观念，这是作家获得的间接经验。由此可见，葛洪认为文学作品题材来源是对自然和社会的深入细致的观察和研判，文学作品不能只是空洞地抒发个人情感，而应该建立在对社会、人生的理解体悟基础上，方能具有深远的文学生命力。

3. 提倡文学创作要雕文饰辞，并主张德行与文章并重

葛洪认为：“文章之与德行，犹十尺之与一丈，谓之余事，未之前闻。”[2]在此基础上他进一步提出“本不必皆珍，末不必悉薄”的论点，从而突破了儒家观念中重视文以载道而轻忽文学本身艺术魅力的理论框架，使文学作品按照从内容到

---

① 《鲁迅全集》第 9 卷，人民文学出版社 2005 年版，第 40 页。

② 葛洪：《抱朴子》，上海书店出版社 1986 年版，第 157 页。

形式、从主题到语言并重的创作模式和要求，遵循文学自身的发展规律健康发展。

三、陶弘景

(一)个人医学经历与文学创作

陶弘景，齐梁间道教思想家、医学家，456 年出生于江苏南京，自号华阳隐居，卒谥贞白先生。

陶弘景历经宋、齐、梁三个朝代。少年时聪慧好学，读书十分用功。10 岁时每日用心研读葛洪的《神仙传》，因为葛洪的影响，陶弘景确立了求仙养生的宏大志向。陶弘景虚心好学、努力求知，他知识渊博、才华出众，琴棋书画样样精通，受到时人赏识，不到 20 岁就做了宜都王的侍读。后担任左卫殿中将军一职，平日离群索居，用心于处理公务与研究学问之中。

后来，陶弘景厌倦了仕途，向皇帝提出辞去职务。皇帝虽然不舍，但在他的坚决请求下，送他大量财物准许了他的辞呈。陶弘景退隐之后，前往江苏句容茅山隐居以炼丹修道为业。由于他在朝中声望极高，对于朝中的事务，皇帝仍然通过书信的形式征求他的意见，作为决策的参考依据。为此，陶弘景赢得了“山中宰相”的美誉。

陶弘景喜好医学，精心研读医学理论书籍，并亲自到野外采集药物，与医药书籍中的记述进行印证。经过长期的医学研究和实践之后，他编撰了《神农本草经》之后的第一部药学专著《本草经集注》，在描述药物数量、内容以及分类方式上，比《神农本草经》又有了明显的创新和进步。陶弘景作为道家医学的代表人物，对我国医药学的发展作出了巨大贡献。

除了精研医学之外，陶弘景文学功底扎实，《名医别录》是我国医学史上的名著。他创作的文学短札注重描绘自然风景，并抒发自我感情，如《答谢中书书》以优美文笔描绘名山大川的秀美风姿，展露出作者对大自然的由衷喜爱和感佩之情，文笔流畅，情感自然，堪称佳作。

(二)文学成就

提及陶弘景，人们一般都为他的道士和隐士的名衔所遮蔽影响，实际上他在文学创作方面的成就极高，可以和他的道家及医学家身份相媲美。陶弘景是名震一时的文学家，他广泛涉猎各种文学体裁，诗文辞赋各类文体样样擅长。在文学内容上表现出关注社会和人生的浓厚的人文情怀，感情真挚沉郁，语言清新流畅，具有秀丽隽永的艺术风格。

1. 才华横溢，擅长创作诗文辞赋各类文体

魏晋南北朝时期，文学进入自觉时期，从广义的学术中分离出来，文学研究、文学创作亦成为当时社会的风气。陶弘景出身于书香世家，其曾祖父、祖父和父亲都才华横溢，长于文学写作。尤其是他的父亲兼通医学和文学，所创作的文学作品在当时享有美誉。在良好的社会文化和家庭教育环境下，陶弘景不断增强对文学的挚爱和兴趣，不断培养并提升他的文学素养和能力，无论是公文写作还是文学创作，陶弘景都十分擅长，且都有名篇佳作问世。他在与《梁武帝启》中道："每以为得做才鬼，亦当胜于顽仙，至今犹然。"①15 岁时，陶弘景创作了《寻山志》一文，抒发了自己希望在山川隐居、获得自由宁静生活的理想和志愿。作为一篇辞赋，它文辞秀美，笔法老道，显示着超越年龄的成熟。此后，陶弘景担任宜都王萧铿的侍读，所撰写的各种公私往来文稿都成为当时公文的范本。在朝中为官时期，陶弘景写作《水仙赋》，受到齐梁年间文坛大家沈约的高度称誉，两人因文章而结交，关系十分友好。永明十一年，厌倦官场生活的陶弘景起意辞官归隐茅山，向齐武帝递交《解官表》。这篇向帝王上书陈请言事的文稿，文字精练、言辞诚恳、说理明晰、感人至深，使齐武帝不仅准许了他的辞官请求，还赐给他大量财物。陶弘景的出众超群的文采和高超的说理技巧由此可窥见一斑。

2. 忧世爱人的浓厚的人文情怀

陶弘景作为我国道教史上著名的道士，以追求成仙得道为终极目的，本来应该脱离尘世，摆脱人世间各种情感的牵挂和纠结；但是陶弘景却是一个另类，在隐居修仙期间，作为一名医生，医治病苦所赋予他的责任意识，使他仍然和之前一样富有使命感与责任担当意识，对社会、对家人、对朋友怀有真挚的情感，用心去对待社会和人生，而远未能做到舍弃人间正常情感、废除世间常规义务，这就为陶弘景的求仙、修道赋予了浓浓的人情味和现实色彩。他在茅山感念人民疾苦，为百姓诊病治疗。"瞻恤寒栖，拯救危急，救疗疾恙，朝夕无倦。其别有阴恩密惠，人莫得知之。虽惜人书，随误治定。"②在行医之余，陶弘景重视收集医学资料，对前代医学典籍进行注释整理，著成《肘后百一方》，希望能够流传后世，为医学发展传播知识和理论。凡此种种，都展示出陶弘景作为一个医生和一位作家的充满悲悯、关爱的人文关怀。

文学作品皆为心声，字里行间都能渗透出作者的意识和情感。我们在陶弘

---

① 张宇初：《道藏》第 23 册，上海书店出版社 1987 年版，第 644 页。

② 张君房：《云笈七签》，齐鲁书店 1988 年版，第 590 页。

景创作的诗文辞赋里，可以清晰地感受到他对于无法把握的命运的忧戚之情，感受到他悲天悯人、关注国运民生的赤诚之心。他在茅山隐居的处所叫靖室，是其弟子陆敬游经过艰苦的努力修建起来的。陶弘景对此十分感动，他曾专门撰文《授陆敬游十赍文》记述这件事情：

于是褫带青墀，挂冠朱阙，携手东驱，创居兹岭，脉润通水，徙石开基，登崖斫干，越垄负卉，筋力尽於登筑，气血疲乎趋走，肌色憔悴，不以暴露为苦，心魂空慊，宁顾饥寒之弊，栋宇既立，载罹霜暑，于时七稔，经始甫讫，今日之安，尔有勤焉。

作家采用对仗工整的语句，把当时修建居身之所的情景细细道来，描写生动细腻，自然流露出对爱徒的欣赏、感动和激扬之情。这就有别于一般的道家作品说教的口吻，带有浓郁的抒情意味。如前所述，陶弘景虽然隐居深山，但是他忧国忧民之心始终未能放下，依旧心系国运，这在其《胡笳曲》中表现得十分突出明显："自戾飞天历，与夺徒纷纭。百年三五代，终是甲辰君。"这首诗是对当时政局走马灯似的变换的真实写照。作家希望能够有一位有道明君结束动乱的时代，恢复太平时光，表现出作家对国家和民族动荡的忧戚和对和平生活的期盼之情。

3.清新明丽、秀丽隽永的艺术风格

中国古代知识分子表现出鲜明的思想和人格的两面性：既有登庙堂之高忧国忧民的思想和行为，也有退居江湖，在明山秀水中醉情美景放浪精神的行为和意识。魏晋南北朝时期山水诗歌等文学开始兴盛，其缘由与当时险恶的社会政治环境有关联，动乱的时代迫使不少文人只能寄情于山水之中，避祸于庙堂之外，借赏风景来自保和得到身心的放松。陶弘景深受当时文学风气和政治环境的影响，且生性有着超凡脱俗、悠然物外的性格气质。《南史》记载陶弘景"遍历名山，寻访仙药。身既轻捷，性爱山水，每经涧谷，必坐卧其间，吟咏盘桓，不能已已"[①]。陶弘景对大自然美景的爱好之情由此可见。文如其人，这就预制影响他形成了清新明丽、秀丽隽永的艺术风格和创作个性。

如作家早年写成的《寻山志》，讲究对仗，精于押韵，是六朝骈赋中的佳作。在用韵方面，韵随意转，自然天成，体现出作家驾驭语言的娴熟技巧。作家是一位写景状物的圣手，他沉迷于自然山水之美，自有佳句：

尔乃荆门昼掩，蓬户夜开。室迷夏草，径惑春苔。庭虚月映，琴响风哀。夕鸟依檐，暮兽争来，时复历近垄，寻远峦，坐盘石，望平原。日负嶂以共隐，

---

① 李延寿：《南史》，中华书局1975年版，第1897～1898页。

月披云而出山。风下松而含曲，泉潆石而生文。草藿藿以拂露，鹿飙飙而来群。扪虚萝以入谷，傍洪潭而比清。照石壁以端色，攀桂枝而齐贞。亟扈兰而佩蕙，及春鴂之未鸣。且含怀以屏气，待惠风而舒情。[①]

在文中，作家为读者描绘出一幅景色清幽、四时雅致的美妙画卷。读后顿生清风拂面、明月照怀之感。《梁书》中这样介绍陶弘景的生活情趣："特爱松风，每闻其响，欣然为乐。有时独游泉石，望见者以为仙人。"[②]可以说，《寻山志》为陶弘景设计了一条明朗的人生轨迹，他是想在游山玩水之间寄寓自己感情，实现自己的理想和追求。

第三节　中国现当代具有诗性情怀的医学家

五四新文化运动，助推中国进入现代社会，随着医学教育和培养体系的发展与完善，医生不再具有文化儒医的模式与特点。但是由于医学既具有自然科学的属性，又具有人文社会科学的属性，从业者应具备较高的医学伦理和职业道德，具有救死扶伤的人道主义情怀，在心理调适和与病患交往过程中需要具有较高的人文与艺术修养，这就决定了医学和文学有着太多交集和融合的地方。它们都有一个共同的研究和工作对象，那就是人。因此，在中国现代，诸多从事医学工作的人员把文学艺术当作自己工作之外的兴趣和爱好，并且具有较高的文学修养和诗意的智慧。他们从医学生涯中可以获取工作感受和生活素材，在创作过程中进行艺术再加工和升华提炼，所创作的作品具有独特的思想情感和艺术特色。因此，这种文学生产模式在文学创作方面既拓展了题材领域，也以全新的模式和方法为读者奉献了具有浓郁医学色彩的文学著作，为文学的多元化发展作出了突出的贡献。

一、恽铁樵

（一）亦医亦文的人生经历

恽铁樵，名树珏，字铁樵，我国著名中医学家，1878 年出生于江苏武进。

恽铁樵幼年时期父母相继离世，在孤单和困顿中由同族人抚养长大。1903 年考取上海南洋公学，学习外语和文学。毕业后从事教学工作。1909 年抵达上海，在浦东中学任教，工作之余翻译部分欧美小说发表，受到当时人们高度赞誉。

---

① 莫道才：《骈文观止》，文化艺术出版社 1997 年版，第 163 页。

② 姚思廉：《梁书》，中华书局 1973 年版，第 743 页。

因译文出色，被商务印书局聘任从事编译工作。此后，他担任《小说月报》主编，因编辑新文学运动的重要文化刊物受到世人瞩目。在此期间，恽铁樵边从事文学编辑工作，边进行文学创作和翻译工作。他发现和培养了大量新人，鲁迅和张恨水的初次投稿就被他慧眼相中，有伯乐的气度和素质。

恽铁樵在文坛一时间声名远播，但年届不惑之后，家庭迭遭变故，三个儿子先后罹患伤寒症后，因庸医耽误不幸先后亡故。家庭的不幸，促使恽铁樵愤而由文学转向医学。他先是拜师于伤寒大师汪莲石学医，同时经常与姻亲丁甘仁先生一起探讨医学方面的问题。1920 年之后恽铁樵正式弃文从医，不再担任《小说月刊》主编，开始坐诊行医，疗治病人。恽氏十分擅长儿科的治疗，在较短时间内就因为医术高明、治疗效果良好而被当地病人及家属争相传颂。其后，随着西医东渐不断加强，中西医之争愈加激烈，中医被认为不科学而备受排挤，以余云岫为代表的一批医生提出的中医废止论甚嚣尘上。在这次轰动一时的中西医论争中，恽铁樵通过长期医疗实践感受到中医的疗效。"他认为'万不可舍本逐末'，中医不可废，中医学自有渊源，他认为'中国医学是平正的，非玄妙的，是近情著理人人可明白，非艰难深晓不可思议的。'"[①]对于中西医的比较，恽氏的观点是科学理性的，他以文化发展的视角提出了自己的观点，认为"东西方文化演进不同，各有长，亦各有短"，"中西医应互相切磋，不应互相冲突"。[②] 他对中西医发展的观念和态度在今天仍具有指导意义。为此，他作为中医坚定的捍卫方提笔著述《群经见智录》，正面斥责余云岫观点的荒谬之处，得到了国人的大力认同和赞许。此后，恽铁樵又在其所著的《伤寒论研究》中，详尽阐释自己弘扬中医、改进中医的相关主张，以进化论的观点创新性地提出中西医结合的中医革新思路，并相继创办铁樵函授中医学校、铁樵函授医学事务所，参与培训和教育者达千人以上，为中医的发展储备了大批有用之才。

（二）文学成就

恽铁樵作为中国现代著名中医师和中医改革大家，医学方面的贡献众所周知。同时，文学创作、翻译和编辑工作成为他人生中重要的一项工作和内容，在文学史上留下了深深的足迹与印痕。他曾在民国初期重要的文学阵地《小说月报》担任主编职务，也创作并翻译了大量的小说。作为一个编、译、著多方位发展的全能文学大师，他在文学创作和发现培育创作群体等诸领域均殚精竭虑、成绩斐然，得到人们的推举认可。

---

① 孙玲、刘松林编著：《恽铁樵医案》，上海科学技术出版社 2010 年版，第 6 页。

② 孙玲、刘松林编著：《恽铁樵医案》，上海科学技术出版社 2010 年版，第 7 页。

1. 作为《小说月报》的主编，一手打造具有纯粹文学风格和特点的大型文学期刊

在中国现代文学史上，研究鲁迅绕不过一个人，那就是恽铁樵。这是因为鲁迅的第一篇文言文小说《怀旧》即投给由恽铁樵担任主编的《小说月报》，并且恽氏在纷繁的来稿中慧眼相识，认可稿件价值并亲自签发，投稿的顺利对初次从事创作的鲁迅来说是一个充分的肯定，激发了他写作的兴趣和信心。这一事件对当时尚默默无名的文学青年来说影响极大，"鲁迅在 21 年后还记得恽铁樵，称他为'批评的老师'，谦逊地把自己置于学生的地位"①。恽氏不仅热心提携扶持鲁迅，而且鸳鸯蝴蝶派代表作家张恨水、文学研究派的重要作家叶圣陶，都是在他的认可与指导之下走上了文学道路，在《小说月报》上发表了自己的重要作品，开始在文学道路上崭露头角。尤其值得称道的是，恽铁樵对待尚未出名的青年作者都能够以诚相待、倾尽全力指导。他曾亲笔给青年作者叶圣陶回复一封长信，说明其作改发在《小说海》上的经过。而收到张恨水来信后，他的回信仅仅间隔了四五天。而在对鲁迅《怀旧》稿件处理上，他的高效以及对待工作的热忱和认真更加令人感动。鲁迅于 1912 年 12 月 6 日把稿件由绍兴邮寄给《小说月报》编辑部，6 日之后就收到恽铁樵的亲笔回复，28 日即收到预付稿费 5 元，文章在 1913 年 4 月出版的《小说月报》第 4 卷第 1 号上刊出。从对待这三个尚默默无闻的普通作者的态度和做法上，可见恽铁樵对文学事业的重视和工作的高度责任感，他把全部热情倾注到培育新人、用心发展文学事业的工作之中。

而在主持《小说月报》的过程中，他大刀阔斧地对刊物进行改革和创新，坚持审美、教育、娱乐三方面兼顾的办刊原则，重视稿件质量，亲自把关。他出于公心，不分亲疏和门派观念，对参与投稿的有为文学青年一视同仁，认真扶持指导。他重视刊物与受众之间的互动关系，重视编读之间的往来，用心听取作者、读者的意见和建议，并及时调整和改进，使办刊方向和特色始终连接地气，受到读者和作者的认可。在他的努力下，《小说月报》彻底脱离鸳鸯蝴蝶派的印记，在短时间内就成为一个在全国有影响力的以纯文学为主的新文化刊物，成为新文学主将们认可并坚守的一个重要阵地。

2. 从事外国文学翻译工作，着力推介欧美文化和先进思想以推进启蒙工作

20 世纪初的内忧外患给中国国民尤其是知识分子心中带来了严重的挫败

① 孙玲、刘松林编著：《恽铁樵医案》，上海科学技术出版社 2010 年版，第 4 页。

感和危机感，国家、民族的危亡促使先进的知识分子开始从文化和思想的视角反思中国落后的原因，开始睁开眼来看世界，希望反思中国旧有文化的弊端，汲取西方文化的优点，采取各种救亡图存的方式来救治日渐衰亡的中国，为此，一股学习西方先进思想文化的热潮风起云涌。在这样的政治、思想和文化背景下，翻译西方的作品，就成为最早接触西方的知识分子的一项重要的工作，恽铁樵即是其中的代表。

恽铁樵以翻译西洋小说而著称文坛。1909 年他从上海南洋公学毕业之后，在中学任教之余，开始大量翻译欧美小说。在林纾用文言文翻译的小说受到时人瞩目之时，恽铁樵采用中国小说章回体的形式翻译了《豆蔻花》《黑衣娘》《波痕荑因》等小说，被青年们广泛传颂，当时学界把他与林纾翻译的小说相提并论。恽氏翻译作品是与主编《小说月报》同时进行的。一方面他要完成繁忙的编稿工作，另一方面还要翻译大量的欧美小说，发表在《小说月报》上，使其成为当时读者了解西方文化和文学的一个重要窗口。他选择译介小说的标准非常明确：一是在内容上应该具有一定的教育意义，二是在艺术与审美方面应该具有相应的休闲阅读价值。恽氏所选择的具有教育和教化性质的小说恰好适应了当时国民启蒙的主旨，符合当时社会的潮流，表达了国人革除思想与文化弊端、挽救国家的使命感和责任感。如恽铁樵转译了英国人翻译的俄国小说《爱国真诠》，作品描写了两位巴尔干半岛的教师被土耳其人俘虏后，在经受了威逼利诱之后，当面对死亡时仍然表现出大义凛然的民族气节，女教师慷慨陈词："吾夫妇皆俄人，当为俄国死，为耶教死，吾虽妇人，无能为役，然吾夫若为间谍，不惜杀吾怀中儿以吾自有之手。"文章由一位普通人士的故事延伸开来，表现出在重大历史事件中勇敢抗击外侮的平凡人的壮举，故更加具有震撼人心的思想价值和艺术魅力。

3. 用文学来反映社会，文学创作取得实绩

恽铁樵是一位全能且多产的文学工作者，他不仅主持编辑《小说月报》，扶掖了大批的文学后进；而且他在翻译西方文学之余，也着手进行文学创作，先后在《小说月报》上发表小说 20 余篇，以自己的创作实绩来推动当时新文学的健康发展，也展示出他才华横溢的文学素养与能力。恽氏的小说创作从内容来分主要有两种类型：一种是言情类小说，一种是反映社会现实生活的小说。

恽氏写作言情小说有着深厚的社会文化背景。辛亥革命之后，封建统治基础轰然崩塌，但是封建思想仍然深重地影响着国民，青年男女希望追求婚恋自由，但是受到了社会与舆论的重重压制与阻碍。为此，描写在封建思想和礼教重压下男女婚恋悲剧的言情小说流行于当时文坛。此类作品没有实际内容，多以华丽的骈体文作无病呻吟，缺少文化的厚重和思想的深度。对于在当时社会广

为流传的言情小说，恽氏表达了自己的不满，认为这是一种不良的文学倾向。为了改变影响当时文坛的弊端和流俗，他除了大声呼吁，在自己编辑的《小说月报》选稿、用稿方面积极引导之外，还用浅显易懂的文言文创作了部分言情小说，以实际行动在文学作品的思想内容和创作格调方面进行引导。恽氏以宏大的视野，把以往作品中专注描写的“儿女之情”一变而为“人间大爱”，虽然还是写作男女恋情，但同时也在叙写血缘亲情、朋友之情，大大拓展了人间情的范畴与内涵。如其创作的哀情小说《七十五里》，就是以描绘朋友之间的真挚情谊为主题。小说以“余”在乡村和表弟沈馥虔的谈话切入故事，表弟向我叙述了与好友云鹏飞之间的交往的深厚情谊和历经的不幸遭遇。两人在一次外出中，云鹏飞不幸遇难，表弟历经艰辛，把云鹏飞送回家中，安葬在他母亲坟边。恽铁樵以深沉悲悯的语气描述了这一悲剧事件，充满了对青年人真诚友情的赞许之情，也流露出对有志青年不幸早逝的悲哀和痛惜。

恽铁樵反映社会现实生活的小说具有较高的价值。他以一个社会文化医生审视诊察的视野，将文学描写的笔触深入到社会生活的各个角落，透视不同人的生存处境，反映他们的生活和心声，这就走出了古代士大夫文学只是抒发自我情感或者只是描写才子佳人题材的狭窄空间，拓宽了文学表现的领域和手法。《工人小史》堪称其中杰出的代表性作品，也是中国现当代文学史上第一篇以工人生活作为内容和表现对象的短篇小说，具有开创之绩。恽氏以举重若轻的创作手法，精心撷取了上海市某厂工人韩蘖人两天中的生活与经历，“选取看似平常又极具典型意义的两天来表现十年如一日的苦难，同时又向我们展现了全景式的工人忍辱劳动的场面”①。当代新写实的代表作家池莉的《烦恼人生》在创作模式上与此有相似之处，她通过描写轧钢厂工人印家厚一天的生活经历，翔实而深刻地揭示出当代普通工人需面对的生活困境和无尽的烦恼。恽氏以新兴的工人阶级作为创作对象，足见恽铁樵开阔的思维和创新的意识，他敏锐地感知当今社会的变迁和时代的发展脉络，以宏阔的视野来洞悉和描绘在阵痛中转型求变的当下社会，具有积极的现实意义和历史价值。

在艺术表现手法上，恽铁樵采取了“旧瓶装新酒”的手法，是文学从近代走向现代的历史转型期的一个过渡。他虽然还是用文言文进行创作，但是不墨守成规，作为最早睁开眼看世界的进步知识分子之一，他在继承中国传统文化的基础上又能够有鉴别地吸取西方的先进文化和技术。表现在文学创作上他能够积极全面地学习借鉴欧美文学的叙事技巧，在叙事艺术上综合运用了大量的时代先进因素和做法。诸如小说《七十五里》中就以“余”第一人称视角切入叙述，用我

① 田欣欣：《中国近代短篇小说名著选评》，暨南大学出版社 1996 年版，第 9 页。

的全知全能的叙述方式来推进小说情节进展，其间倒叙、插叙等不同叙述方式交叉使用，使文章富于变化与活力，具有亲切、真实、温情的特点，强化了小说的节奏和律动。此外，恽铁樵的小说创作运用了大量的环境描写和心理描写，抓住了人物在不同环境中的心理活动，起到营构活动环境、烘托事件氛围、丰富人物形象的作用。诸如在《雁声》中，当女主人公得到了丈夫发生意外的噩耗之后，穿插叙写了孤雁飞过的情节："陡听得一声怪叫，仿佛鬼哭，顿觉毛发森竖，抬头一望，原来窗外飞过一只孤雁。"落单的孤雁，往往寄寓人物感怀身世之意，渲染悲凉、孤寂的气氛，表现了人物形若孤雁的凄楚。此时文中孤雁哀鸣，愈加凸显了女主人公内心凄凉悲哀的情愫。文中不仅有凄美清冷的环境描写，还有对人物细腻入微的心理描写，如当出门在外的丈夫很长一段时间没有任何音讯，女主人公陷入了内心迟疑和惊恐之中，作家注重描写她此时的内心波动："难道把家忘却了么？难道有什么不测么？从前出门时候的话语你竟忘了不成？"寥寥数语就将一个孤居在家的妇人因为思念惦记丈夫而禁不住胡思乱想的心理变化描写得十分精当而细腻，里面有担忧，有惦念，有焦虑，有些许责怪，把一个复杂的情感流变写得层次分明、生动而传神。

二、赖和

(一)个人医学经历与文学创作

赖和，原名赖河，字懒云，台湾知名医生，同时也是诗人、作家。

1894 年，赖和出生于台湾彰化的一个普通百姓家庭。台湾医学校(台大医学院前身)毕业，在彰化创立赖和医院，曾赴厦门博爱医院工作两年后返台。赖和号称"诗医"，他医德高尚，与人民在情感上息息相通，赢得了当地民众对他的广泛崇敬与赞誉。他医术高明，平易近人，每天所看的病人，都在百名以上。有些病人经济困难，赖和为他赊账治疗；但对于看来根本不可能还钱的病人，赖和连账都不记下，免费医治。除行医外，赖和长期从事抗日活动与文学创作，担任《台湾民报》文艺栏目主编，积极推进台湾新文学运动，因此为日本殖民政权所忌恨，两次被捕入狱。赖和毫不屈服，仍然奋斗不懈，成为当时对日抗争的一面旗帜。1943 年，赖和因病去世，享年 50 岁。

赖和生活在日本殖民统治台湾时期。面对日本殖民统治者的高压政策和残暴统治，赖和在行医之余，以手中的笔作为武器，愤怒揭露和控诉日本统治者给台湾及台湾人民所造成的痛苦与灾难，满怀激情地讴歌台湾人民英勇无畏的反抗精神。

赖和先后创作了大量的散文、新诗以及白话小说，其文学创作影响并推动了台湾“五四”之后的乡土作家创作活动，赖和作为台湾新文学运动的先行者和奠基人，被誉为台湾“新文学之父”。

(二)文学成就

赖和还被誉为台湾文学创作的“奶母”，是因其鲜明的直面现实的写实风格、浸润台湾本土风情的乡土写作和坚忍不拔的抗争精神对后世作家的创作影响重大而深远。其间，医学生涯促使其形成的敏锐的洞察能力、冷静的判断能力和关爱悲悯的人文情怀，都对其文学创作形成了相应的影响和推动。

1. 以创新而坚实的创作实绩奠定台湾白话文小说写作的基础

赖和文学创作的一大贡献是解决了台湾白话文创作空白的问题。他以自己的台湾式的白话文创作活动，催生并带动了以白话文为基础的文学语言，对台湾的文学发展至关重要。

台湾岛除了原住民是高山族外，其他多是由闽、粤两地渡海迁移的汉族人，分别说福佬语与客家语。这两种方言只是口头流传，没有书面语言。虽然他们认知汉字，但是与他们口头语言不相吻合。此外，日本殖民者推行日本文化教育，强迫台湾当地人以日语为口头语言，以日文为书面语言，要求他们尊日语为“国语”。为此，要实现与五四新文化运动所提倡的白话文运动相对接问题，就要解决两大难题：一是解决日本话与台湾话的问题；二是要解决台湾话与五四新文化运动提倡的白话相融通的问题。赖和根据台湾当地实际，从理论到实践方面解决了这两大难题，开创性地蹚出了一条具有台湾特色的文学拓展之路：以“五四”白话文为基础，结合台湾本地有生命力的方言口语，形成台湾文学白话文语言。

在赖和的努力下，中国社会历史上以中国语言文字来维持联系民族感情的传统做法得以继续张扬，促进了台湾新文学运动与大陆五四新文学运动的衔接与并轨，也为台湾文学进入一个崭新的发展阶段提供了一个有效的表达工具。如在《一杆“秤仔”》中，赖和写道：“再过几天，生意屡好，他又想炊一灶年糕，就把糖米买回来。”[①]在《可怜她死了》中，赖和写道：“卖！将阿金来卖！……恐阿金也未必肯去，纵使这一期户税不纳，也不是就要拿去刣头，何至着要卖子。”[②]以上语句流露出浓郁的台湾本土风味，字里行间散发出浓浓的乡土气息，其间蕴含着赖和大量创造性的工作和努力。

---

① 《赖和短篇小说选》，时事出版社 1984 年版，第 13 页。

② 《赖和短篇小说选》，时事出版社 1984 年版，第 27 页。

2. 以现实主义态度摹写台湾社会生活与现实

赖和作为一名具有社会正义感和责任感的作家，他以医生的敏锐眼光和犀利的洞察力来探视在日本殖民统治下的社会，希望揭开当时社会中存在问题的内幕，查找原因，寻求解决问题的方法，以推动社会进步和发展。

赖和采取真实再现当时历史和社会现实的创作手法进行创作，他的作品因为真实地反映当时的社会生活和问题，被学界称为日本殖民统治时期台湾社会生活的一面镜子，可以反映出当时社会风气和习俗。通过阅读赖和的小说，我们可以了解在当时社会上普遍存在的问题和现象，比如赌博在当时已经成为常态化的行为，在《不如意的过年》中作者写道："暇时的消遣，第一要算赌钱。"[①]而抽鸦片已经成为当时社会的痼疾，带来了较多的社会问题。在《棋盘边》中，瘾君子已经把抽吸鸦片视作"世上无比"的幸福，而部分人则借着倒卖鸦片来发横财。在这样的状态下，整个国民在麻醉和沉迷中堕落下去。还有的小说与五四时期的鲁迅创作的小说具有相同创作主题与作品风格，重在揭示国民迷信、愚昧和麻木的精神状态，如《斗闹热》中极力描绘出了小镇人民的愚昧和麻木，他们只是为了逞一时意气，就不顾及后果把大量的财物用在了迎神赛会的斗"闹热"上，导致了"穷的人，典衫当被，也要来和人家争这不关什么的脸皮"的令人无奈而悲哀的后果。

除了揭示当时社会的不良风气和人们愚昧、落后的精神状态之外，赖和还描写了台湾农民遭受的沉重的经济剥削和受到的严酷专制统治。与大陆文学著名的丰收成灾的题材相似，赖和也写出了《丰收》。蔗农添福伯付出了比别人多三四倍的劳作辛苦，在精心耕作之下，他种植的甘蔗喜获丰收，但是制糖会社却采取在磅秤上做手脚的卑劣方式，导致他卖出的甘蔗重量"约减有五分之二"。结果是在丰收年景下"年终要给儿子娶媳妇的钱"没有了，"五个月的春粮所费（日常费用）"也无处筹措。而在《惹事》中，则借人们对待一群母鸡毁坏菜地中蔬菜的态度，揭露了日本殖民者的飞扬跋扈和肆意妄为。"一群鸡母鸡仔在菜畑里觅食，脚抓嘴啄，把蔬菜毁坏去不少。"[②]而种菜的"向鸡群走去，却不敢用土块掷它"[③]，因为，这鸡群是"那衙门里的大人所饲的。'拍狗也须看着主人'"[④]。作者运用了讽喻的手法，辛辣的文笔中流溢出讽刺和愤懑之意。在《辱?!》中，则直接

① 《赖和短篇小说选》，时事出版社 1984 年版，第 22 页。

② 《赖和短篇小说选》，时事出版社 1984 年版，第 46 页。

③ 《赖和短篇小说选》，时事出版社 1984 年版，第 46 页。

④ 《赖和短篇小说选》，时事出版社 1984 年版，第 47 页。

揭露了日本殖民统治者的暴行和无道。台湾当地人在会堂里举行涉及政治、社会、文化运动的演讲会时，殖民当局要派特务、高等警察到会监视。往往是“三句半就中止，加(多)讲一声，就扭下去”①。

哪里有压迫哪里就有反抗，作家真实地描述了台湾人民风起云涌的反抗斗争。在《一杆“秤仔”》中，作者塑造了秦得参这样一个普通农民形象。他幼年丧父，替人放牛为生。16 岁之后，他既无法租佃谋生，又无法给会社当劳工，只能靠给人家临时当散工来赚钱谋生。成年之后，他经历了娶妻生子、老母辞世等事件，在贫病交加中，靠出卖苦力勉强维持家庭生活。眼看快到新年，他向别人借了一根金花，典当三元钱作为本钱来贩卖生菜。在外出卖菜的过程中，在街上路遇巡查(警察)。他不会迎合讨好巡查，巡查被激怒之后折断了他借来的“还新新的秤仔”，喝骂：“畜生，到衙门去！”②秦得参被关入衙门中，妻子无奈只得拿出刚挣来的三元钱赎他回家。秦得参在悲愤中表达了自己的满腔怒火：“人不像人，畜生谁愿意做?!”在一个夜晚，他杀死巡查后自杀。小说以悲剧结局，令人痛心，但这是对当地人民在重压和奴役之下觉醒的叙写，表现了作家对反抗者的激扬和赞颂之情。

3. 作为一名社会文化医师担负救亡图存的社会责任

作为一名受过系统医学教育的进步知识分子，长期的医学诊察和治疗工作锤炼提升了赖和反思、分析和批判日本殖民主义统治罪恶的意识。在自传体小说《阿四》中，赖和即借青年医生之口提出：“时世的潮流，用它排山倒海的势力，掀动了世界，人类解放的思想，随着空气流动，潜入人人的脑中。台湾虽被隔绝在太平洋的一角，思想的波流，却不能被海洋所隔断，大部分的青年，也被时潮所激动，由沉昏的梦里觉醒起来。”③为此，赖和走出医院投身到广阔的政治启蒙和斗争中。他和鲁迅一样，从医学走向文学创作，也是为了实现从疗治人的身心病苦到救治整个社会的问题和痼疾的转变。而殖民地台湾，则面临着封建统治和殖民统治双重压迫，更需要社会医学工作者付出巨大的牺牲和努力。

赖和作品中体现出鲜明的现代医学元素，他作为一名兼具医生和作家双重身份的社会工作者，在现实生活和斗争中用文学艺术进行社会的反思和思想的批判，在殖民统治所造成的社会撕裂和困境中显示出了不同的焦虑和困窘。作家对小说中出现的医生形象以及现代医学意象进行了思考和解读，表现了他独

① 《赖和作品选集》，中国广播电视出版社 1987 年版，第 64 页。

② 《赖和短篇小说选》，时事出版社 1984 年版，第 16 页。

③ 《赖和短篇小说选》，时事出版社 1984 年版，第 90 页。

特的思想观念和美学风格。赖和在创作中对人物的医生身份与文本中的医学因素、社会活动和文化反思交融在一起进行叙写，以实现对于殖民主义以及国民劣根性的反思和批判。在他眼中，现代性从来就不是单纯的文明进步的象征，它与殖民性一起，带来的是社会文化的分裂和人民精神的创伤，人类对于社会思想文化的接受和认可具有延迟性的特点，有时时代的进步和人们的幸福并非是同步进行的；医生或医学似乎并未像许多知识分子理解的那样成为绝对的现代性元素，倒是颇有几分被揶揄、嘲讽的意味。《雕古董》中的"懒先生是一个医生，是由学校出来的西医，当然不是汉医，所以也好讲是现代人，不是过去时代的人物"[①]，由于"医生时行（流行，欢迎），结局就是大赚钱"[②]。这个人物"还没有抛弃他费人生命来赚钱的医生而不做的勇气，因为这是在现时社会上一种很稳当的生活手段"[③]。懒先生并不以医生职业为傲，而"有倾向到精神文明去的所在"，医生不过就是一种现代职业而已。小说《蛇先生》本以批判殖民地法律的虚伪性为主要叙述主旨，但也触及并探析现代医学与文化传统的关系。生活在传统社会中的蛇先生擅长捕捉蛇，并且研制了医治蛇伤的土方，他在平淡自然的生活状态下从容生活，然而却遇到了殖民地法律和西医的挑战，最终招致牢狱之灾。他的医学模式与治疗方法也因科学无法解释而涂抹上浓重的神秘色彩。赖和以现代性的视野，叙述了传统的生活形态在现代文明的入侵下面临瓦解的现实，这是赖和在"法"的批判以外对于社会与人生的别样思考，医学在此仍然没有作为文明的一方与传统文化形成截然区别，实现现代性对"蒙昧"意识的批判与征服。

第四节 西方作为医生的文学名人

中西方在文化内涵与社会现象方面有相通之处，不仅中国有儒医现象，有以医生作为职业同时涉猎文学领域的通才，在西方作为一名普通医生从事文学创作且取得不俗成就也是一个重要的现象和存在，成为文化史上跨学科、跨文化研究的一种重要现象。比如，欧仁·苏既是法国公认的优秀外科医生，也是当时著名的小说家。他创作的长篇小说《巴黎的秘密》轰动一时，恩格斯对这部作品的思想和艺术给予了高度评价和赞许。英国作家柯南道尔毕业于爱丁堡大学，毕业后成为一名跟船医生，随船定期往返于英国和西非之间。他后来回国定居行医，写出享誉世界的福尔摩斯系列推理小说。同别的弃医从文的作家不同，他以

① 《赖和作品选集》，中国广播电视出版社 1987 年版，第 50 页。

② 《赖和作品选集》，中国广播电视出版社 1987 年版，第 50 页。

③ 《赖和作品选集》，中国广播电视出版社 1987 年版，第 51 页。

作家成名之后，仍然远赴维也纳继续进修眼科学，回到伦敦成为一名出色的眼科医生，救治了许多被眼病折磨的病人。梳理西方现代文学史和医学史，我们可以研究探析医学家兼通文学这一独特的文化现象。

一、斯宾塞·约翰逊

（一）个人医学经历与文学创作

斯宾塞·约翰逊，1940 年 1 月出生于美国，医学博士，享誉全球的思想先锋、演说家和畅销书作家。

斯宾塞·约翰逊先后获得南加利福尼亚大学心理学学士与皇家外科医学院的医学博士学位，在哈佛医学院和诊所担任实习医生一职。他曾担任交流（研究）机构的医学指导一职，并发明了心脏起搏器等医学治疗器械，为广大的心脏病患者带来了福音。此外，他还应聘为跨学科研究机构思想库中的医学研究人员，担任加州大学医学院人格研究中心的顾问。

在长期从事繁忙的医学研究工作之余，他倾注全部身心投入到文学研究与创作中，相继创作了《谁动了我的奶酪》《一分钟经理》《给你自己一分钟》《一分钟教师》《一分钟推销员》《一分钟父亲》《一分钟母亲》《礼物》等畅销作品，长时间位居《纽约时报》《出版家周刊》等各大畅销书排行榜之列，成为具有全球声誉的广受欢迎的作家。

斯宾塞·约翰逊结合自己丰富深厚的心理学和医学知识，面对人们在现代社会承受重重生存压力的现状，以文学语言和艺术形象讲析自己的观念与见解，力求让人们寻找并体悟生活中的简单道理，用智慧和真情熨帖人们浮躁的心灵，调适人们心态，帮助现代人生活得更加健康、成功与轻松。

（二）文学成就

斯宾塞·约翰逊的文学创作属于励志哲理类作品，他用通俗易懂、自然流畅的语言，阐析浅显平易而又博大精深的人生观与价值观，既是爱的寓言，又是爱的哲理，使阅读者能够获得新的感受和新的收获。

1. 高超的说理辨析方法

斯宾塞·约翰逊是一位洞悉社会和人生的思想家，同时，他还是一位医生、心理问题专家。他对于社会、人生有着深刻的认识和领悟，能够透过纷繁复杂的表面现象透视事物本质，了解症结所在，明晰事物的主要矛盾，以高超的策略加以解决，是一个将深刻问题简单化的高手。当他了解并熟知当代人普遍存在的心理问题之后，便在书中为当下人们找寻并提供一个解决社会普遍问题的良方和借鉴，指导人们在全球化和信息化时代，如何处理和应对深重压力所带来的变化和危机。

在《谁动了我的奶酪》这部作品中，作者塑造了四个“人物”——两只小老鼠和两个小矮人。他们四个都在想方设法地追寻赖以生存的奶酪。当他们找到一个藏有众多奶酪的仓库时，在美味的滋养下，开始了他们幸福安逸的生活。但是天有不测风云，突然有一天，他们发现奶酪不见了。如何处理突发事件，他们采取了不同的应对策略：两只小老鼠外出寻找，找到了新的奶酪，生活依旧精彩而美好；两个小矮人却面对变化了的生活而不知如何应对，整日在抱怨和幻想中度日，生活陷入一片黑暗之中。作家用寓言的方式讲述了不同的人生态度与不同的人生现实，老鼠和小矮人分别代表人性的不同方面：一面是简单，一面是复杂。而代表复杂一面的小矮人处于生活的困境之中，以此喻指人们在世界发生变化时，想法单纯、做法简单有时会为人们带来转机和益处。

2.依循社会医学、文化医学的诊治原则，启蒙滋养大众身心

作为医学博士，斯宾塞·约翰逊能以冷静的思维、敏锐的洞察力和深刻的人性剖析能力，对当下社会的变迁和人们的生存困境进行深入的探析和认识，并用譬喻的方式开出一剂药方，巧妙地运用了每个人都可以接受的方法，给读者阐释把握社会和人生的知识和道理，帮助处于现代社会困局中的人物走出社会和自我的泥沼，走向生命的灿烂阳光。

作家在作品中最常用的方法是构建一个童话、寓言的世界，让人们在一个桃花源般的梦幻世界里获得思想的启迪和心灵的宁静，释放社会的压力和心灵的重负。在《峰与谷》中，作家独创了峰谷理论，采用通篇设喻的手法，把人在社会和家庭中的顺境和逆境比喻为风光奇崛的高峰和幽深静雅的低谷，以大自然的本真面貌和常态，喻指人生成功和失败是正常状态，没有必要过多解读或者无法接受。同时，作家提出高峰和低谷不仅指外界的成功和失败，关键是一个人的心态，成功或失败取决于你内心对这件事情的看法和感受，对一件事情采取不同的解读方式，则有不同的结果。此外，作家形象地指出，峰谷相连绵延不绝，以此说明顺境和逆境也是相互层递，在不断转变中获取进步，人生没有必要为一时转变而悲哀和绝望。而在《谁动了我的奶酪》中，作者更是营构了一个令人迷醉的童话世界。文中所谓的“奶酪”是一种喻指，它可以被看作人们生命历程中最想得到的东西，诸如一份理想的工作、良好的人际关系、充足的金钱、身心的健康、心灵的宁静等。而文中提及的“迷宫”，则用以指代一个人耗费时间和经历来孜孜以求的地方或者事物。在这个简单的故事里，作家以一个文化医生的责任感和聪明睿智,以譬喻的方式对比描绘了人们在应对变化时的不同心态和表现,将其间的心路历程和思维变化描写得淋漓尽致,并提出应对变化的方式和方法,指导现代人在剧烈的社会变革和沉重的生存困境下如何饮下一杯心灵鸡汤,如何调适自己的内心,在寻找下一块奶酪的路上简单、稳健、快乐地前行。

二、考琳 · 麦卡洛

(一)个人医学经历与文学创作

考琳 · 麦卡洛,1937 年 6 月出生于澳大利亚新南威尔士州的惠灵顿,神经病理学家,当代著名作家。

考琳 · 麦卡洛在一个牧业工人家庭中长大。在幼年时期即表现出不凡的艺术才能,五岁时即能写作诗歌、讲述故事、学画画。但经济大萧条给家庭带来沉重打击,她意识到依靠艺术无法给家人带来温饱,于是决心走上一条专攻数学和自然科学的人生道路。20 世纪 50 年代,考琳 · 麦卡洛进入悉尼大学攻读神经生理学,毕业后,在悉尼皇家北岸医院创建了神经生理学部。五年后,为了进一步提高学术水平,她到英国伦敦大学儿童健康学院从事研究工作。此后移居美国,在耶鲁医学院从事教学和科研工作长达 10 年,成为颇具影响的神经生理学家。她至今仍为威尔士王子医学研究院名誉院长、澳大利亚老年医学基金会资助人、悉尼皇家北岸医院神经生理学部名誉顾问;同时为促进第三世界神经生理学研究,特别是培养该学科女医生,她协助美国耶鲁医学院创建了神经生理学系。她和著名医学家罗登 · 卡特勒爵士同登澳大利亚一百名杰出人物榜。

虽然考琳 · 麦卡洛在医学方面取得了突出的成就和贡献,但真正使她享誉全球的是她幼时即显露出来的文学艺术才华。1972 年,她在医学工作之余创作了长篇小说处女作《提姆》。该书于 1974 年在美国出版之后,很快被改编成电影,既为作者带来可观的经济收益,同时也使她一夜之间成为闪耀西方文坛的明星。此后,她一发而不可收,1977 年《荆棘鸟》出版发行,这是她在长期生活积累和情感体验的基础上呕心沥血之作,该书立即在全世界引起轰动,被拍成电影广为流传。小说被翻译成 20 多种文字在世界各地出版,成为当代最畅销的小说之一,仅平装本版税所得就高达 190 万美元,创当时美国出版界版税收入之最。

(二)文学成就

考琳 · 麦卡洛在学术和文学方面都取得了突出的成就,她具备广博的知识、卓越的才华和丰富的人生阅历,因此奠定了她作品丰富的内涵和特色。她的文学作品闪耀着璀璨的艺术光环和人文色彩。在以《荆棘鸟》为代表的小说中,人物形象血肉丰满，故事情节曲折动人，结构严谨精巧，文笔清新秀丽。作为一名医学家，她熟稔人物的生理和心理变化，在作品中擅长描述人物内心深处的细微变化，尤其是对女性的情感变化及心理活动有着细致入微的体悟和了解。

1. 故事情节曲折动人，结构谨严精巧

考琳·麦卡洛的小说以构建严谨的结构、曲折的故事情节而著称。如在《荆棘鸟》这部代表性作品中，作家以女主人公梅吉与神父拉尔夫的爱情恩怨为线索，围绕这条主线，作家以清晰流畅的脉络穿插交代了克利里家族中其他十余个成员的生活和命运，叙写了克利里家族三代人之间发生的波澜壮阔的故事，涉及战争、爱情、信仰、金钱、亲情、故土、他乡等诸多内容。小说时间跨越了半个多世纪，情节明快而丝毫没有拖沓之感，堪称一部澳大利亚社会变迁的史诗性巨著。

克利里家从新西兰搬迁至澳大利亚的德罗海达大牧场定居下来，开始了崭新的生活。他们家境富有，拉尔夫又担任红衣主教，拥有极高的地位和权力。当拉尔夫神父去火车站迎接来澳定居的家人时，偶遇美丽的女孩梅吉，开始了他们美丽而又悲剧性的一生，因为拉尔夫年龄上可以做梅吉的父亲，注定两人相爱而没有结果。拉尔夫从此陷入了爱情与权力地位二者不可兼得的人生困境之中，他为了事业飞黄腾达只能忍痛割舍与梅吉的感情。梅吉生性单纯善良、性格孤傲坚忍，她对爱情执着忠贞，渴望一份神圣的爱情和婚姻，为此无怨无悔地守在德罗海达，守望着这份无望的爱情。当她最终明确知道自己与拉尔夫结合无望时，才匆匆嫁给与拉尔夫最像的卢克。而卢克是个自私自利、卑琐狭隘的人，梅吉最后离开了卢克，又返回了德罗海达，再也没有嫁人，牺牲了毕生的幸福守望着那份没有希望的感情。围绕这条主线，克利里家族十余名成员的悲欢离合也得以展现。梅吉和拉尔夫之间的爱恨离愁宛如一曲凄美而悠远的乐曲，让人在慨叹中感叹人生理想与现实生活的矛盾与背离。梅吉像殉道者一样对爱情渴盼而执着，拉尔夫在信仰与世俗面前百般煎熬，他们内心的活动生动而真实，人物形象鲜明而丰满，让人感慨作者塑造人性的张力和活力。

2. 人物刻画血肉丰满、栩栩如生

《荆棘鸟》作为一部描绘家族历史的小说，涉及的人物并不算多，但有限的人物却在无限社会中折射出多样的人生与人性，人物塑造极富个性与张力。在作品营构的广阔社会舞台上，活跃着各式各样的奇妙人物：忠厚温雅的帕迪，始终以含蓄的方式深爱着“从天上掉下来”的妻子；外表冷漠的菲奥娜，一生未走出早年遭受爱的背叛的阴影；暴烈而备受苦恼折磨的弗兰克，在监狱里埋葬了出人头地的梦想；还有骄横张狂、尖酸刻薄的玛丽·卡森夫人，温和恭顺的戴恩和个性

古怪的朱丝婷等人，个个血肉丰满、栩栩如生。温良内向而又倔强执着的梅吉，欲爱不能、欲罢也不能的拉尔夫神父，是作家倾注满腔心血塑造的人物形象，他们两人在生活和情感上的困窘，是现代人复杂心态和处世方式的真实写照，是人的生存欲望和现实困境的真实再现。作家在塑造文中性格复杂的人物时，采用的是传统的艺术表现技巧，但用得娴熟自如，丝毫没有斧凿的痕迹，有自然天成之妙，如细致入微的观察、精彩的人物对话、细腻的心理描绘、出神入化的动作描摹、恰如其分的外貌勾勒、形象传神的眼神描写。再就是将人物置于特定的环境之中，或设计冲突，或进行对比、反衬，以此烘托、凸显其性格与本质。尤其是作家在不经意间说出的极富经典和哲思的话语，使读者在文学接受的过程中不断产生共鸣，在审美欣赏的同时体悟文学艺术的妙处。

考琳·麦卡洛长期从事医学工作的经历，让她熟知人类的生理和心理特点，对作品中人物塑造形成较大影响。作家在对人物进行描写时注重突出人物鲜明的个性特点，力求展现人物生动的形象与复杂的内心情感。比如：从菲奥娜到梅吉，再到朱丝婷，作家在读者面前展现了女人们或悲惨或坎坷的命运，以及情感的痛苦与内心的挣扎；从帕迪到拉尔夫，再到雷恩，展现了三代男人对爱的不同理解与诠释。作家通过多层面、多角度立体观照的视角，精心构思并诠释了人物复杂隐秘的特点，在作家深蕴的情感中感受到富有普适意义的人生感慨，体味到人生的无奈与悲凉。

3.心理描写细腻传神，通过心灵书写揭示作家创作的心路历程

作为一名神经病理学家，考琳·麦卡洛熟知人物的心理活动，掌握人类的心理创伤、心理症候外在表现与形成机制。为此，作家通过在特定环境中人物内心活动的描述，能够深入人物灵魂深处，揭示人物内心世界，从而表现人物丰富而复杂的情感世界和心理波动，对于促进故事情节发展、刻画人物性格、塑造人物形象起到重要作用。

考琳·麦卡洛既具有医学心理学的专业素养，又具有女性特有的细腻敏锐的心理特质，她对女性的心理和感情变化有着深入的研究和认知。以《荆棘鸟》为例，作家在作品中描写的每一桩婚姻都不是完美和谐的，作品中人物的情感生活与现实社会中的人存在不同之处。克利里家族的七个男人均表现出不喜欢女人的情感倾向，对结婚存在恐惧甚至是反感。书中涉及的人类其他的亲情也异于常人，比如梅吉和妈妈以及梅吉和自己女儿之间的母女关系都是冷淡多于亲密，让人感慨情感在书中人物之间处于背离和缺位的真实状态之中。作家从女性视角出发，笔下的女性迥异于一般作品中的人物形象，作家重在刻画和描述克利里家族三代女性对爱情的执着追求，揭示了她们对命运的无奈和反抗之情。

小说对爱情的描写发人深省，现实生活中的爱情总是存在缺憾，作家把现实生活中无法实现的情感和意愿投射到文学作品中，以心目中理想的爱情表达对人生命运的思考。小说中将神父拉尔夫和梅吉之间超越了世俗生活的爱情描写得美轮美奂，这样完美的一段感情令人神往；但完美的爱情却需要付出血的代价，在世俗生活中永远也不会得以实现。由此可见作家文学创作所表达的思想理念，即女性应认真思考自己的命运，勇于面对并挑战命运与生活的不公，但也要做好付出常人所无法付出的代价的心理准备。作家满怀一种凄美忧郁的情感来描写世间的爱情，她无法想象爱情幸福的感觉会在现实中出现，这或许与作家的早年生活和情感经历有关，人们由此可以了解并揭示作家创作的心路历程和情感生活基础。考琳·麦卡洛父母的婚姻并不幸福，成年人失败的感情生活，给作家幼小的心灵上带来了难以磨灭的伤害，使她不再相信爱情，不再相信人间还有真挚的情感。但也正是这种创伤性的经历，促使其情感早熟，对社会和人生有了敏锐深沉的洞察感知的能力，促使其创作更加深刻而丰富。

第六章　中国古典文学中的医学现象

中医学是建立在博大精深、源远流长的中国文化基础之上，其理论体系形成于春秋战国时期，蕴含了东方的自然观、方法论和生命哲学。中医学在其产生和发展过程中，不断汲取文学、哲学、地理、算学、气象学等各类相关学科的知识和理论，在兼容并蓄的基础上逐渐发展壮大。

从中医学诞生的过程、理论发展与实践模式来探析，可以明确中医学不仅是自然科学，而且更多地具备了社会人文科学的特性。作为以人的生理和心理为研究对象的一门科学，中医学与文学有着密切不可分的渊源和联系：医学以文学作为表达医学理念和传授医学知识、技能的物质载体，而文学为了更好地表现人的心理和真实的生活状态，在作品中引入了相应的医学元素，使作品具有鲜明的医学色彩。为此，"医儒不分家"是中国古代学术中的常见的模式和现象，也是中国古代社会特有的一种文化与社会现象。饱读诗书、才华出众的文学巨子，一般都掌握医学常识；而坐堂问诊、救死扶伤的中医大家，也会吟诗颂赋，尽显文学才华。在古代，文人往往游走、涉猎于文学和医学的两端。在他们世界观、人生观和价值观中，宋代著名文学家、政治家范仲淹"不为良相，便为良医"的理念已经深入人心，济世救民成为读书人的两大抱负，成就他们人生最大的价值和追求。为此，医学和文学交融互动，医生与儒生成为最佳契合点，形成了中国古代著名的"儒医"现象。朱肱、许叔微、李时珍等医学大家曾用心研读诗书，文学素养深厚；而王安石、苏轼、沈括、刘禹锡等一大批当时文学界的巨匠，医学素养和技能也令人赞叹不已。因此，一些具备浓厚书卷气息的古代医学大家，在日常工作和生活之中，时常将中医学的知识与术语，用一种浪漫写意的方式表达勾勒出来，比如采用隐名、谜语、对联、诗歌、戏剧、小说等艺术表现形式来表达医学理论和现象。而在文学创作中，医疗活动也成为文学艺术表现的主题。这些涉及医学的作品，其奇特的构思、精巧的用词遣句，往往使人感佩医学的博大精深和文学的形象生动，令读者赞叹不已。在此类文学作品中，作家采用医学理念来完善文学观点，选用医学术语丰满作品内容，采用医学素材增强作品的特色。医学与文学的完美结合，将构建作品结构、推进故事情节、深化作品主题、强化作品的文学审美和艺术感染力。

第一节 医学术语丰富了文学作品的内涵与张力

文学语言应该贴近社会生活，真实模拟生活中人物语言的本真状态，富于生活气息，像早晨薄雾笼罩下滚动着露珠的花朵一样清新、鲜活、富于生命活力。人生一世，人们总是在顺境和逆境中度过，生命在健康中张扬着活力，也会在病苦中消磨着活力。疾病、痛苦、死亡、悲凉总是与人类相伴而行，是人类社会生活必不可少的内容和要素。因此，文学要表现社会与人生，要塑造典型环境中的典型个人，可以充分运用医学术语来真实反映人生困厄的境地，用医学语言来丰富自己的文学语言。在尽情状写人类病苦窘境中书写人性和人格，以此丰富作品的文化和精神内涵。

一、利用中医药术语生动形象地表现作家思想和作品的内涵

作品中的文学语言是指作家按照艺术世界的形象逻辑而创造的介于书面语言和口头语言之间的特殊话语形式。作家使用文学话语的目的不是为了告知读者在社会和生活中确凿发生的事情，不会苛求所描绘的事件和现实生活完全吻合。他采用文学话语的目的是为了把自己对社会生活的理性思考、感性认识用审美欣赏的方式创造性地表现出来，使读者获取情感的认同和审美的鉴赏。因此，文学语言应该在一般语言的传达功能的基础上重视提升审美功能，应该蕴含作家本人对客观世界的直觉、知觉、现象与情感投射等，以此协助并引导读者进入具体的感性世界中。文学创作应该力求运用新鲜的或者奇异的语言，给读者带来新奇的陌生化的感受。为了达到这一目的，作家有时会引入医学术语和医学语言，丰富了文学用词，蕴含着作家本人的思想认同和情感体验。

如中国古典文学名著《西游记》中就有大量的以中医药术语构成的药名诗，第三十六回“心猿正处诸缘伏，劈破旁门见月明”中，唐僧师徒进入一座环境险恶、气氛阴郁的大山之后，心中惊恐焦虑不安，由衷地感叹道：

自从益智登山盟，王不留行送出城。
路上相逢三棱子，途中催趱马兜铃。
寻坡转涧求荆芥，迈岭登山拜茯苓。
防己一身如竹沥，茴香何日拜朝廷？①

这是一首唐僧抒发感慨情怀的诗，最富有特色的是这首诗歌选用了“益智、王不留行、三棱子、马兜铃、荆芥、茯苓、防己、竹沥、茴香”等 9 味中药。虽然药的功能与诗的内容、表达的情绪无甚关联，但这些药名却推进了《西游记》的情节，增强了文章的趣味和变化。“益智”指的是唐僧受唐王之命赴大西天即天竺的大雷音寺取“大乘经”的矢志不渝的信念；“王不留行”指的是唐太宗亲自为御弟三藏饯行，并与众官送出长安城外；“三棱子”指的是孙悟空、猪八戒、沙和尚这三个徒弟；“马兜铃”正是唐三藏师徒与小白龙马一起在艰难险阻中匆匆赶路的形象和声音；“茯苓”是指西天如来佛祖；“防己”“竹沥”指唐僧心地清净、一尘不染，像新采的竹茎，经火炙后沥出的澄清汁液；“茴香”谐音回乡，指代期盼取经成功返回唐朝。作家吴承恩从数千味中药药名中撷取了几种能够确切表达作品内容的药物，使中药名称和全诗浑然一体，巧妙地紧扣小说的主要情节，真实地状写描绘了唐僧此时的心境和感受，令人击掌叫绝。又如《西游记》第二十八回“花果山群妖聚义，黑松林三藏逢魔”中，作家采用药名写作了一首《西江月》，描写了孙悟空对进攻花果山残杀众猴儿的猎户进行还击的场景。他吹起一阵狂风，卷起碎石，在空中飞舞，一时间击杀了千余人马：

石打乌头粉碎，沙飞海马俱伤。
人参官桂岭前忙，血染朱砂地上。
附子难归故里，槟榔怎得还乡？
尸骸轻粉卧山场，红娘子家中盼望。②

在悟空的作法之下，猎户们死伤惨重、尸横遍野、鲜血淋淋，令人目不忍睹。但是作家没有直接用白描的手法来描述战斗的惨状，而是采用乌头、海马、人参、官桂、朱砂、附子、槟榔、轻粉、红娘子 9 个中药名，回避了死亡和血腥带来的凄惨和暴烈，既生动地描写了当时激烈拼杀和猎户伤亡的战斗场面，又回避了死伤惨重的画面，而不至于带来阅读的困难和不适。

南宋著名词人辛弃疾曾经用药名连缀写成一首《满庭芳・静夜思》，写给他久别的妻子，表达相思之情：

---

① 吴承恩：《西游记》，北京燕山出版社 2006 年版，第 265 页。
② 吴承恩：《西游记》，北京燕山出版社 2006 年版，第 205 页。

云母屏开，珍珠帘闭，防风吹散沉香。离情抑郁，金缕织硫黄，柏影桂枝交映，从容起，弄水银塘。连翘首掠过半夏，凉透薄荷裳。　　一钩藤上月，寻常山夜，梦宿沙场。早已轻粉黛，独活空房。欲续断弦未得，乌头白，最苦参商。当归也，茱萸熟，地老菊花黄。

辛弃疾在词中用了云母、珍珠、防风、沉香、郁金、硫黄、黄柏、桂枝、苁蓉、水银、连翘、半夏、薄荷、钩藤、常山、缩砂仁、轻粉、独活、续断、乌头、苦参、当归、茱萸、熟地、菊花等25味中药的药名，巧妙地运用了药名字面上的意义，营造了一种月光轻笼、月影婆娑、景色秀美的意境和氛围，愈加表达出词人思念妻子的心情和意绪。在一番诗情画意中，尽情抒发自己对妻子的思念之情，在情意绵绵的意绪之中活画出词作情趣盎然之意与优美深远的文学意境。

二、利用中医药术语增加文学语言的趣味性和文化意蕴

在文学作品的创作过程中，作家往往采引入中医药术语，利用其特定文化内涵来婉转、曲折地表达作家的思想观念，避免了平铺直叙的不足，且富有智慧情趣，让读者在用心思考体悟之后有恍然大悟之感，强化了作品的思想内涵和审美意蕴。

（一）隐名中的中医术语

隐名是指在作品创作时充分利用双关、借代、析字、藏字等手段和方法，不直接叙写，而是将要表达的意思显示在语言之外，需经理性或感性分析领悟判断方才能明白。中医、中药的隐名，实际上是一种意藏于言外、曲折隐秘地传递中医、中药信息的方法，其意思表达隐晦含蓄。中医中药隐名的用法起源很早。唐代元和年间，西蜀有位叫梅彪的文人，撰《石药尔雅》，“所集诸药隐名，以粟、黍、蕎、麦、豆为五牙”[①]。梅彪以隐名的方式收集药物，或许是为了保密的需要，也许是文人常见的故弄玄虚。而明清时代一些江湖医生采用中药隐名，“不过是市语暗号，欺侮生人”[②]。虽然如此，他们所作的隐名，也是挖空心思，颇下了一番工夫，具有浓厚的文化气息。如：恋绨袍（陈皮）、苦相思（黄边）、洗肠居士（大黄）、川破腹（泽泻）、觅封侯（远志）、兵变黄袍（牡丹皮）、药百喈（甘草）、醉渊明（甘菊）、草曾子（人参）等。

而有些中药隐名，是医生为防止病家对有不雅意味的药物随意联想而命名。此外，作家采用中药隐名，也是为了在文学作品中使语言具有生动和形象的特

① 梅彪：《石药尔雅》，中华书局出版社1985年版，第11页。

② 李落、苗壮校点：《生绡剪》，春风文艺出版社1987年版，第185页。

点，使作品内容增加了新奇的特色，增加文章的美感和文学色彩。比如金汁、人中白、人中黄、五灵脂、蚕沙、血余炭等。这些药物，要么是从人或动物的尿液、粪便中提取的，要么就是毛发、指甲的制成品。这些不雅药物如果不用隐名，那病家知道药物的来源，恐怕就没有人敢下口或者使用了。为了规避人们的相关联想，具有才学的文人或者医者发挥想象加以变通，以文学色彩附丽说明，使得药物得以在世间流传，久而久之，这些具有文学色彩的药名进化为药物的正名。由此可见，"美其名曰"有时候也是可取的。而在文学创作中，采用隐名的方式来叙述医学现象比较普遍，且取得了较为理想的效果。

(二)谜语中的中医

谜语是用某一事物或某一诗句、成语或文字为谜底，用隐喻、形似、暗示或描写其特征的方法作谜面，供人们猜测娱乐。谜语原是民间口头文学，后来成为文人的游戏，并被引述到文学创作中。尤其是作家在作品中经常穿插中医药谜语，强化了作品的文学情趣和生活乐趣。以中药来设置谜面，有很多精彩的杰作。比如用下面的一些谜面，分别打一中药名：

故乡　异国　牧童　九死一生　三九时节　包龙图　昭君出塞　天女散花　长生不老　病入膏肓　他乡遇故知　一江春水向东流　春眠不觉晓　春常在　断肢再植　老实忠厚　黑色丸子　偷梁换柱　莫用小人

对于这些谜面，猜谜的如果不用心思索，不具备相应的中医药知识，要想猜到谜底是有些难度的。但是如果对此稍加点拨引导，人们即会恍然大悟。这些谜面所对应的谜底是：

故乡——熟地；异国——生地；牧童——牵牛子；九死一生——独活；三九时节——天冬；包龙图——首乌；昭君出塞——王不留行；天女散花——降香；长生不老——万年青；病入膏肓——没药；他乡遇故知——一见喜；一江春水向东流——通大海；春眠不觉晓——安息香；春常在——四季青；断肢再植——骨碎补；老实忠厚——厚朴；黑色丸子——乌药；偷梁换柱——木贼；莫用小人——使君子。

这种娱乐情性、裨益智力的形式，人们喜闻乐见、积极参与，推动了中医药知识的普及，更是文学创作中一个重要的环节和元素。

(三)对联中的中医

对联是中国传统文化的重要组成部分，是写在纸上、布上或刻在竹子、木头、柱子上的对偶语句，具有较强的理论概括和深远的文学意象和意境。医家很乐于花费一番工夫，精心设计对联，凝练医家治疗方式和特色，以达到广而告之的宣传效果。来来往往经过的人们，一望对联便能明确知晓这家主人是悬壶济世的，那家主人是设堂卖药的。从对联所反映的中医药内容来看，对联的类型各式各样。比如，点明是经营中医药的对联。某镇“万春堂”药店，已有50多年历史，一直沿用原先门联，年年如样书写，不曾做过改变：“万里晴光闲采药，春风夜月静烧丹。”此联用鹤顶格，造句自然，虚实结合，点出“万春堂”，恰到好处。这则对联尽显诗情画意，令人产生如沐春风之感。

再如，显示高明医术的对联。有一医学世家，儿子一边从事其他的工作，一边作为父亲的助手行医20多年，也继承掌握了父亲的相关医术，具有了一定的医学技巧和医术。他的父亲去世之后，家族产业和父亲的医学经验需要专人进行整理和传承。有当地的饱学之士为了劝勉儿子放弃其他的非医学业务，集中精力地从事医学治疗工作，为他写了一副对联：“庆生全凭三指脉，寿延不属五阎王。”这一副对联构思精巧、别具匠心，文意前后呼应，上下相扣承接，蕴含哲理又气势磅礴，意境浪漫又情理高雅。显示了敢于从鬼门关治病救人、敢于同阎王争夺高下的阔达气概，表达了对联作者对学医者的期盼与厚望。作者话语惊人，不是精通医学和文学的人士是不能够做出这种对联的。

此外，从对联的艺术形式看，构成对联的手法也是多种多样。

有拆开词语使用镶嵌格的对联。如闻名中外的“草席之乡”鄞州古林镇的“仙壶堂”药店，店内精选川广等处的地道药材，聘请名医坐堂诊疗，药店来往病人众多，景象热闹非凡。该店的楹联是：“仙曰乾坤大，壶中日月长。”对联使用了镶嵌的修辞格，文化气息浓郁。作者将店名“仙壶堂”中的“仙壶”二字拆开，分别嵌入上下联的开头，使意思“暗入无路山”，然而明眼人却能“心知有花处”。被隐藏的店名一经点破，令人茅塞顿开，击掌称绝。

有使用双关手法来修辞药名的对联。如四川内江“仁和堂”老铺门旁悬挂一副隶书木刻金字楹联：“熟地迎白头益母红娘一见喜，怀山送牵牛国老使君千年健。”对联铺排10味中药，巧用双关。对联表面上是表达迎、送人和物的意思，而深层里却是10味中药的简称，点明了店面经营的业务和特色。作者以此目的来巧妙设联，情趣盎然。这10味中药是：熟地、白头翁、益母草、红娘子、一见喜、淮山（怀山）、牵牛子、甘草（国老）、使君子、千年健。

第二节　中医文化成为文学创作中的重要内容和素材

中医学与中国文学都建立在中国传统文化的基础之上，都是中国传统文化的精华。中医学属于自然科学，文学属于人文科学，但由于中医学的理论和实践与中国传统文化的关联,中医学亦具备鲜明的人文科学的特性。故此,虽然二者分属不同的学科体系,在社会生活中由于分工和自身发展规律不同导致社会作用各异,都在遵循自身特有的规律不断发展、变化,但是在中国传统文化背景影响预制之下,两者在发展的过程中一直处于互通、互动影响的状态之中,彼此之间出现了有利于对方发展的因素和作用。

文学作为人类社会生活的反映,人类的疾病、困苦和死亡是文学记录和研讨的一个重要环节和内容,因此,医学元素对文学影响尤其深远,无论从内容到形式都可以找到中医学和中医文化渗透预制的印记。而在这些众多的影响要素中,中医学和中医文化为中国文学提供了丰富的创作内容和素材,拓展了中国文学的创作领域,强化了作品的艺术特质与韵味,丰厚了作品的文化内涵。而文学活动本身也在中医文化宣传和扩大中医药学的影响力方面发挥了建设性的作用,文学的艺术审美和思想引导作用则起到了文化引领和艺术治疗的独到效果。

如果我们进一步从微观方面来探析中医学和我国人民生存发展的关系,更可以明晰文学与医学二者之间的渊源和关联。中医学在保障我国古代人民生命健康和推动社会发展的过程中起到了举足轻重的作用。为此,它也受到了劳动人民的重视,在一代代医学工作者的努力下,中医学在变革中不断发展壮大,成为一门比较发达的学科体系,同时又是一门实用性强的技术,社会影响极大,因此,成为作家所关注的对象。中医学不仅在人们防病治病、养生保健中发挥着重要作用,为中华民族的繁荣昌盛作出了突出贡献,而且还广泛地渗透到人们日常生活的各个领域,深刻地影响着中华民族的思想、心理、行为和习俗。人们即使不生病,不求医问药,平时的衣食住行也免不了要同中医药发生千丝万缕的联系。

在人们日常生活中,维持人们正常生活需要衣食住行,以人们一日三餐所不可缺少的饮食为例证,中医主张的“药食同源”学说,认为食物也具有药用功能。因此人们享受美味食物时,有时会自觉不自觉地考虑到它们的药用价值,区分它们寒凉温热的习性。人们有时会在饮食中添加适当的药物,以药膳的形式用以滋补身体,达到祛病强体的目的。一个略通医学的中国人,多少会懂得根据季节变化和自己的体质来选择性味适宜的食物,增进身体健康。

由此可见,中医学已经与中国人的日常生活高度交融,它的学理和特性已经融入到中国人民的文化血脉之中,成为中国人传统习俗和文化的主要元素,因此构成了社会生活的重要内容。而文学又是反映社会生活的,每个时代的文学,必然要以当时的社会生活为叙写对象。中医中药既然是社会生活的重要组成部分,又是从生理和心理角度来研究人的重要内容,自然被纳入到文学家的审美视野,成为作品书写和创造的重要素材和内容。中医药学的内容丰富多彩,如医学家的医学活动、疾病卫生的状况、人们在疾病状态下的生理和心理反应、医方药剂的神奇功效、养生保健的相关方法，都为中国文学提供了数量繁多、弥足珍贵的文学创作素材。

一、医家医学活动成为作品中的重要内容

今天人们了解古代医学家的相关事迹和医学成就，除了借助医学典籍和史学名著之外，文学典籍也成为一个重要的途径。在我国明清四大古典小说中，作家以艺术加工和提炼的方式，叙写了历史存在的和虚构的众多医家，而其中描写的大量医学活动，其行方用药的经验至今仍有使用和借鉴价值。这些文学典籍既具有文学的审美欣赏价值，也具有了医疗学习的价值和用途。

罗贯中的《三国演义》塑造了我国古代著名的医学大家华佗的光辉形象。作为我国的“外科始祖”，他为我国的医学发展作出了卓越的贡献。华佗医技精湛、医德高尚，其事迹和故事至今仍在民间广为流传。在《三国演义》中涉及大量关于华佗的故事，如为周泰治金疮、为关羽疗箭毒、为曹操医头风等。他已经成为不同故事情节之间重要的纽带。

如第七十五回“关云长刮骨疗毒，吕子明白衣渡江”中，描写华佗为关羽治疗箭伤，写得绘声绘色、十分传神：

> 公饮数杯酒毕，一面仍与马良弈棋，伸臂令佗割之。佗取尖刀在手，令一小校捧一大盆于臂下接血。佗曰：“某便下手，君侯勿惊。”公曰：“任汝医治，吾岂比世间俗子，惧痛者耶！”佗乃下刀，割开皮肉，直至于骨，骨上已青；佗用刀刮骨，悉悉有声。帐上帐下见者，皆掩面失色。公饮酒食肉，谈笑弈棋，全无痛苦之色。须臾，血流盈盆。佗刮尽其毒，敷上药，以线缝之。公大笑而起，谓众将曰：“此臂伸舒如故，并无痛矣。先生真神医也！”佗曰：“某为医一生，未尝见此。君侯真天神也！”[①]

这一情节的描写，既表现了华佗高超的外科手术治疗技术和过人的胆识，又突出关羽在剧痛面前神情自若的表现，状写其意志坚忍非同常人的英雄气概，令人叹服不已，进一步把关羽推向神圣的地步。

又如第七十八回“治风疾神医身死，传遗命奸雄数终”中，华歆说：“华佗字元化，沛国谯群人也。其医术之妙，世所罕有；但有患者，或用药，或用针，或用灸，随手而愈。若患五脏六腑之疾，药不能效者，以麻肺(沸)汤饮之，令病者如醉死，却用尖刀剖开其腹，以药汤洗其脏腑，病人略无疼痛。洗毕，然后以药线缝口，用

① 罗贯中：《三国演义》，北京燕山出版社 2006 年版，第 440 页。

药敷之；或一月，或二十日，即平复矣；其神妙如此！”[①]此处借华歆之口，运用白描手法，为后世留下了一个擅长外科手术且独创麻醉剂的医术高明的医生形象。当时，曹操罹患风疾，头痛难忍。在华歆推荐下，曹操召请华佗前来救治，华佗提出运用外科手术根除的方法，即“先饮麻肺汤，然后用利斧砍开脑袋，取出风涎，方可根除”[②]。在当时这种石破天惊的治疗方法自然不被人们接受，加之曹操历来多疑，以为华佗要加害于他，盛怒之下不顾属下劝谏，在狱中杀死了华佗。一代名医就这样陨落了，封建统治阶级的暴行既伤害了众多无辜的人员，最终也害了曹操本人。不久曹操重病因无人救治而身亡，同时也揭开了曹丕继位为魏王、三国鼎立渐成的大幕。

文学作品中点缀医学家相应的活动，增添了作品的生活情趣，使文章富于变化，揭示了作品的主题，真实地再现了人物的生理和心理活动，使人物形象更加丰满而生动。

二、中药成为文学活动吟咏的对象

古典文学中有大量的咏药诗赋，以中药为吟咏的对象。这些诗歌可以称之为“药名诗”，即以中药名称或者是以中药名称的谐音写入诗中，构成诗歌的主要成分。在这类诗歌中，诗人采用优美动人的文笔，描绘各种药物的形态、颜色、性味、功用，赞许它们为人类的健康生活作出的贡献；或者是将药名写入诗中，诗人往往会把部分中药借喻为美好事物的象征或情感的寄托物，起到营构意象、烘托氛围、表达情感的作用。

药名诗创作一般认为是源于唐代诗人张籍，晁公武《郡斋读书志》卷 19 著录《陈亚之集》时写道：“药名诗始于唐人张籍，有‘江皋岁暮相逢地，黄叶霜前半下枝’之诗（引者按：此是离合格，有药名‘地黄’，以及‘半夏’谐音），人谓起于（陈）亚，实不然也。”而兴盛时期是在宋代。诗歌在唐代大发展之后，宋代具有了求变的学理和美学要求，诗人不再满足于传统题材和表达方式，于是药名诗就成为宋人涉足的一个重要领域。由于中药具有来自大自然的天然药物这种特殊性，决定着植物类的药物除了具有药物功用之外，还因其具有奇特的个性、美丽的姿态、艳丽的色泽和芬芳的气味而具有观赏把玩的价值，成为人们的审美对象，所以古人常有“花药”之称。唐代著名诗人孟浩然就有“曲岛寻花药”的佳句。自然界中存在的大量的形态繁复、功能多样、美丽多姿的植物类药材，不仅丰富了中医治疗疾病的药物库，也拓展了文人墨客吟咏抒情的对象和素材。

---

① 罗贯中：《三国演义》，北京燕山出版社 2006 年版，第 457 页。

② 罗贯中：《三国演义》，北京燕山出版社 2006 年版，第 457—458 页。

沈约是南北朝时期的文坛领袖，他以中药为题材，写作了一首具有浓郁药学风味的诗作《怀旧事》：

喝马蓝关路，王孙欲断肠。
风扬桃蕊嫩，露郁李花香。
志远情难弃，心高意已伤。
春长山月寂，莫若早回乡。①

诗人在诗作中巧妙地嵌入了马兰、王孙、羊桃、郁李、志远、薏苡、常山、茴香等8味中药材的名字，药名与诗歌内容巧妙地融合在一起，诗人以"断肠草"这类富有特定情感色彩的药名，赋予了诗作浓郁的文化气息和氛围，全诗被笼罩在一股淡淡的哀戚和忧愁氛围之中，抒发了自己在当时混乱的时局之下，壮志难酬、心灰意、冷欲归隐田园的伤感和无奈之情。

宋代的陈亚是以中药为诗创作数量最多、社会影响力最大的诗人。《宋史·艺文志》上提及陈亚著《药名诗》一卷，由此可见其创作数量之多、影响之大。陈诗不是机械地堆砌药名，而是采用谐音双关、营造意象等艺术方式，具有较高的艺术水准，受到时人瞩目。如在《登湖州消暑楼》一诗中，作者写道：

重楼肆登赏，岂羡石为廊。
风雨前湖夜，轩窗半夏凉。
罾青识渔网，芝紫认仙乡。
却恐当归阙，灵台为别伤。②

八句诗中，诗人引用了重楼、前胡（前湖）、半夏、紫芝、当归等中药名称。这是一首令人倍感轻松愉悦的诗作，炎炎夏日，登上水波荡漾的湖州消暑楼，极目远眺湖面的景物，远处湖面上清风拂过，带来水面的凉意，令人神清气爽，好似在仙境中一样乐而忘返，表现出诗人醉情山水美景的愉悦情怀。诗人的药名诗创作具有不同的艺术风格。陈亚在祥符担任知县时，有亲戚朋友经常向他借牛用于拉车，陈亚心疼牛长途跋涉非常疲累，但是又不好回绝亲朋，于是做了一首药名诗，立即解决了这个困惑他的问题。他在诗中写道：

地居京界足亲知，倩借寻常无歇时。
但看车前牛领上，十家皮没五家皮。③

---

① 肖凡等：《文人吟咏诗话》，中国古籍出版社2008年版，第18页。
② 肖凡等：《文人吟咏诗话》，中国古籍出版社2008年版，第194页。
③ 肖凡等：《文人吟咏诗话》，中国古籍出版社2008年版，第194页。

诗中嵌有车前、五加皮(五家皮)等药名,诗人借助“五家皮”这一药名形象生动地告知众人,自己的牛头上的皮已经被磨破了,不能再行对外出借了。当人们看到后,都被诗人诙谐幽默的话语逗乐,再也不去借用他家的牛了。

三、处于疾病困厄中人物的生理和心理状态

文学与医学都以人为研究对象,医学重在揭示人类的生理状态,而文学重在描述人类的心理状态,二者在人的问题上是一致的,都在探析如何使人类的身体和灵魂达到和谐统一的地步。为此,作为以塑造人物为己任的文学作品,势必要描写人物在正常状态和病理状态下的生理和心理的变化,才能揭示人物的典型性格和形象,具有鲜明的艺术魅力和特点。

在文学作品中,作家要如实地摹写社会,在战乱、灾害、瘟疫、饥馑等不时出现的时代,大多数人都处于一种非正常状态之下。为此,文学作品中人物在疾病困厄情态下的生理和心理变化和状态就成为文学作品重要的书写内容和题材。比如《红楼梦》中对处于疾病困厄状态中的人物描写就极为典型和突出,所描写的病人数量之多、病情类型之杂、病情之重都堪称典范。曹雪芹在小说中以病来叙写人、以病来写事、以病来抒情,凸显了文学与中医学紧密相连的关系。从医学视野来看,《红楼梦》中诸如黛玉、宝玉等重要人物一出场就带有病态。而这种病态,往往喻指社会和道德意义上的病态,并且隐约地暗示人物的命运和结局。如《红楼梦》第三回“托内兄如海荐西宾,接外孙贾母惜孤女”中,黛玉辞别父亲前往贾府寄居,众人初次见到黛玉,第一印象就是黛玉身体有病弱不足之症。众人见黛玉年纪虽小,其举止言谈不俗,身体面貌虽弱不禁风,却有一段风流态度,便知她有不足之症。因问:“常服何药?为何不治好了?”黛玉道:“我自来如此,从会吃饭时便吃药,到如今了,经过多少名医,总未见效。”[①]从中医学上来分析,先天不足应是指的“肺弱”。黛玉幼小失去母亲,不得不离家寄人篱下,自己身体又虚弱多病。黛玉一出场就处于一个病态的环境与状态中,既有内部自身的病态,又有外部环境的失衡,病弱的阴影始终笼罩在黛玉身上,为下文黛玉的悲剧结局作了铺垫。而宝玉初见黛玉,也重在描写他的狂症。王夫人提前为黛玉作介绍时说,宝玉“他嘴里一时甜言蜜语,一时有天没日,疯疯傻傻,只休信他”[②]。当黛玉见到宝玉时,宝玉因为黛玉没有通灵宝玉而“登时发作起狂病来,摘下那玉就狠命摔去”[③]。作家形象地描写了宝玉的狂人形象,他的性格游离于疯与不疯之

---

① 曹雪芹:《红楼梦》,北京燕山出版社 2006 年版,第 14 页。

② 曹雪芹:《红楼梦》,北京燕山出版社 2006 年版,第 17 页。

③ 曹雪芹:《红楼梦》,北京燕山出版社 2006 年版,第 18 页。

间，这是社会、家庭给他造成的巨大压力对其影响撕裂而成。这就使得宝玉这一人物形象十分复杂而富有张力，有多元化、多维度解读的可能，使其成为文学画廊里一个极富个性的文学形象。至于《红楼梦》中的其他重要人物如秦可卿、王熙凤、晴雯等一众美好的女子，最终都在疾病纠缠与心理纠结之中离开了人世，她们的疾病有着极其丰富的文化隐喻义，作家以悲悯情怀，以疾病与痛苦作为切入点状写了她们在封建家族和制度下无法把握自己命运的悲惨结局，叙写了她们的性格和命运悲剧，使读者与文中人物产生情感的共鸣，强化了作品的美感和艺术感染力。

四、医方药剂的神奇功效

中医学是中国五千年历史与文化的重要组成部分，而中医药学从理论体系形成以来已有两千多年的历史。在中华民族漫长而悠久的发展史上，中医药发挥了治病保健的关键性作用，为保证人民的健康作出了突出的贡献。作为社会生活的一部分，医药学在文学作品中得到展示和融通。此外，医学由于其涉及人体生理和病理的神秘色彩，更容易引起读者的关注和兴趣，在中国文学作品中成为一个重要的题材和内容。

在《史记・扁鹊仓公列传》中，司马迁以现实主义和浪漫主义相结合的手法，塑造了扁鹊、淳于意这两位既有传奇色彩又有生活与现实基础的医学家形象。司马迁善于讲述故事，通过叙写一个个富有传奇色彩的医方医案，让人们感知医生采用医方药剂以及其他治疗手段的神奇效果，使读者真切感受到两位医学家高尚的医德和传奇般的医技，强化了作品的故事性和趣味性，提升了作品的可读性和文学性。

文中司马迁主要记述了扁鹊为虢国太子治病的过程。他通过叙写一系列话语，突出扁鹊精准的判断能力和医学素养，给人以先声夺人的感觉。文中层次分明地记述了扁鹊超绝精妙的治疗方案："扁鹊乃使弟子子阳厉针砥石，以取外三阳五会。有间，太子苏。乃使子豹为五分之熨，以八减之齐和煮之，以更熨两胁下。太子起坐。更适阴阳，但服汤二旬而复故。故天下尽以扁鹊为能生死人。"[①]作家简明扼要的描写和记述，形象而传神地讲述了扁鹊运用精湛医术治愈疑难杂症的故事，扁鹊因此也名闻天下。

司马迁在记述淳于意时，则没有沿用描写扁鹊时重点突出的写作方式，而是选写了二十四条和医案类似的医学材料，以淳于意自我叙述的方式娓娓道来，很富于生活气息和文学情趣。如为齐国名叫循的郎中令治疗时，作家写道："齐郎

① 司马迁：《史记》，中华书局2006年版，第435页。

中令循病，众医皆以为蹷入中，而刺之。臣意诊之，曰：‘涌疝也，令人不得前后溲。’循曰：‘不得前后溲三日矣。’臣意饮以火齐汤，一饮得前后溲，再饮大溲，三饮而疾愈。”[①]又如，淳于意为齐国名叫信的中御府长治疗疾病时，作者写道：“臣意即为之液汤火齐逐热，一饮汗尽，再饮热去，三饮病已。即使服药，出入二十日，身无病者。”[②]对于不同的疾病，都能明辨医理，辨证施治。淳于意诊察和治疗新奇而有特色，皆能手到病除，尽显中医药方剂和其他治疗手段的神奇，一位令人赞叹不已的古代名医的形象跃然纸上。

第三节　中医药学在文学创作中的独特作用

文学是人类文化的一种，是一种特殊的精神生产，其创作源头在于人类的经历和生活。如果没有来自于现实生活的经历，没有人生丰富的阅历，文学创作犹如无源之水、无本之木一样，没有真情实感。即使作家堆砌大量华美的词句，也不会有打动人心的艺术魅力，不会引起读者的关注和喜爱。

此外，文学创作作为一种复杂而幽曲的人类心理活动，它需要有强烈的心理驱动力。这种文学创作的动力即在于因事所感、因心所悟，真情发自于内心，才会外化于文字与作品这种客观载体。在强大心理动机的驱使下，作家方能创作激情涌动，以生花妙笔创作出文字优美、情感真挚的名篇佳作，引发读者情感共鸣和震撼，实现了由形之于心到形之于手的创作过程。

诺贝尔文学奖评委之一、瑞典的汉学家马悦然在接受新华社记者专访时曾说，莫言是一位很好的作家，他的作品十分有想象力和幽默感，他很善于讲故事。作家的创作过程可谓是讲故事的过程。为此，优秀的作家创作文学作品必须要有事件驱动引发创作心理动机，而在创作过程中，故事情节的发展也需要一定的驱动力。自然和社会环境的变化、人物生理和心理状态的变化以及重大事件的发生就成为推动故事向前发展的动力和源泉。尤其是人物自身因为疾病与困厄所产生的身心由内到外的变化，有时对故事情节影响极大。因此，在文学创作过程中，中医药学在推动故事情节发展、营造作品情感氛围以及深化主题方面起到关键性的作用。

① 司马迁：《史记》，中华书局2006年版，第436页。

② 司马迁：《史记》，中华书局2006年版，第436页。

一、中医药元素在故事情节发展方面起到助推作用

在人的一生中，疾病与人的关系尤为密切，人都是在健康和病理不同状态制衡协调中前行发展的。疾病既可以使人认识到人生的无奈和伤痛，更可以感受到生命和健康的可贵。在疾病与医治的过程中，对每个人来说都是痛彻心扉的生命体验，使人们的心理和情感发生较大变化，从而导致人们思想和行为发生转变，这就为文学表现社会以及描述人生体验提供了丰富的素材和动力。此外，从社会发展的宏观历史来分析，疾病对社会历史、政治和文化都会产生巨大的影响。比如，大范围发生的传染性极强的瘟疫，对一个国家和社会都会产生致命的影响，因此对历史起到不可忽略的推动作用。比如 179 年，东汉王朝连续多年爆发春季瘟疫，人口大量死亡，生产和经济受到剧烈破坏，在社会上形成了大量的流民，最终导致了 184 年的黄巾军起义，汉王朝在农民起义和此后的军阀混战中国力衰微，天下混乱而产生三国鼎立，古典小说《三国演义》艺术化地再现了当时的社会场景。所以疾病所形成的痛苦与灾害可以影响国家的存亡、历史的进步，也可以推进科技与医学的发展。我们可以说，医学元素在文学作品展示社会、表现人生、揭示情感等诸多方面都具有积极的意义，尤其在作家讲述故事时，更是起到提供材料、推进发展的作用。

《红楼梦》对疾病与医学的描写堪称典范，作品对医学的描写展现了双重文化内涵：一方面，展示了宝玉、黛玉、宝钗等文中主要人物的生理病变，以此揭示他们在病态社会中的复杂生存现状和情态；另一方面，揭示了社会和文化的病态，凸显了人物从肉体到灵魂两个层面的生存困境，折射出人物悲剧结局的原因和表现。小说以文中人物的疾病与困厄开始切入叙述，又从人物悲戚离开人世和进入疯癫状态而结束。就在疾病这一重要因素的作用和驱使下，作品展开了对于贾家荣宁二府兴衰成败的历史叙说和社会评判。

刘鹗的《老残游记》则塑造了一位游走江湖的走方郎中——老残，他自甘淡薄，不愿意进入仕途与当时污浊的官宦同流合污。小说以其行医路程作为主线，描述了他沿途所见所闻。他关心国家和民族的命运，同情下层人民的疾苦，具有侠肝义胆，尽其所能为百姓解决一些实际问题。难能可贵的是，他表露了自己的政治观点，即清官误国、害民的观点，可见作家敏锐高远的政治理念和水平。在小说故事情节发展中，医学元素起到了牵引联结的作用，老残外出游历的原因及沿途所见所闻均与医学相关联。作家在介绍老残开始外出游历的原因时提到："这老残既无祖业可守，又无行当可做，自然'饥寒'二字渐渐地相逼来了。正在无可如何，可巧天不绝人，来了一个摇串铃的道士，说是曾受异人传授，能治百病，街上人找他治病，百治百效。所以这老残就拜他为师，学了几个口诀。从此

也就摇个串铃,替人治病糊口去了,奔走江湖近二十年。”[①]由此揭开了老残前往山东行医游历的序幕。老残在山东济南因为抚院内文案差使高公的小妾治愈了喉蛾重疾,一时间在济南被誉为神医而成为当地名人,才得到济南巡抚宫保的赏识,从此与上层人士接触,开始了真正的官场游历,才得以见识众多特异的事件与复杂的社会现实。

二、中医药元素加深了作品情感氛围的营造

一提及疾病,人们往往把它与相伴而生的肉体的痛苦、心灵的磨难相联系,而疾病与贫苦又是一对双生儿,不菲的治疗费用加之疾病导致的无法从事生产的自然结果,注定会给家庭的经济状况和生活情况带来严重影响,生活贫苦、事业不顺、情感困境等,给人生带来了无尽的困厄,笼罩上悲凉的意蕴。可以说,疾病、贫困、痛苦、残疾、死亡、失恋等都会与医学元素相伴而生,这是我们社会人生的常见形态,人类生存困境和情感逆境的常见情况,也成为文学作品中经常反映的对象,用于描述人类真实的生活和情感。而带有浓厚的感情色彩的中医学元素嵌入文学作品中,自然会给文本涂抹上一层浓重的情感色彩,营造出一种凄凉、惶恐的意境和氛围。

在中国古代文学中,作家为了突出人物生存处境的艰难与困苦,多以疾病与医学元素加以点染。《水浒传》中武松豪气冲天、英雄气概十足,但也有潦倒落魄的境遇。第二十二回“阎婆大闹郓城县,朱仝义释宋公明”中,宋江初次见到武松的情景令人唏嘘感慨:“宋江已有八分酒,脚步趄了,只顾踏去。那廊下有一个大汉,因害疟疾,挡不住那寒冷,把一锨火在那里向。”[②]由于武松性暴如火,在柴进庄园得罪了很多下人,他们在柴进面前说武松坏话,柴进也慢慢怠慢了武松。武松发病之后,无人过问照顾。这样一个打虎英雄沦落到衣衫褴褛、疾病缠身、在角落里用铁锨烤火的困境,令人不禁感慨虎落平川被犬欺的人生境遇。

在《红楼梦》中曹雪芹刻意叙写了以肺结核为代表的肺部疾病。肺结核这种病症往往是由于心思过于缜密敏感、思虑过重所导致的,症状表现多为剧烈的咳嗽、令人心悸的咯血等方面,病人形体的表现则为身材消瘦、面部白皙且经常因疾病泛起淡淡的红晕。肺结核在当时是无法治愈的疾病,发病时吐出的鲜血常常带给人们深重的恐惧和悲凉,增强了人们内心中凄苦绝望的感受。作家在作品中多次渲染黛玉当爱情无望之时发病的情形,强化了作品的情感和艺术氛围。在第九十七回“林黛玉焚稿断痴情,薛宝钗出闺成大礼”中,当黛玉得知宝玉要和

① 刘鹗:《老残游记》,百花洲文艺出版社2010年版,第3页。

② 施耐庵:《水浒传》,北京燕山出版社2006年版,第143页。

宝钗成亲的噩耗之后，多次吐血，令人伤痛。“话说黛玉到潇湘馆门口，紫鹃说了一句话，更动了心，一时吐出血来，几乎晕倒。”[①]但贾母和王夫人等来探视的时候，黛玉病情愈加严重，“见黛玉颜色如雪，并无一点血色，神气昏沉，气息微细，半日有咳嗽了一阵，丫头递了痰盂，吐出都是痰中带血的，大家都慌了”[②]。对黛玉病情的描写给人触目惊心的感觉，外在病症揭示出黛玉内心极度的悲伤与绝望，也预示了她不久人世的悲剧性结局，令人感慨美好的事物被毁灭的悲剧意蕴，作品也被笼上一种无望悲戚且令人愤懑的色彩与氛围，引发人们对宝黛爱情发自内心的怜悯和哀戚的审美感受，在浓厚的艺术氛围中令人回味、感受作品带给人的情感冲击力与感染力。

三、中医药元素深化了作品主题的表达

主题是文学作品的灵魂，深刻的主题能够深化作品文化内涵和强化作品思想意蕴。文学作品不仅要给读者美学的感受，更要有情感的熏陶和思想的洗礼，具有时代意义和历史厚度的作品主题就显得尤其重要。表现主题的方式和方法非常多，作品可以通过人物塑造、情节开展、自然和社会环境描写等方式加以揭示，而景物描写、语言描写以及中医药等医学元素描写可以起到深化主题的作用。因为作品的主题是以人的情感、思想与社会的关系为依托产生的，而医学具有特定的便利条件可以深入到人物的内心深处，以细腻深入的方式揭示人类在疾病、困苦中的反映和表现，以此揭示疾病笼罩之下的文化因素和社会背景。

在中国文学作品中有大量的描写人物在疾病中苦苦挣扎的情节，以此揭示社会、人生对其形成强烈的压力和抑制，并分析政治、经济、宗教和文化等诸多因素对其形成的影响和制约。如《红楼梦》中通过疾病元素在人物命运悲剧中的描写，重在探析疾病背后的政治、经济、文化和情感的因素，通过对黛玉、晴雯等人物在心身疾病交加中悲愤离世的叙写，展现了封建统治、封建思想对于人物的摧残和伤害，揭示了当时上层家族中人们虚伪、自私、冷漠、狠毒的性格和特质。

还有部分作品用医药与社会人生的关系来揭示当时社会的黑暗与无奈，以隐晦曲折的方式表达对当前政治的态度和看法。如唐代文学家柳宗元的《捕蛇者说》中，作家以村人宁愿去捕捉那些可以致命的毒蛇作为中药上缴，也不愿意去缴纳赋税，则尖利而深刻地揭示了苛政猛于虎的社会政治现实。另外一部分作品则通过医学元素作出社会和人生的哲理性思考。作家以中医学药理药性的特点以及治疗的原则和方法来喻指人生和社会的道理和学问。如在唐代文学家

---

① 曹雪芹：《红楼梦》，北京燕山出版社 2006 年版，第 614 页。

② 曹雪芹：《红楼梦》，北京燕山出版社 2006 年版，第 614 页。

刘禹锡的《鉴药》中，作家叙述了自己一次服药治病的经历，以人与药性、身体素质及自然界的关系，来说明人们提升自己的综合素质、政治家治理一个国家，都需要根据情况发展的不同采取相应的策略和方法，切忌因循守旧、不思进取。

第七章　中国现当代文学中的医学现象

综观中国现当代文学尤其是中国现代文学的起源与发展，人们不禁感叹一个有趣的现象，即中国现代文学的主将鲁迅以及重要成员郭沫若、郁达夫、冰心等作家，起初皆从事医学职业，只是后来出于社会变化与自身发展的需要，纷纷弃医从文，在医学基础上走出了一条独具特色的文学之路，形成了医文互通的独特文学现象。此后中国当代文学重要作家毕淑敏、余华、池莉等也都有弃医从文的经历，医学元素和现象因此也成为中国现当代文学中一个特色和标志。

文学是社会生活的形象反映，社会生活的多元性和丰富性驱使不同性别、年龄、性格和职业的人从事文学创作。但不难发现，具有医学背景的文学创作者最容易取得突出的成就，这与医学与文学二者的研究对象有相同之处不无关联。文学与医学都以人为研究对象，都在关注人类的肉体、灵魂、苦难和死亡等诸多问题。文学作品在叙述和描写中所涉及的人类的文化和精神最终来源于内心世界。真正的医学也是不仅关注人的躯体健康，更要关注人的心理健康。文学重在研究人的社会属性，关注人的思想、精神、情感，关爱人的心灵和心理；而医学则重在研究人的生理、心理的正常状态和病理状态的变化和处置，其侧重点在于外在疾病的诊察和医治。将二者融会在一起，则始于中国 20 世纪初期。国家和民族的危亡，促使人们把精力倾注到关注人的身心发展，使文学与医学的互通进入了一个新的时期，开启了一个全新的发展阶段。

而在服务社会方面，二者亦是相通的。宋代著名文学家范仲淹曾经提及："不为良相，便为良医。"由此可见，在古代知识分子看来，二者都是实现自己社会价值的手段和方法。文学用以载道，医学用以济世，文学与医学在其学科目的上是一致的、相通的。医生通过探究肉体得到理性的结论，从医学的角度看到人类肉体等物质的东西；而作家则从精神上探究理论无法解决的问题，从文学的角度看到人最本质的东西。医学之道用于救人，文学之道也是用于救人，进而由救人上升为救治整个病态社会中的人。这在中国现代文学的起源与发展史上具有重要意义。20世纪初，中国政治黑暗、经济萧条、国家和民族危亡，迫使部分先进知识分子开始睁开眼睛看世界，在西学东渐的劲风吹拂之下，各种西方社会思潮如雨后春笋般的在中国兴起，中国先进知识分子以主动姿态学习西方先进的科学与文化以解决国内实际问题，“师夷长技以制夷”，一系列运动风起云涌般的在国内兴起。其中，一个重要的领域就是在文学与医学融会的方面。起初，中国进步的文人把疗救疾病、强健民族体魄作为挽救民族危亡的手段和路径，但在探索前行的过程中，进步的知识分子却悲哀地发现，仅靠医学解决生理的病态对疗治中国的社会问题作用不大，他们真切地发现“人”的问题，开始转变为从医学视野的角度来诊察对社会发展形成阻碍的个体和社会文化的病症问题，提出了“改造国民劣根性”的话题，开始了由疗救个体的生理疾患到疗救社会病症的重大转折。在这一过程中，一部分以鲁迅为代表的文人开始了弃医从文或亦医亦文的转变。鲁迅起先基于庸医误人以及西医可以促进维新的初衷，毅然决然地前往日本学习西医。但当他目睹了国人围观中国人被枪毙的场景之后，痛感只是救治国人身体疾病，不改变国人的灵魂和思想，也无法改变国家和民族的命运。为此，鲁迅作出人生重大抉择，断然地放弃了医学，选择了可以改变人们思想、精神和文化的文学作为自己毕生从事的事业，开始了以医学和文学双重视角探视社会、改变人生、健全人格的打造国民新的灵魂之旅。他所开创的“改造国民灵魂，做文化大医”的文学精神被此后的作家所代代传承。

进入新世纪之后，余华继承了鲁迅的创作模式与风格，他曾经坦言鲁迅对其文学创作影响极大。在新时期，以余华、毕淑敏、池莉等为代表的一大批作家都有过类似鲁迅弃医从文的经历，他们以医学的视野来透视大千世界，以浓厚的人文关爱情怀来关照人生，以医学家敏锐深刻的视野来剖析人性，以医学故事来推动作品情节发展，取得了极高的艺术水准和成就。为此，作家与医生联系在了一起，把医生的理性思维、丰厚的医学知识与作家的感性思维和细腻的文字表达能力有机地结合在一起，作家用医生的眼光来观察和描写纷繁复杂的人生。医学与中国现当代文学创作水乳交融在一起，在创作动机、创作手法、文化意象、内容表述等方面取得突出的文学成就和文化贡献。

第一节　中国现当代文学中独特的“医学文化”意象

意象是指客观物象经过创作主体独特的情感活动而创作出来的一种艺术形象。文学作品中运用营构意象的方式，可以起到营造氛围、借景抒情、交代背景和环境、突出意境、奠定情感基调、丰满人物性格、厚重文化内涵与意蕴等作用。而作品中的意象一般分为自然景物、人或者事物意象。在中国古典诗词中，梅兰竹菊、流水斜阳、孤村昏鸦、清泉明月等自然景物为常见的文学意象，对美化诗词语言、突出作品氛围、营造感人意境、深厚文化内涵起到了极大作用。

综观中国现当代文学，由于现代文学诞生于中国半殖民地半封建社会时期，国家分裂、山河破碎、民族危亡，整个社会处于病态情形，国民也从封建社会中自闭、高傲、自负的思想状态急转到封闭、愚弱、自卑的思想状态，无论身体还是思想都处于孱弱病态，"东亚病夫"就是当时西方殖民者对中国人的称谓。这个称谓起先名为"东方病夫"，来源于 1896 年 10 月 17 日英国人在其主办的《字西林报》上登载的一篇文章。1936 年柏林奥运会上，中国 140 余人组成的代表团除了撑竿跳高选手进入复赛外，其他选手都在初赛中即遭淘汰。当中国代表团回国途经新加坡时，当地报刊上发表了一幅讽刺中国人的外国漫画，并题为"东亚病夫"。这个称号令人心痛但又极其形象地展现出当时国运不昌、民生多艰的社会形势：国家疲软，任人欺凌；民族衰亡，萎靡不振；国民贫病，愚昧麻木。一时代有一时代之文学，它总是面向时代而产生并生存，思考、反映并记录一个时代的社会和人生，塑造一个时代的人物群像。在中国现代文学赖以生存、发展的土壤和环境中，"疾病"成为一个不容回避和忽视的现象和问题，"疾病"意象成了中国现代文学的主流意象，带有厚重的文化内涵与意蕴。

疾病与疗治是一对相伴而生的概念和意象，其不仅反映在社会生活领域，也反映在政治与思想领域，挽救国家和民族危亡一时间成为 20 世纪初的主流话语，也成为五四新文化运动发起的内在驱动力和文化动因。当时，起引领作用的作家以文学家和医学家的双重身份进行文学探析和创作，他们在极力探求救亡图存的真正出路的过程中，实现了由医学救国到文化救国、思想救国的转变，由救治肉体的疾患到解除人们心灵的蒙蔽和愚昧，再到从文化和思想上探讨如何救治整个社会和国家，以期获取启蒙的成功和革命的胜利。为了实现这一目的，五四新文化大家发起了新文学运动，希冀以文艺的形式实现革命的启蒙，探析国民的病根所在，并为革除社会病根开出一剂药方。"疾病""疗治""药方"因此成为中国现当代文学医学文化中三个重要的代表性意象。

一、"疾病"意象

自从人类诞生以来，疾病就与之相伴而生，并被赋予各种文化上的内涵与隐喻意义。而医学作为人类社会生活的重要组成部分，也因此成为一个极其重要的文学题材，它丰富了文学创作领域，影响了文学思潮和流派。德国著名文学理论家维拉·波兰特曾说："艺术与医学自古以来就存在着基本的、本质上不无根据的联系。古典思想将医学和艺术合而为一奉为和谐的最高目标。希腊神话中的阿波罗同时是诗歌神和医药神，因为他是作为和谐之神祭祀的。”[①]因此，医学与文学在功能和社会意义方面有了诸多的交集，医学丰富了文学的表现内容和手法，而文学又有了以艺术手段治疗人们疾病的功能。在文学作品中，疾病意象成为一种表现常态。美国文论家苏珊·桑塔格在其《疾病的隐喻》中，深刻反思与探讨了诸如肺结核、癌症等病症由生理病理现象渐次隐喻化，由“仅仅是身体的一种病”而被赋予了道德批判色彩，并与政治压迫相联系。可见，文学作品中的疾病描写皆与相应的社会文化内涵相联系，带有一定的文化意蕴和价值意义，并可带来审美效应。

在中国现代文学史上，文学作品中的疾病与当时悲苦凄绝的时代背景有着紧密的关联，以反映时代的苦难、思想的愚弱、社会的解救为价值取向和审美意蕴。大量的文学作品中，作家描写了动荡社会下人们贫病交加的生活状态，渲染了身后的悲凉意味，加深了作品的悲剧色彩。

在一系列病症中，肺结核等肺病作为一个重要的疾病意象被众多作家在作品中加以描述和演绎。在不同的时期，“肺结核”作为重要的文学意象具有不同的文化隐喻义。有的是为了凸显人生的苦难和悲凉，借外在疾病凸显内在心理的愚昧和麻木。如鲁迅在《狂人日记》《孤独者》《药》三篇小说中提及的“痨病”（肺结核），分别象征着贫苦、鲜血和死亡，带给人恐惧、压抑和窒息的感觉。而巴金《寒夜》中的汪文宣则以肺病强化了抗战时期普通百姓的人生悲剧。萧红《小城三月》中的翠姨、张爱玲《花凋》中的郑川嫦、丁玲《莎菲女士的日记》中的莎菲，则以写实的手法，书写生活的艰难和痛苦，描述人们精神的困窘和压抑。但在现当代文学另外一些作家的创作中，肺结核则被涂抹上浪漫传奇色彩，疾病被披上了一件病态、衰颓的华美外衣。作家笔下的肺结核患者大多才华横溢、温文尔雅，有种林黛玉似的泪光充盈、弱柳扶风般的病态的风韵。如郁达夫《茫茫夜》中的吴迟生、《迟桂花》中的翁则生、《蜃楼》中的叶秋心等，均为患肺结核且多愁善感的时代青年；巴金《灭亡》中的杜大心，是位对这个社会感到绝望的青年诗人；郭沫若《落叶》则叙写了肺结核患者洪师武与日本看护妇菊子的纯真爱情，疾病在美好温馨爱情中被淡化处理。还有部分作品疾病非但没有任何痛苦和丑陋，甚至被美化处理，如王独清在《三年以后》中叙写了男主人公爱上了一位罹患肺病、纤弱白皙、颇富艺术气质的女孩。三年之后，当得知女孩肺病的症候已经过去，竟然感到非常失落，因为他由此失去了一个表白爱情的好机会，更失去了和她一起害肺病而浪漫情死的机会。

作家除了描写生理疾患的病症意象之外，还描写文中人物心理上的疾患，

---

① 北京大学文艺美学研究会编辑：《文艺美学论丛》(2)，内蒙古人民出版社 1987 年版，第 217 页。

“狂人”就成为作品中常见的意象。作家笔下的狂人、疯子并非纯粹意义上的病人，他们都是时代病症的患者，秉持鲜明而生动的性格特征，具有进步的社会文化意义和鲜明的时代烙印。狂人意象可以分为两类加以探析：一类是指社会的压迫和生活重压之下的被侮辱与被损害者，是被某种环境逼疯的，如鲁迅《祝福》中的祥林嫂，在封建礼教和封建迷信的双重打击下，在人们的愚弄、歧视之中被吞噬毁灭了。张爱玲的系列小说中以曹七巧为代表的女性在生活和社会的重压下呈现出畸形变态的心理，成为一个个扼杀人性的“疯子”。而《狂人日记》中的狂人、《长明灯》中的疯子则展示出与当时社会、文化的巨大反差而显现出一种变异与不同，知识分子由于不见容于当时如铁板一样厚重压抑的环境与氛围，被当时的人们视作无法理解的疯子。另一类则指的是先知先觉的知识分子，由于识见与革命思想远远超出时代前列，他们身上的创新意识和革命精神，在固守旧有封建秩序和道德的人们看来，自然有几分惊世骇俗的狂人之气。尼采认为，任何新思想、新观念的产生几乎全由疯狂的意识来替这种新思想、新观念开路，方能冲出一条击破习惯与迷信的陈规的路径。如鲁迅小说《药》中的夏瑜在狱中还要劝说牢头造反，自然被茶客们视作“疯子”。而《孤独者》中的魏连殳因为思想超前，游离于群体的价值体系和威严之外，因此被落后村庄中的国民视作一个与“疯子”相似的异类。即便《狂人日记》中的狂人、《长明灯》中的疯子因具有变革图新的意识和行为，希冀打破目前社会现状，获取社会进步与革命，则也是被当作疯子来对待。众多“狂人”意象深化了读者对作品中当时社会环境的认知，对革命者所处的时代背景和历史使命有了更深入的认识，强化了作品悲凉的时代色彩。

当文学进入新时代之后，疾病也成为作品中常见的意象。但是当代文学疾病意象在继承的基础上又有所突破，具有了新的哲理内涵和文化隐喻意义。当代作家在涉及疾病的意象时多重视凸显人性的善恶，通过与医学有关联的鲜血、死亡等意象来真实反映人物内心思想状态，描述了人类真实的生死哲学与善恶观念，从人性方面对人类进行怜悯与关爱。在当代文学医学写作中，余华与毕淑敏是极具代表性的两位作家。两位作家成功地把医学和文学两种不同的学科整合在一起，实现了两种美学风格的融合与提升。在两人的作品中，“死亡”和“鲜血”成为常见的文学意象，带有独特的文化与美学意蕴。死亡是医学无望之后的必然结局，但是文学可以实现人类从此岸到彼岸的升华，完成人类精神上的超脱与跃升。在毕淑敏的小说中，有着太多的死亡景象。在其处女作《昆仑殇》中，作家真实地叙述了在一次高原拉练中悲壮死去的年轻战士的经历，以死亡意象来讴歌青年战士为了信念而奉献青春的悲壮情怀，也沉痛地直击战士死亡背后的社会和文化原因，体现出清醒的社会反思和浓厚的人道主义关怀精神。在作品中，面对雪域高原凶险的自然环境，人们不禁感慨生命在残酷的大自然面前的渺小和无奈。作品中的战士为了实现自己的理想与抱负，坦然地面对死亡，而直面死亡更是对生命的尊重与呵护，促使读者反思并真正领悟生命的价值和意义。而在《红处方》中，作家则叙写了主人翁简方宁为了维护生命的尊严和人生的意义毅然选择了自杀。自杀不是藐视生命，而是重视并体现生命的最大价值，是实现生命尊严的最大体现，即与其不能有尊严地活着，那就应该体面地离开这个世界，这是一种悲壮宏阔的生存与死亡美学。

作为当代先锋作家的代表，余华小说中的医学意象更加激进和暴烈，死亡意象充盈在他的各类作品中。戴锦华在评价余华的文学创作时说："余华的世界是锁闭的，那是一个劫数难逃、死期已至的锁闭，是死亡不断播散、往返撞击的同心圆。其中唯一可以确认的被叙述事件是死亡与关于死亡的记忆；唯一的情节符码是逃遁——对死亡的逃遁，但这逃遁永远会成为对死亡的追逐，并以与死亡遭遇而告终结。"[①]余华通过对死亡和鲜血情节的描述，反思人类对死和生关系的思考和认识，并揭示人性之恶和生命之艰，从侧面展现作家对人类的人文关怀。在一些作品中，作家描写了人自然状态下的死亡。在《活着》一文中，福贵的爹倾尽毕生心血，倾家荡产为福贵还完赌债后，为了儿子他榨尽了自己最后的一点心血，可怜的老人在粪缸中选择了离世，他是笑着离开的，但愈发增加了作品的悲凉意蕴。而《在细雨中呼喊》中，母亲临终之前都不忍吐出鲜血，怕儿子打扫卫生麻烦，这种亲情令人心酸。平时朴实忍让的妇人在弥留之际，终于迸发出了对于丈夫孙广才的不满，令人感受到一个忍辱负重的生者的感伤和悲痛。在另一些作品中，作家描写了各类稀奇古怪的死亡方式。如《在细雨中呼喊》中孙广才酒醉后淹死在肮脏的村口粪池中，这样一个猥琐的男人以最为难堪、最为滑稽的方式走向了他人生的末路，他不值得人们对他表达任何的同情和怜悯。文中还有个神秘婆婆，也是在一种寂寥的氛围和奇怪的动作中悄然离开人世，给文章笼上一层神秘的色彩。而《活着》则典型地体现着余华对于人类非正常死亡的荒诞的奇想，如福贵儿子被抽血而死，二喜被水泥板夹死，女儿大出血死亡，孙子吃豆子被撑死。余华放大了死亡的偶然因素，增添了太多的神秘色彩，让生者处于一种生存万难的人生困境之中。偶然中有必然，看似荒谬的事件背后实则有人为的因素在推动，引发人们深入思考死亡现象深层次中的政治、文化等诸多原因。在令人产生阅读障碍的《现实一种》中，余华对于死亡链条的描写给人触目惊心之感，他用冷静到冷漠的笔调叙写皮皮摔死堂弟，山峰踢死皮皮，山岗残杀山峰，山峰的妻子报警送山岗走向刑场，山岗被枪决之后遗体被解剖得支离破碎。兄弟

① 李洁非、杨劼等选编：《寻找的时代：新潮批评选萃》，北京师范大学出版社1992年版，第108页。

相残，亲人互虐，亲情荡然无存，显示出人性中文明的一面远远抵挡不住野蛮与愚蠢的一面，后者受诱惑就一触即发，而一旦引发了就像多米诺骨牌一样自动发展、扩大，直到双方都毁灭殆尽。

由此可见，令人很难直视的死亡意象贯穿作家全部的创作过程之中，其背后蕴蓄着太多的文化内涵和精神隐喻义。如余华《一九八六》《河边的错误》《现实一种》等小说中的"死亡"往往带有一种神秘色彩，作家试图以不动声色的冷漠，用死亡、血腥来表达他对世界的一种认识，用虚构的记忆来对抗现实中贪婪的人性。长篇小说《在细雨中呼喊》中，作家通过对死亡意象的建构，表现他对生命意义的探索。小说《活着》中更是通过生与死的混合，表达出对苦难生活的隐忍和对生命意义的追问，是作家从终极意义上对人的生存悲剧和生存宿命的探寻与超越。

二、"疗治"与"药方"意象

五四新文学是在五四新文化运动的思想启蒙和文化引领下发起的，它带有浓厚的功利性色彩。文学救国与当时医学救国、科学救国、实业救国一样，都是先进的知识分子意图达到富国强民、改变社会现实、实现国家复兴的目的。当他们目睹国家民族面临生死存亡的危难时，积极探求一条改革变通之道。他们尝试以文学艺术启蒙思想、改变精神的方式，实现挽救国家民族危亡的崇高历史使命。他们是以文学的方式疗治社会，开出一剂疗效确切的"药方"。鲁迅在《呐喊・自序》中表露了自己从事文学创作的心声和目的："凡是愚弱的国民，即使体格如何健全，如何茁壮，也只能做毫无意义的示众的材料和看客，病死多少是不必以为不幸的。所以我们的第一要著，是在改变他们的精神，而善于改变精神的是，我那时以为当然要推文艺，于是想提倡文艺运动了。"[①]从鲁迅这段话可以看出，当时的文学先驱作为一名社会大医，借鉴中医辨证施治的诊疗原则，探查社会病症所在，开出一剂药方，并且以具体实践行动加以疗治。为此，我们不难理解鲁迅为何写作一篇名为"药"的小说，这是一个贯穿于鲁迅创作生涯中所有作品的主线和意象。胡适也有过类似的思想和说法。他在题为《研究社会问题的方法》的演讲中指出，必须诊察问题所在，开出药方加以疗治，以此探析解决社会问题的方式和方法。他指出：

> 要我们承认某种制度有了毛病，才能成为社会问题，才有研究的必要。我说研究社会问题，应当有四个目的。现在就用治病的方法来形容：第一，

① 《鲁迅全集》第1卷，人民文学出版社2005年版，第439页。

> 要知道病在什么地方。第二，病是怎样起的，它的原因在那里。第三，已经知道病在那里，就得开方给他，还要知某种药材的性质，能治什么病。第四，怎样用药。若是那病人身体太弱，就要想个用药的方法，是打针呢，是下补药呢？若是下药，是饭前呢，是饭后呢？是每天一次，是每天两次呢？医生医治病人，短不了这四步。研究社会问题的人，也是这样。现在所用的比喻是医生治病，所以说的都是医术的名词。①

由鲁迅所发现并发起壮大的以"改变国民性"为宗旨的文学疗治行为，体现了他迅深刻的反思和内省行为，这是与当时的社会现实和历史背景相适应吻合的，具有鲜明的时代文化内涵和历史意义，在急需要启蒙和革命的时代得到了积极响应。继鲁迅之后，文学研究会的乡土作家，如徐钦文、王鲁彦、叶绍钧等，相继创作《鼻涕阿二》《阿长贼骨头》《潘先生在难中》等改造国民劣根性的系列作品。在20世纪30年代，以老舍、巴金为代表的一批民主主义、自由主义作家将这一题材和模式扩展到了市民阶层，如老舍的《赵子曰》《二马》等作品，状写出城市中小市民身上所展露出的国民劣根性的某些表现与特点。巴金则在激流三部曲《家》《春》《秋》中侧重书写了现代知识分子身上的国民弱点和灰色印记。抗战时期姚雪垠的《差半车麦秸》，则写出新一代觉醒农民身上存在的问题和传统文化对其形成的影响。以萧红为代表的东北作家群在流亡到国统区之后，以《呼兰河传》等作品为代表，仍以尖锐的文笔针砭故乡人民的民族文化传统和民族性格中的问题和不足。进入新时期之后，当代诸如高晓生、韩少功等众多作家仍然继承了鲁迅的创作原则和风格，探析国民在实现现代化的过程中需要重视和改进的国民性格中的弱点和缺陷。余华等先锋作家则以尖锐深刻的文笔直视国民性格中的劣根性和人性之恶，他们在探析国民性的道路上传承与发展，继续这项现时看来仍然需要努力拓展的工作。

综观中国20世纪文学，在作品中不时隐现"药方"与"疗治"意象，体现出作家浓厚的社会责任感和历史使命感。

鲁迅小说《药》可谓是五四新文学中典范性的代表作品，营构了现代史上重大而发人深省的主题。小说记述的是城市贫民华老栓购买蘸满被统治者杀害的革命者夏瑜的鲜血的"人血馒头"为儿子治病的故事。一个革命者为民众解放而英勇牺牲，他的鲜血却被当作治病的良药，救赎者与被救赎者的对立与悲剧艺术化地展现了出来，有力地揭示出旧民主主义革命与民众的严重隔膜，揭露了封建统治给人民造成的麻木和愚昧；更在剖析失败原因基础上，形象化地提示后来的

① 欧阳哲生编：《胡适文集》第2册，北京大学出版社1998年版，第567～568页。

革命者应该如何汲取革命失败的历史教训，如何唤起广大民众，把看似牢不可破的“铁皮屋子”掀翻，才能取得革命的胜利，实际是为革命开出了一剂良药。而如何唤起民众，鲁迅以自己改造国民性的创作实绩，为当时社会开出了一剂药方，即决心用文艺实现改变国民性的大业。正如作家所说：“我的取材，多来自病态社会的不幸的人们中，意思是在揭出病苦，引起疗救的注意。”[①]可见鲁迅文学创作具有明确的目的性和功利性。1918～1925 年，鲁迅共创作了 25 篇小说。他以一位医者的身份对“国民劣根性”进行了深入的研究和批判，始终直面社会、人生、心理、道德的病态，以冷峻、辛辣的风格、手术刀般犀利的文笔，塑造了阿 Q、祥林嫂、孔乙己等典型社会环境中的典型人物，希望国民能在痛彻心扉中自我反省，感到羞愧而产生积极自救的勇气。他从反封建、思想革命的角度，第一次用平等、真诚的态度和现代意识，以医学科学的研究方法对国民劣根性进行了探索，使用了解剖、实验、个案调查等医学研究方法，对处于社会底层的农民辛苦、愚昧、麻木的生活状态进行了现实主义描写，深刻揭示了封建社会中农民所遭受的精神奴役和创伤，以“哀其不幸，怒其不争”的情感态度去剖析农民深层心理结构中的劣根性。表现了中国思想革命的极端重要性和必要性。通过此举，完成了为当前社会改革和革命开具“药方”的深远目的。

关于文学对救国救民大业的特殊作用，郭沫若亦有清晰的认识和体悟，他说：“医生至多不过是医治少数患者的肉体上的疾病，要使祖国早日觉醒站起来斗争，无论如何必须创立新文学。”[②]他直接在作品中使用中医药术语，以磅礴的气势和难以抑制的激情发出了除旧布新、医国医民的时代呼声，郭沫若发表于《时事新报·学灯》上的新诗《解剖室中》道出了诗人爱国的心声。为了拯救、医治大中华，郭沫若发出了紧急呼吁，一心期待精于医术的新时代的黄帝和岐伯出世：

> 解剖呀！解剖呀！快快解剖呀！快把那陈腐了的皮毛分开！快把那没中用的筋骨离解！快把那污秽了的血液驱除！快把那死了的心肝打坏！快把那没感觉的神经宰离！快把那腐败了的脑筋粉碎！分开！离解！驱除！打坏！宰离！粉碎！快！快！快！快唱新生命的欢迎歌！医国医人的新黄岐快要诞生了！[③]

在这首激情澎湃的新诗中，诗人通篇采用医学术语，以形象比喻的创作手法，寄希望于社会大医的诞生，以雷霆万钧的手段，像医治人们坏死的病体组织一样，

① 童秉国：《鲁迅作品精选》，长江文艺出版社 2003 年版，第 507 页。

② 徐蕾：《郭沫若弃医以文成大家》，载 2011 年 8 月 26 日《人民日报·海外版》。

③ 郭沫若：《〈女神〉及佚诗》，人民文学出版社 2008 年版，第 183～185 页。

能够革除社会的腐烂组织，迎接一个健康向上的新的国家和社会诞生。

冰心曾入读北京协和女子大学理预科，立志要成为一名救死扶伤的医生，但是残酷的社会现实促使其最终投入到社会改良的工作，为此她也弃医从文，成为文学研究会的重要作家。她也是基于为社会开出一剂“药方”进行“疗治”的目的投入到文学创作中。她在《我做小说，何曾悲观呢？》一文中提到：“我做小说的目的，是要想感化社会，所以极力描写那旧社会旧家庭的不良现状，好叫人看了有所警觉，方能想去改良，若不说得沉痛悲惨，就难引起阅者的注意，若不能引起阅者的注意，就难激动他们去改良。”[①]冰心是文学研究会“为人生”小说创作群体的重要成员，他们提倡为人生的文学，反对游戏的、消遣的文学观念，且以关注社会人生问题为己任，集中表现“被侮辱与被损害的人们”，并且尝试着开出一剂解决社会问题的“药方”。冰心创作了一系列“问题小说”，如提出家庭改革问题的《两个家庭》，揭示封建家长与爱国青年之间父子冲突的《斯人独憔悴》，控诉童养媳制度残酷性的《最后的安息》等。在自己的创作历程中，冰心不仅重视诊察社会的病症，发人深省地提出问题，而且还注重阐释自己对于社会问题的理解，并提出解决方案，即在作品中，满腔热情地提出了解决社会问题的由母爱、童心、自然美组成的“爱的哲学”，以此为“药方”完成自己对社会、人生救赎的构想与实践。

许地山是“人生派”作家中个性特色最为突出的一位。他的小说《缀网劳蛛》《商人妇》《命命鸟》等往往取材于异域生活，作品中的理性思考大都带有宗教意味，里面许多故事和情节暗含宗教教义。他以宗教的救世与度他精神的具体体现，来实现自己对于社会和人生的理想。对于社会问题，他采取了让人物沉浸在狂热的宗教信仰中逃避现实的方法来解决问题。王统照早期的问题小说（短篇小说《沉思》《微笑》等），试图以爱与美的理想作为解决人生问题的答案，但是黑暗的社会现实使其为社会所开的药方无法产生效用，作家在稍后创作的《湖畔儿语》《沉船》《司令》等，开始从表现爱与美转向到再现现实中的恶与丑，以期望得到救治和解决。

第二节　采用医学术语并运用于文学创作中

文学语言是文学创作的手段和载体，也是作家依循艺术创作规律以诗意逻辑为创作艺术世界而使用的特殊话语。文学语言既具有一般语言的功能和特点，又提升了一般语言的表现功能，它蕴蓄了作家丰富的知觉、情感、想象等心理

① 冰心：《冰心论创作》，上海文艺出版社1982年版，第55页。

体验，将读者情感与意识带入到感受世界中，以此传达和表现作家内心情绪。同时，文学语言还应该力求运用新鲜的或奇异的语言，以去除文学语言的固定化模式，才有利于将审美感受细致入微地表达出来，给读者带来新奇的陌生化的感受。因此，将反映人类生存与发展的医学术语运用到文学创作中，文学对身体的感受会更加细腻生动，会强化语言的医学化色彩，既可以真实再现人类所面临的疾病、痛苦、生命与死亡等真实情态，又可以强化文章的知识性、趣味性和鲜活感。以此强化语言的表达张力，增强语言的理性色彩，从而具有细腻准确的特点，更容易引起读者的共鸣。

一、采用医学术语表现人物的生理和心理状态，真切反映人物的生活和感受

文学作品要塑造人物形象，那就必须要真实、深刻地反映人物的生理和心理变化及过程，需要对人物有着深入的了解和认识，并且用恰当的语言描述出来。在这一领域，有过医学经历的作家具备得天独厚的条件，他比一般的作家能够对人有着更为全面的了解。美国当代著名诗人同时也是儿科医生的威廉・卡洛斯・威廉斯“以普通医生和人文医师的身份，目睹并分享生命的生老病死和生活的新陈代谢。他的观察与‘触摸’深入到‘深不可测’但可感知的土地，以此，词、物、人三位一体，共存于感性的诗的文字中”[①]。他在《自传》中描述通晓医学所具有的对人类深入了解的便利条件，认为医学使人们进入到人类自我的那块秘密领地，而那是人类自我的另外一个世界。作家把大量的反映人类生活的医学术语引入作品中，生动形象、真实理性地反映人们生活，既推动故事情节发展，又增强了作品的新奇性和丰厚性。

这在鲁迅的作品中也有体现。如鲁迅在《狂人日记》中写道：“去年城里杀了犯人，还有一个生痨病的人，用馒头蘸血舐。”[②]作家以痨病人吃人血馒头突出人们迷信麻木的状态，指出了由古至今封建社会吃人本质，且使作品增添了一丝阴冷的氛围。而在《明天》中，当单四嫂子去找名医何小仙给儿子诊病时，何小仙以“中焦塞着”指称儿子宝儿的病名，以“火克金”来解释宝儿的病症表现。这样晦涩难懂的中医学术语使得单四嫂子陷入了忐忑不安和迷茫之中，暗讽庸医故弄玄虚且误人生命，也暗示了单四嫂子的悲剧结局。

文学作品中运用了大量的医学术语以符号化的形式来呈现出文化象征和喻

---

① 张跃军：《美国性情——威廉・卡洛斯・威廉斯的实用主义诗学》，安徽文艺出版社 2006 年版，第 349 页。

② 《鲁迅全集》第 1 卷，人民文学出版社 2005 年版，第 452 页。

指的作用。在中国现当代文学作品中，“痨病”“肺结核”等肺病形态在各个时期的作品中都有体现。如鲁迅描写痨病凸显人物困窘的生活情态；郁达夫描写肺病则有意美化才子佳人的病态审美；郭沫若的肺病描写是为了引出与日本看护妇的恋情，突出爱情的美好；萧红描写肺病突出了女性在封建家长制下的卑微命运；巴金《寒夜》中的肺病凸显了抗战时期后方人们身心疲惫的艰难生存；沈从文笔下的痨病则悲悯绝望于城市病态与健康乡村的对立；余华《兄弟》中的肺病描写突出了大变迁社会中人物戏剧性的转变与代价；毕淑敏《花冠病毒》中的新发烈性传染肺病描写则探析了人类在危境中展现的坚强和柔韧。而在文学作品中出现的“梅毒”“淋病”等性病则带有另外的文化隐喻义，这是一种带有伦理道德含义的叙写，表现出作者鲜明的态度，是对现实社会丑陋与卑劣行为的一种身心俱有的惩罚。蒋光慈的《丽莎的哀怨》中，丽莎染上梅毒令其感到的不仅是肉体上的痛苦，更多的是道德上的羞耻感；老舍《骆驼祥子》中祥子最后染上了性病，是对在绝望中自甘堕落的祥子的道义惩罚，同情其遭遇，但哀其不争；苏童《米》中五龙最后染上梅毒，在身体衰落中走向末路，喻指乡村文明在城市文明浸染下走向了绝境。由此可见，作家的医学书写，不只是为了叙写事实，更多的是为了把疾病当作一种隐喻和象征，或是为了突出人物的生存困境，或是为了对人物进行道德方面的评判，或是为了进行道德方面的劝谕，或是为了表明作者的观点和看法，都有其深厚的文化内涵和意蕴。

二、医学术语与文学表现手法完美交融，强化文学语言的艺术与美感

肺结核、梅毒、癌症、艾滋病等恶性疾病突然而来，往往使人陷入恐慌与绝望的心境之中。当人处于身心疲惫、绝望恐惧之中时，迫切需要别人的温情与抚慰。因此，文学就要淡化疾病带来的血腥与恐怖，给人以温暖阳光的感觉，医学术语和文学手法完美结合，让文学承担了这一重要人生使命。此外，医学术语的使用，强化了作品语言的种类和内容，改变了人们常见普通文学语言所形成的审美疲劳，使作品语言富于变化，具有一种奇崛变化之美。

首先，作家在作品中使用医学术语，来展示与疾病、治疗、生命、死亡相关的话题，并把叙述视角由正常社会转到医院、病房等特定领域，这些领域又是人们经常接触并涉及的，具有一种神秘的意味，使文学话语充满了陌生与奇特的特点。从作家创作主旨来看，作家强化病房意识，以医院小病房隐喻批判社会大病房。对医院和病房的状写，因人们处于身心疾患的非正常状态下，更能反映出社会问题和真实的人性。因此，无论是中国现代文学还是中国当代文学，医院和病房一直是作家经常涉猎的场所，是一有着悠久传统的写作素材，如现代文学中巴金曾写作《第六病室》、丁玲写作《在医院中》、茹志鹃创作《静静的产院》等。在新

时期文学中，张志升的《快乐的一号病房》、沈乔生的《精神疗养院》、叶曙明的《疯人院》等堪称代表，而毕淑敏的《红处方》《预约死亡》《血玲珑》也是集中状写医院和病房，尤其是《红处方》还措写了一个特殊的医院——戒毒医院。现代文学中的病房写作是一种摹写病房真实状况的写实创作，而到了新时期则成为一种重视个体心理表达和文化隐喻的写意创作。作家在描写病房时，由于医疗过程的特殊性往往给人带来耳目一新的感觉，增强了文章的可读性。彭三源在《人到四十》中有一段描写梁国辉指挥在急救室内为自杀的吴建功抢救的情节，描写专业而有特点，医学术语和谐地融入到文学话语中，如“治疗盘内有漏斗形洗胃管、镊子、石蜡油、纱布、弯盘、棉签、压舌板、开口器、听诊器等，量杯内盛着洗胃液”。而抢救的过程则井然有序：“梁国辉把吴建功的身体偏移到左侧，胸前垫上防水布，嘴巴下放了一个弯盘，唐护士长把开口器递给梁国辉，梁国辉用开口器轻轻地撑开了吴建功的牙齿。”[①]大量的人们所不熟知的器械，增添了作品的知识性，并以文字的陌生化效应，改变了读者的阅读期待，扩充了作品的想象空间，进而强化了作品的艺术性和美感。而作家在叙写抢救过程中的系列动词的运用，增强了文章情节的连贯性，调节着作品的节奏，叙述脉络清晰明确。

其次，作家在作品中采用医学术语会根据艺术风格、美学追求的不同，呈现出不同的语言特色，丰富了文学话语模式和特点。以鲁迅、余华为代表的部分作家，由于自身的医学经历、性格气质和美学观念的影响，往往以凌厉无情的方式运用冷酷的医学术语，围绕人物叙述其鲜血、暴力和死亡等极致物象，对人性进行粗暴深入的解析和探察。鲁迅在小说《药》中写道：“一只手却撮着一个鲜红的馒头，那红的还是一点一点地往下滴。”[②]鲜血淋漓，刺人耳目。而在历史小说《铸剑》中，作家在叙写黑色人和眉间尺联合刺杀国王时，描写了劈头、狠咬耳轮，黑色人自杀后头坠入鼎中，两人的头“咬得王头眼歪鼻塌，满脸鳞伤”。这段描写节奏急促、情境阴郁、气氛阴森。“上自王后，下至弄臣，骇得凝结着的神色也应声活动起来，似乎感到暗无天日的悲哀，皮肤上都一粒一粒地起粟。”[③]而余华早期作品中更是把自己“残忍的才华”发挥到了极致，对于暴力描写乐此不疲，令读者惊心动魄、难以阅读。《一九八六年》中那些极其血腥和变态的描写给人触目惊心的感受。历史老师进行了令人心惊胆战的自残：“他嘴里大喊一声：‘劓！’然后将钢锯放在了鼻子下面，锯齿对准鼻子。那如手臂一样黑糊糊的嘴唇抖动了起来，像是在笑。接着两条手臂有力地摆动了，每摆动一下他都要拼命地喊上一

① 彭三源：《人到四十》，北京航空航天大学出版社 2011 年版，第 65～71 页。

② 童秉国：《鲁迅全集精选》，长江文艺出版社 2003 年版，第 19 页。

③ 童秉国：《鲁迅全集精选》，长江文艺出版社 2003 年版，第 163 页。

声:‘劓!’钢锯开始锯进去,鲜血开始渗出来。于是黑糊糊的嘴唇开始红润了。不一会钢锯锯在了鼻骨上,发出沙沙的轻微摩擦声。”[①]这种场景与莫言的《檀香刑》有相似之处,莫言从行刑者赵甲切入叙述视角,对于行刑的血腥暴力的场面进行了一番细致华丽的描写,为读者表演了一出由行刑者、受刑者、观众组成的人性展示大戏。两位先锋作家通过对人体器官、鲜血、虐杀、自残等极致行为的描写,赤裸裸地表现出对于暴力和血腥的迷恋和对血腥、死亡的极致审美的追求。

而毕淑敏则信奉并追求与之对立的写作模式和美学风格,她在冷静理性的叙述之中,运用各种艺术手法淡化、美化医学行为与医学术语带给人的血腥、残酷的阅读感觉,将医者和女性的悲悯情怀投注到医学行为之中,带有一种淡淡的哀伤与悲凉,使读者在犹如悠远的叹息声的文字之中获取生活和生命的感悟,令人更加珍视生命的美好,珍惜当下的生活。如同样是描写死亡,毕淑敏则回避了余华笔下的鲜血、哀号和痛苦,回避了余华笔下的虐杀、群杀和意外死亡,把中国老庄哲学中对死亡与生存的美学认识演绎得如春花逝去、秋叶飘落一般静谧、安详、肃穆和自然。毕淑敏描写了美的死亡,而非死亡的非美。这与毕淑敏对于文学与医学、对于文学与社会价值的认识有关联,毕淑敏以一颗大爱之心,力求全力向社会播撒正能量。她说:“我喜欢医学,也喜欢文学,在小说中,我把这两种喜爱掺和起来,挺快活的。医学术语通常是艰深和晦涩的,医学话题也很令人沉重。我竭力想把肃穆的题材写得轻松一点,幽默一点,好看一点。如同那些很苦的药粉,裹一层美丽的糖衣。”[②]确如毕淑敏所言,她在描写死亡时文字冷静优美,有时甚至富有一种或壮阔或淡雅的诗意。在《昆仑殇》中,李铁在昆仑日出的壮美景象、宏大背景下离开了这个世界,作家深情地叙写道:“如丝如缕的号音,好像还在飘荡。李铁静静地平卧于砂砾之上,嘴角处殷红的血迹,凝成两条不流的小溪,弯弯曲曲直到颏下。”[③]而“美丽绝伦”的女兵肖玉莲也是在悲凉壮阔的氛围中离开人世的:“湛蓝的天,苍黄的地,像两页色彩瑰丽的贝壳;而嵌着的夕阳如同一颗血球般的珍珠。肖玉莲像片枯叶,突然扑倒在地,就再也爬不起来了。”[④]死亡在这里没有了任何的凄惨,更多的是一种悲壮和宏阔,演绎了生命的价值和意义,弘扬了一种英雄主义精神。而在《红处方》中,作家将主人公简方宁的自杀叙写得冷静、理性而深沉,并且还带有些许幽默,以冲淡描写人的生老病

① 《余华作品集》,北岳文艺出版社2004年版,第478页。
② 陈晓晨:《幸福是长久有意义快乐》,中国青年网,2014年1月25日。
③ 人民文学出版社编辑部编:《1987年中篇小说选》第2辑,人民文学出版社1989年版,第261页。
④ 人民文学出版社编辑部编:《1987年中篇小说选》第2辑,人民文学出版社1989年版,第281页。

死时的严肃和悲凉，语言灵活中让人感慨死亡是为了尊重生命的价值这样一种美学意蕴。作家写道：

> 我为自己倒了一杯水，开始吃那些药。我很快但是有条不紊地服下它们，希望自己的死亡也是洁净和有序的。味道不好，它们有些酸，吃到最后，简直是醋的感觉。假如我在那遥远未知的地方依然当医生，我会让制药厂把药的味道，调整得更可口一些，糖衣包得更丰厚些。也许人家会反驳我说，谁让你一下子吃那么多呢？我就说，总是有人吃得多的。既然它成了某些人最后的食品，为什么不让它更可口？[①]

这简直不是描写简方宁在服用药物自杀，而是在和朋友聊天叙述自己的生活，兼带点调侃和牢骚，但死亡却悄然地游走徘徊在毕淑敏平淡的叙述中，令人在悲凉之下心生敬意。简方宁用死亡来唤起人生命尊严的价值，凸显出生命的珍贵，她临死前在遗书中热切地呼吁："别了，我的朋友！我愿以死殉我的事业，记住我最后的嘱托，世界上善良的人啊，请热爱生命……"[②]

三、医学术语有助于作家表达思想、揭示事物本质

在当下社会生活中，医学术语泛化已经成为一个重要的文化现象。"泛化作为动态的更新中的语言现象，是指词语在保留越来越少的原有语义特征的情况下，不断产生新的使用方式，将越来越多的对象纳入自己的指谓范围。"[③]医学术语不仅是大量地用于人们的日常生活中，更多地被作家吸纳入文学作品中，以凸显概念、隐喻和象征的效用，以此来表达自己的思想和观念，深刻揭示事物的本质。作家为何多用医学术语来进行文学创作，这是基于医学本身担负着救死扶伤、拯救人们生命的价值和意义，这是一个高雅而神秘的领域，使用这种术语容易迎合现代人的心理需求；而医学语言又与人自身息息相关，人类活动都由自身引发而拓展开来，医学术语可以延伸表达人类后续发展的现象和活动；同时，医学术语往往具有鲜明的情感色彩和明确的形象性，能够引发读者的认可和共鸣，取得极佳的艺术效果。

首先，作家往往采用医学术语来喻指事物的内涵与外延，用于揭示事件的过程和原委，具有形象鲜明而又情趣横生的特点。彭三源的《人到四十》中，当梁国辉希望父亲帮助照看下工人疏通下水道时，有一段精彩的描写：

> 郑洁数落梁国辉时，梁老爷子梁山本来也听着，现在急忙就闪：我不行，

① 毕淑敏：《红处方》，长江文艺出版社 2012 年版，第 301 页。

② 毕淑敏：《红处方》，长江文艺出版社 2012 年版，第 302 页。

③ 刘一梦：《医学术语语义泛化现象简析》，载《修辞学习》2009 年第 6 期。

我盯不了，我又不懂！他马上装病，说郑洁要不你给我打一针吧，我……我好像肋骨疼。郑洁跟公公也不客气：爸爸，美国鬼子的子弹是曾经从您的两肋中间穿过，可并没有弹片留在身体里，您可能是肉疼，不可能是肋骨疼。[①]

"肋骨疼""肉疼"，这几个医学术语，非常形象地书写出一个家庭鸡毛蒜皮中的纷争与无奈，为我们活画出一个老顽童要点小聪明和儿媳妇洞若观火间的摩擦和碰撞，极富生活情趣。孟宪明的《大国医》总共45章，每一章都以一味中药来命名，如"续断""红娘子""合欢""远志"等，此处的药名已经不仅是指中药，而且延展为具有一定的文化内涵，概况说明本章节内容与主旨。如最后一个章节以"远志"来命名，则是颂扬云鹤鸣心胸宽广、志向远大，把祖传的正骨秘方全部无私地献给了国家，为发展中医正骨事业作出了巨大贡献，得到了社会和人民的认可与尊重。

其次，医学术语泛化的现象投射到文学创作的各个领域和方面。医学术语去除了只是单纯表达医学理论和技能的功能，由医学领域向人类生活的其他各个领域广泛辐射，使语言更加富有新鲜感，也更加贴切现实，使作品思想和情感表达更富特性和张力。如鲁迅小说《狂人日记》中的狂人，不仅仅是指在精神方面出现疾患的病人，而是指的最先觉悟的一批青年知识分子，由于思想的先知先觉和决然的革命性而不见容于当时的社会与现实，被守旧的势力诬称为"疯子"和"狂人"。鲁迅以"狂人"来命名，一方面表达了对封建统治势力压迫打击革命者的愤慨之情；另一方面表现了当时社会人们普遍处于一种愚昧、麻木的状态之中，不理解革命、甚至仇视革命，由此形成一种沉闷的社会氛围。而毕淑敏的《预约死亡》中的"死亡"在这里已经没有了令人恐惧、难以接近的意味，而是用以指代人生漫漫历程中的最后一个阶段，人要生如夏花般绚烂，死如秋叶般静美。对于人生的最后一个阶段，要以人道精神和人性之美，进行临终关怀护理，让老人们保持着人的尊严平静地迈向死亡。新写实作家池莉的《霍乱之乱》围绕"霍乱"展开叙写，由发现霍乱到消灭霍乱，作家不是为了着意解释医疗的过程，此处霍乱已经泛化为人生中的一个触发点，即人类在突发事件面前的混乱无助以及人性人情的真实袒露，让人们对于人生、人性有了一个全新而深入的认识与理解。萧红的《生死场》则不再拘泥于评析人的出生与死亡等表面意义，而是以"生"与"死"这两个医学术语作为统领，更多的是对人性的本质、人类的生存困境等古老话题进行深思与阐释，正如鲁迅在为其所作的序中，评价这部作品是"北方人民的对于生的坚强，对于死的挣扎"的一幅"力透纸背"[②]的图画。

---

① 彭三源：《人到四十》，北京航空航天大学出版社2011年版，第23页。

② 萧红：《生死场》，沈阳出版社1996年版，第1页。

第三节　医学背景对于作家艺术创作方面的影响

文学是一种特殊的人类艺术活动，文学作品要透视生命的本质，要把握时代的脉搏，要反映广阔的社会生活。作家作为深谙人类生命精髓的艺术家，当他以一种来自超渺之上的最高理性而从事艺术创作之时，必须感知生命、体验生活。只有感知了生命，才能更深刻地理解生活，只有理解了生活，才能有灵性地领悟生命。而能够做到这点，并非易事。一个人在社会中沉浮，很容易忘记自己作为“人”最本质的东西。但是无论人们在社会中如何修饰自己，一旦面对医者，都要褪去那层伪装，把最本质的东西展现出来。具有医学背景的作家，其医学素养生发的冷静沉着的气质和敏锐犀利的洞察能力，能够使其真切地感知人物细微的身心变化以及人物内心深处的情感变动，能够透过现象探察到事物的本质，真正揭示深远广阔的社会生活，由此来反映时代的动态和变迁。因此，具有医学背景的作家无论在叙事风格、写作视角上，还是在语体色彩方面都富有独特的写作技巧。

一、比普通作家更为冷静的思维和超然的叙述语调

医生需要具有丰富的临床思维和临床经验，同时还需要发扬救死扶伤的人道主义精神，这就需要医生具有良好的职业道德修养和爱人助人的仁爱精神，始终把病人的利益放在首位，能设身处地为病人着想。他要取得病人的信任，使病人感到温暖和安慰而愿意和他合作。但医务工作的性质又使得医生具备遇事冷静沉稳、救治分秒必争、处理事情层次分明的性格特点。

在中国现当代文学史上，具有医学背景的作家，其文学创作大多敢于直面冷酷的社会和悲苦的人生，以深沉稳重的方式，对社会与人生进行冷静沉着的体悟。鲁迅是现代作家中医学和文学深度介入的典范，他的文学作品，被深深地烙上了医生模式的职业印记。他犹如一个高明的外科手术大夫，对国人的病体进行着解剖与病理探析。他的笔触犹如一把锋利的手术刀对人性进行了尖锐深刻的分解与探究，透彻而深入，专注而冷静。他擅长剖析人的症结所在，见解深刻，冷静透彻。一部《阿Q正传》，鲁迅先生通过对“精神胜利法”这一人性弱点的深刻剖析，把普通中国人那种渗透到骨髓中的愚昧、自私和猥琐描绘得入木三分。鲁迅倾心塑造的阿Q这一人物形象具有超越时代、跨越时空的经典意义。即使时光荏苒，在21世纪的中国当下社会中，人们也会从阿Q身上看到我们自己的身影，不能不使人感到改造国民性的大业任重道远，远未到停歇的时刻。

鲁迅深刻透彻的见解基于其早年的医学学习生涯，在目睹了国民太多的疾

病与痛苦之后，在经历了社会黑暗、民族衰亡的困境之后，太多的苦难磨砺并使其将锋利的手术刀嵌进了犀利的笔杆之中，终于开始了他的文学创作道路，成为一名文化战士。作家以“哀其不幸，怒其不争”的态度，以悲悯关爱的情怀，不动声色地加以叙写，冷静而有条不紊。但作家的冷漠却是外冷而内热，具体表现为内心翻滚蒸腾的黑色复仇之火和以猛药来疗伤的讽刺之剑。小说《孤独者》中，作家以冷峻峭拔的语气叙写了魏连殳离世的景象，令人感到作家在看似冰冷的背后燃烧着一股不可抑制的激情：

> 粗人扛起棺盖来，我走近去最后看一看永别的连殳。他在不妥帖的衣冠中，安静地躺着，合了眼，闭着嘴，口角间仿佛含着冰冷的微笑，冷笑着这可笑的死尸……我快步走着，仿佛要从一种沉重的东西中冲出，但是不能够。耳朵中有什么挣扎着，久之，久之，终于挣扎出来了，隐约像是长嗥，像一匹受伤的狼，当深夜在旷野中嗥叫，惨伤里夹杂着愤怒和悲哀。[①]

作家在难以抑制的悲愤之中，仍然保持了惯有的冷静和超拔，这与医生超脱了常人所难以抑制的情绪和情感而专心于救治工作的特性是一致的。但在激越劲拔的文字下面，有“愤怒和悲哀”的烈火和暗流在涌动，终将喷薄而出，表达作家对社会的不满和激愤之情。

在中国当代文学史上，冷静超然的文学美学风格如文化血脉一样在新时期作家身上流淌，传递着相同的基因和渊源，历史和时代虽然不断变迁，但是对于社会的关切、对于人性的剖析、对于国民性格和民族气质的关注一直没有停歇，作家呕心沥血努力改造提升国民的性格和气质的工作一直延续发展下去。如鲁迅一样，新时期有一批作家同样具有医学背景和经历，医学元素影响预制了他们的文学理念和创作，特殊的生活境遇和心理体悟，使他们对待社会、人生更多了一份冷静深沉、超凡脱俗的文学气质。同样有着行医经历的当代作家池莉有着与众不同的见解和认识，当人们看到一只手很美而交口称赞时，她会尖锐直白地告诉你：“指甲缝里积满了黑色的污垢。”[②]透过文字，人们不难想象她闪亮的目光之中蕴蓄了多少内涵：七分犀利，二分嘲弄，还有一分漠然和不屑。池莉在文学创作中把这种对社会、人生、人性的解剖和挖掘发挥到了极致，她笔下的人生犹如白云遮蔽，看上去一切温馨美好的背后隐藏着多少处心积虑、令人心惊胆战的丑陋与罪恶，她对于人性丑恶揭露得淋漓尽致，肆意挥洒着人性的敌视与恶毒。《云破处》是一部叙写在人类虚伪的面具下人性极致丑恶和原始兽性的经典

---

① 《鲁迅全集》第2卷，人民文学出版社2005年版，第110页。

② 陈书娣：《凤凰网文化专访池莉：我天生就是“雌雄同体”的作家》，凤凰网文化，2011年7月8日。

小说。文中主人公在众人眼里是那么和睦美好:“金祥和曾善美是阳光下的绿叶,全钢铁设计院的人都相信这一点。他们相信在他们的眼睛里,这片绿叶连毛细血管都是纤毫毕现的。”[①]但就是这样一对在人们眼里单纯美好的夫妻,他们之间却隐藏了一个天大的秘密,在作家和风细雨、冷静温情地叙写下面埋藏着一个个罪恶的故事。金祥少年时用河豚毒素杀死了曾善美的双亲和其他无辜的人,但他毫无罪恶之感,尤其是知道了曾善美的身份之后,仍然与曾善美结婚。而曾善美也经历了金祥所不知情的被姨父强奸和与表弟同居的悲惨经历。最后,曾善美燃烧着复仇的火焰,平心静气地把真相告诉了金祥,用最恶毒的方式彻底击溃了金祥的自尊心和意志力。两个人就像两条互相绞杀的毒蛇,用最为极致的方式攻击着对方,但在众人面前他们都表现出一副若无其事的样子:“在昨夜里饱受蹂躏的曾善美出现在办公室时的形象犹如一叶含露的青草,娇小,清新,淡雅,芬芳可人。”[②]她在和同事聊天谈论童话王国里的当代新童话,而金祥则在和周围的人大谈北约轰炸波黑塞族的事情。作家用触及人们灵魂的文笔,写出了人们天使与魔鬼两面互存的人性现状,揭示出人类在人性温情的面纱遮掩下的兽性和罪恶。

二、以救死扶伤的精神体现出悲天悯人的人道主义情怀

医学以悬壶济世、救死扶伤、扶危济困为宗旨,文学则以人类精神进步、心灵趋向安逸、人生追求幸福为己任。因此,医学与文学都有共同的指向目标就是人类,在人类身心健康、幸福安康方面具有相同的目标且互相促动:文学可以作为医学的辅助手段,发挥医学的治疗功能;而医学又可以作为文学的表现对象和描写手法丰富文学的创作方式。所以,医学元素在文学创作中发挥着不可替代的功能和作用,尤其是医学领域中为病人解除病痛、救死扶伤的人道主义精神深深影响着文学家的情感体验和文学创作,引领作家以人道主义关爱情怀去审视人生中的疾病、痛苦、死亡、生命等伦理道德,以悲悯情怀去剖析人性,还原人生真谛,促使人们认真思考生命的意义和价值,更加珍视当下生活,更加关爱人生,获取人类生存的最佳模式和途径。

在社会中,疾病往往伴随着贫苦而来,在贫病交加之中,带给人们一种悲戚惨痛的心理感受。医学的职业不仅要做到救治人们的病苦,而且还要做到扶危济困,全方位地解决病人及家属所处的困难和问题。这种医学阅历和情感体验成为作家重要的素材和情感来源。鲁迅出于一种关注被压迫被剥削者的崇高的

① 池莉:《云破处》,华夏出版社 2000 年版,第 1 页。

② 池莉:《云破处》,华夏出版社 2000 年版,第 303 页。

使命感，对阿 Q、祥林嫂、华小栓、孔乙己、闰土等一批精神上或者生理上有残疾的下层人民进行全方位的关注和深刻反思，痛惜他们命运的悲惨与多难，并深刻挖掘悲剧背后的社会、政治、历史和文化的原因。郁达夫在日本研修医学，他对一批被赋予悲剧色彩的“零余者”形象进行了用心描述与关照。通过作者凄冷幽静的文字，我们能够触摸到这些人物心灵深处的性灵与情感，他们孤独、寂寞、透明、脆弱、敏感、绝望、无助、矛盾、无奈、自叹与自怜。他们在自我和社会之间游弋，找不到自己的位置，不知道应该如何解决自己的问题，最终走向了自杀的悲剧性结局。作家认为这是时代和社会的悲剧，他在《沉沦》结尾愤激地发出呼喊：“祖国呀祖国！我的死是你害我的！你快富起来，强起来吧！你还有许多儿女在那里受苦呢！”[①]作家拌着血泪所发出的呼吁，直接揭示了当时青年普遍性的悲剧命运，并且把原因直指当时的社会与现实。

新时期以来，当代作家继承了五四作家关注民生的文化传统，继续以悲悯情怀关注人生和社会。他们不仅关注人的外在痛苦，而且更多地关注人类心灵的归宿和宁静。李亦在《药铺林》这部奇书中，用一种对中华传统文化近乎崇拜的情感与态度，描写了一个中医药世家在中华百年历史风云的变迁与经历，对于人类疾病与健康、家族的兴衰和成败、世事的繁华与衰败、人性的善良与丑恶、心灵的宁静与浮躁进行了人文关照和反思，表达了作家一贯的主张，即“文学对人生必有实在的抚慰”，折射出文学的疗治功用和社会价值。余华《活着》以戏剧性的手段塑造了一个迭遭不幸的家庭和几个悲剧性人物。福贵经历了年少的轻狂和顽劣，在中年之后，他目睹了自己身边的亲人走马灯似的离开人世的惨剧，最后留下他一人孤独地生活在这个悲凉的世界上，只是为了活着而活着，为了救赎而活着。余华用略带残酷的文笔夸张地状写出人民所遭受的肉体与心灵方面的折磨，以一颗怜悯之心关照着这个世界。而在《许三观卖血记》中，许三观作为家中的支柱，一生中卖血 11 次，每次都是为了解决家庭中遇到的苦难和灾厄，没有一次是为了自己。当他想为自己卖一次鲜血时，却因年老而无法实现。作家以象征手法写出了底层人民用自己鲜血来解决自己的生活问题的真实现状，这是中国国民在漫长历史岁月中伴随着血泪而艰难生存的真实写照。底层人民虽然总是伴随着困苦在生存困境中挣扎，但是永远不会丧失信念，而是执着、乐观、坚忍地生存，作家总结出了中华民族文化中最为宝贵的韧性、磨砺和达观的优秀文化元素。有过几十年行医经历的毕淑敏更是写出了军人、医生、心理工作者、病患各个阶层人士的人生和人性。《女心理师》中作家表现了一个下层人士经过苦苦挣扎、努力拼搏而实现职业理想所付出的巨大牺牲。《拯救乳房》中作家叙写了

① 郁达夫:《沉沦》，作家出版社 2000 年版，第 37 页。

一个乳腺癌心理治疗小组，小组的专家真诚投入、倾心疏导处于身心折磨中的人们，让那些承受着肉体和灵魂双重压力的病人终于走出了心理的阴影，让他们找到了自我，获取了心灵的宁静和温和，走向了新生。在六六的《心术》中，作家书写了以仁心仁术关爱患者的全景式的医生的生活世界，通过医患关系的描写对医生这一职业进行了全新的诠释，对医生的生存状态进行了理性关怀和客观描述。

三、独特的语体色彩：冷静、客观、深邃

医生在诊查治疗过程中，不能掺杂任何个人的情感，既要安抚病人，又要在治疗过程中跳出情感的羁绊，以科学冷静的态度审视疾病，方能取得理想的治疗效果。在行医过程中，医生必须科学洞察疾病的外在表征和内在症结，用对症的方法加以疗治，力求最佳的疗效。特殊的工作性质决定医生需要具有敏锐的感知能力、迅捷的决断能力、冷静的思考能力、良好的沟通交流能力。具有医学背景的作家，曾目睹了太多的疾病、痛苦、血腥和死亡，在经历了无数的生离死别之后，情感归于平静，不轻易起伏跌宕；其锐利的思想和敏锐的眼光、精湛的医术则使文学语言更加富有生活气息，更能深刻全面地反映出人类的情感和思想。总之，医学工作者所具有的思维和能力特点，自然对作家创作的语言有着预制和感染，使其具有了冷静、客观、深邃的语体色彩，具有独特的审美感受和艺术熏染。比如鲁迅，作为中国现当代文学史上弃医从文的作家典范，他熟悉医学，有着强烈的社会和人生责任感，他对社会人生的透视显然是与同时代其他作家有诸多不同之处。别的作家创作的作品有着太多的自我情感的挥洒，内心有着太多对未来的过高的期冀，而鲁迅的小说带有更多的冷峻、理性色彩，仅凭这一点，他的文学创作更倾向于"为人生"派。但是鲁迅小说又有独特性，与"为人生"派有着不同之处，这与他的医学经历有着直接关联。鲁迅的小说更多地体现了对人生更深层的发掘和反思。当面对疾病和困苦时，医生必须保持冷静沉着的心态，因为他必须作出客观精准的判断。这种思维模式也影响到了鲁迅小说的创作。不仅是鲁迅，其他具有医学背景的作家也具有冷静深沉的叙事风格，始终以一种冷静、深邃、客观的眼光平视生活、叙述生活。

冷静，体现了作家对社会人生反思的求实性。这种精神体现为语体表达上毫无掩饰，毫无修饰。唯有冷静的叙述，以审慎的目光去探察社会人生深处那些为日常表象所掩盖的事实，才能达到一种"深"的发现。传统中国走向转型，太多没落、腐朽的毒素将人与人之间的本真作了扭曲式的渗透。因此，人与人之间的虚伪的温情背后是透彻骨髓的冷漠、矫饰。在鲁迅作品《兄弟》中，初读后读者往往会为兄弟之间的深情所打动。但文本主旨不在于此，细读后会发现，鲁迅通过对梦境的剖析，用外热内冷的手法为我们揭露了一个令人触目惊心的事实：兄弟们在遇到关节点上无不是为了自己的利益考虑。那所谓的兄弟情深，只不过是基于面子所做的、似乎符合社会规范的一层薄薄的面纱。张沛生与弟弟靖甫的感情在公益局同事间可谓是公认的好。弟弟患病后，张沛生急着回家为弟弟请医生，可以看出兄弟之情的深厚。但是，鲁迅在这些书写之后将情节转向张沛生晚上做的一个梦，通过潜意识来揭示兄弟间的情谊之虚伪。鲁迅以客观的笔触揭示了国民性中的虚伪和阴冷，冷静深刻，鞭辟入里。余华继承了鲁迅的创作风格。余华小时即在医院中生活，对于鲜血和死亡已经习以为常，成年后又在当地做了一名牙医，见惯了疾病与痛苦，使其在反映社会、人生的苦难以及人性的丑陋黑暗时，能够用一种冷静甚至冷漠的语气进行描写叙述，令人感受到字里行间隐含的丝丝凉意。在《现实一种》中，作家叙述一家人连环仇杀时写得镇定自若、若无其事，山峰和山岗兄弟两人好似在从事与自己毫无关联的工作一样，令人触目惊心地写出了人性的黑暗与蛮荒。如皮皮被叔叔杀死，作家写道："与此同时山峰飞起一脚踢进了皮皮的胯里。皮皮的身体腾空而起，随即脑袋朝下撞在了水泥地上，发出一声沉重的声响。他看到侄子挣扎了几下后就舒展四肢瘫痪似的不再动了。"[①]而山岗虐杀山峰时，更让读者有了一种惊怵的阅读体验和感受。小说中反复出现山岗"用手亲切地拍拍他的脸""朝她笑了笑""轻轻一笑""神色令人愉快""一直亲切地看着他""说完他轻轻一笑"……[②]山岗就在他的谈笑风生、和颜悦色下完成了对自己弟弟的杀戮。而山峰则在"微微笑了起来""笑笑说""拼命地笑了起来""笑声像是两张铝片刮出来一样""他脖子拉直了哈哈乱笑""笑声里出现了打嗝""笑声不再节奏鲜明，开始杂乱无章了""耷拉着脑袋'呜呜'地笑着"[③]中被哥哥残忍地杀掉了。作家用一种反讽的文笔，写出了"笑"中杀人的一幕，令人感慨作家冷静中流溢残忍的语体色彩。

客观是指文学语言具有医学术语一般的冷静与理性。医学的科学性决定着医生在诊察和治疗时必须做到理性、规范，按照病症的真实情况进行施治，不应加杂任何个人偏见与主观情感。医学工作所形成的客观理性的思维，直接影响并体现在作家的语体色彩上。对人性的深刻洞察，对人生悲剧性的深刻认知，形成了作家创作语体色彩上悲凉的意味。鲁迅的文学语言具有客观深沉的特点，当然鲁迅语体上的客观并非是一种现实的展示，也不是说鲁迅的语体表述中毫无温暖色调，而是说这种语体源于一种悲凉的美学。在《药》中，鲁迅着力打造了

① 高永年主编：《中国现当代文学作品精选小说卷》，凤凰出版社 2011 年版，第 533～534 页。

② 高永年主编：《中国现当代文学作品精选小说卷》，凤凰出版社 2011 年版，第 545～549 页。

③ 高永年主编：《中国现当代文学作品精选小说卷》，凤凰出版社 2011 年版，第 545～548 页。

一种凄清、阴森、令人恐怖的氛围。文中叙述了两个失去儿子的母亲在坟场相逢的情景，用近乎凝滞、惊悚的文笔写道：

> 微风早经停息了；枯草支支直立，有如铜丝。一丝发抖的声音，在空气中愈颤愈细，细到没有，周围便都是死一般静。两人站在枯草丛里，仰面看那乌鸦；那乌鸦也在笔直的树枝间，缩着头，铁铸一般站着。[①]

两个失去儿子的女人，在早春凄寒的风中孤苦无依。这种悲凉的语言书写，无疑强化了文本的悲剧氛围。此外，医学的科学理性风格，在一定程度上影响并预制着新写实主义作家的创作理念以及创作实践。新写实主义虽然仍在摹写社会与生活现实，但它具有两个基本原则：一是它侧重于再现现实生活的原生态；二是作家在文中不能倾注自己的情感，需要情感与思想的零度介入。这与医生的诊察和治疗是相似的。池莉是新写实主义流派的重要代表作家，其医生职业和经历显然对其形成了较大影响。在《烦恼人生》中她以冷静直面生活的态度展示生活的原初色彩，展现出现代人在日常生活琐事烦扰之下“一地鸡毛”的真实情态。小说叙写了工人印家厚一天的生活经历，以“早晨是从半夜开始的”拉开了一天的序幕，最后在“时针指向十一点三十六分”印家厚上床睡觉。在这一天中，展示了一个普通工人所面临的工作、生活和情感的困境和烦扰：住房的狭小，工资的微薄，中年人的家庭和社会责任，单位中被人排挤、诬陷和挨领导批评，每天长时间奔波于公共汽车和轮渡之间，情感上的困惑与无奈等。作家运用白描手法像摄影一样客观再现了一个普通工人的人生困境和情感挣扎，让人感同身受，引起共鸣。为了真实摹写现实生活，作家运用了平易通俗的语言，强化客观情态，不掺杂个人情感，不加以任何语体修饰，使其具有语言的本真色彩，使读者在生活情趣浓郁的语言氛围中体悟真实的人生和情感。如当儿子雷雷夜间被摔之后，印家厚的妻子数落他：“请你走出去访一访，看哪个工作了十七年还没有分到房子。这是人住的地方？猪狗窝！这猪狗窝还是我给你搞来的！是男子汉，要老婆儿子，就该有个地方养老婆儿子！窝囊巴叽的，八棍子打不出一个屁来，算什么男人！”[②]这些话语，不回避粗话与俗话，还原生活的原生态。又比如当小白指出印家厚的裤子开了一条缝之后，印家厚的话语极富生活情趣，“挤的。没办法。”印家厚说：“不要紧，这地方男人看了无所谓，女人又不敢看。”[③]寥寥数语，却勾勒出一个看似木讷，但实际内心充满智慧、反应敏捷、热爱生活的普通工人形象，也使读者明了，为何这样一个平易质朴的中年男人，得到了年轻漂亮徒

---

① 《鲁迅全集》第1卷，人民文学出版社2005年版，第471页。

② 金健人选评：《新写实小说》，浙江文艺出版社1993年版，第74页。

③ 金健人选评：《新写实小说》，浙江文艺出版社1993年版，第82页。

弟雅丽的崇敬喜爱之情。

深邃，体现了作家作品语言的独到性。《史记·扁鹊仓公列传》中记述道："扁鹊以其言饮药三十日，视见垣一方人。以此视病，尽见五藏症结，特以诊脉为名耳。"[①]由此可见，医生往往具有敏锐的眼光和洞察能力，他们能够对疾病做出科学诊断，见解深刻精到。具有医学背景的作家同样具有冷静、科学、理性的思维，善于剖析社会和人生的问题所在，更擅长解剖人性的症结所在，往往能够像外科大夫一样，以犀利的手术刀一针见血、直指病灶，其深刻的社会与人生体悟，增加了作品的文化和思想厚度，强化了艺术感染力和吸引力。如鲁迅的小说语言像一把高明的手术刀，毫不留情地挑开遮蔽在人性上的面纱，深入骨髓，直达病灶。因此，读鲁迅的小说，总令人能够穿越种种掩饰，直达事物的本质，甚至尖锐得令人胆战。《狂人日记》写道：

> 我翻开历史一查，这历史没有年代，歪歪斜斜的每页上都写着"仁义道德"几个字。我横竖睡不着，仔细看了半夜，才从字缝里看出字来，满本都写着两个字是"吃人"！[②]

这是鲁迅对乡土中国漫长封建历史文化的独到发现，寥寥数语就将问题剖析透彻、袒露无遗。如果说将鲁迅的杂文称为"投枪""匕首"，那么他的小说语言则不啻为一把把锋利无比的手术刀。作为一名资深医生的毕淑敏同样以一名医者的睿智和聪敏，对社会和人生有着深刻的感悟和独到的见解，她往往能够用数言片语就能够指出问题的症结所在，增强了文章的说服力和感染力。如小说《拯救乳房》中心理学博士程远青出于医生的人性关怀，为了解除被身心疾病苦苦折磨中的乳腺癌病人成立了一个心理治疗小组。这批病人都因为心理或是情感上的认识误区，陷入心灵的黑暗深渊中无法自拔，在痛苦中度日如年。在这种情态下，程远青科学的心理治疗模式以及客观深邃的语言起到了拨开病人心态迷雾，重新获取新生的巨大作用。如在疏导应春草时，程远青特意让她把一句话中的常常说到的"你"变成了"我"，"就具有了神奇的力量"。因为，"当一个人频繁地使用'你'这个代词的时候，就在下意识中把自己的真实感受掩藏起来。那无法隐忍的真实，太残酷和冰冷，乔装打扮的'你'就出现了，一个替身，一个稻草人，代你受辱受屈受害受压迫。你以为那个'你'和你无关，殊不知真实的'我'真躲在'你'的背后哭泣"[③]。这是一段富含心理学与人生哲理蕴意深刻的话语。也正是这段话语，使得应春草犹如服用了一剂猛药，有醍醐灌顶的功效，使得她多

---

① 司马迁：《史记》，中华书局出版社2006年版，第434页。

② 《鲁迅全集》第1卷，人民文学出版社2005年版，第447页。

③ 毕淑敏：《拯救乳房》，湖南文艺出版社2012年版，第373页。

年的心结骤然解开，心境突然开朗，在心灵的艰难碰撞中而逐渐蜕变。

由此可见，在文学世界里，语体风格绝不是孤立的存在，这与一个作家的社会、人生以及职业、情感阅历有关联，从事的职业所形成的思维模式和认知模式自然影响到语言运用和方式的表达，具有医学经历的作家所具有的科学、客观、深邃、貌似冷漠而又不缺乏人性关怀的个性特点，决定着作家对社会人生的文学解读所形成的创作风格和作品的语体风格，既令人耳目一新，细细解读又能让读者感受到作者对人物内心世界的挖掘和对人物心中善与恶的刻画。

第八章　中国文学中的经典医护人员形象

医学的学科性质历来众说纷纭。有的认为医学属于自然科学范畴，需用科学文化来加以研究探析。有的认为医学属于社会人文科学的范畴，医学服务的对象是人，而人具有社会人文属性，这与物理、化学等面对的是物质的变化发展有所区别。此外，医学工作内容是从身心方面解除人类的病患和疾苦，涉及必须从心理和精神层面解决人类的诸多问题，并非全部从属科学属性，最为重要的是医学的工作主体——医护人员要具备相应的医学伦理、职业道德和深厚的人文素养，要有关爱与悲悯情怀，更要有较强的文学艺术修养和语言表达沟通能力。鉴于此，人们认为医学应该属于社会人文范畴。综上所述，可以认为，医学是一个复杂的社会现象，它既具有生理、病理以及物理、化学等方面的自然科学属性，更具有心理、精神、思想、文化、宗教等层面的社会人文属性，二者在交互融通、互相影响、预制和弥补中获取进步与发展，共同为人类的身心健康服务。

毋庸置疑，从事医学这一复杂科学的工作者更应该具备科学知识和人文素质双重的素养和能力，他们需要对人体从自然科学方面进行严谨剖析，也要从心理思想方面进行安抚疏导。他们既要具备深厚的医学知识和技能，又应该具备职业道德、团队精神、事业心、责任感、健康的心态等深厚的文化底蕴与人文素养，在自然与社会之间架起沟通融合的桥梁，实现二者的完美有机统一。由于医生担负着救死扶伤、济危解困的职责，他们可以具有直接触及人类肉体与灵魂的特权。医生这一职业的特殊性质，决定着医生注定成为一个重要而神秘的符号，负载着作家和读者独特的审美理想和价值取向的典型形象，被纳入文学写作与鉴赏的视野。在中国文学史中，关于医生形象的书写较为发达，医者形象被不断纳入文学作品中，闪耀着“智者”和“仁者”双重的光辉，成为文学画廊中一组个性独特、人格丰满的艺术形象群雕，具有较强的艺术性和审美性，并以其各个时代不同的内涵和形象，打动和感染着各个时代的读者。

第一节　中国古典文学作品中的医生形象：二元对立下的伦理道德评价

中国医学是伴随着中华民族诞生而产生的，它在中华民族繁衍生息的历史上发挥着不可磨灭的贡献。中医药工作者，以“大医精诚”作为从业准则，重视妙手回春的医术研究，崇尚济世救人的医德修养。在行医过程中，注重预防、保健、治疗与康复，疗效显著，成果丰硕，书写了中医药不朽的传奇和佳话。

由于在中国古代，只有中国医学这一个学科，因此中国古典文学作品中只是描写塑造了中医形象。在历朝历代史传性作品、散文、小说以及诗歌中，均出现了个性鲜明生动的医生形象，至今仍成为人们尊崇的典范。我们当下研究古代医学成就与发展，有时需要从文学性作品中寻求历史的印记，获取研究的灵感和成果，可见文学作品不仅给人以感性的审美熏染，更能给人以理性的科学考证与探析。

中国古典代表性作品中有众多医生形象的描写，如史传性作品《左传·秦医缓和》中医缓与医和的故事。尤为典型的是《史记·扁鹊仓公列传》中对医生扁鹊和仓公的叙写，令后世永远铭记两位个性鲜明的名医的形象。在古典小说《金瓶梅》《红楼梦》《西游记》《水浒传》《三国演义》《老残游记》等作品中，更有不可列数的医生形象。如《红楼梦》中描述了各种类型的医生形象，淋漓尽致地描绘出医生的群像图。在第十回有给秦可卿看病的太医张友士，第四十二回有给贾母看病的六品王太医。王太医在第五十七回给宝玉诊察呆傻之病，第八十三回王太医又三进贾府为黛玉看病。这二人都是人品厚重、医德高尚、医术高明之士。有名医自然就有庸医，在《红楼梦》中也提及两名庸医：一名是太医胡君荣，医德医术极差；另一人是江湖郎中王道士，是一名伪医，专卖假膏药。

综观古典文学作品中的医生形象，比较单一透明，性格简单平易。医生是附丽在人物身上的一个标签，他们被置于一个二元对立的道德伦理评价平台之上。凡是医术高明、医德精湛的医生即是良医，值得大加颂扬；而凡是医术拙劣、医德卑下的医生即是庸医和伪医。医生人物形象是非此即彼，如善恶、好坏、忠奸等，模式化和样本化意味浓厚，消解了人物思想、文化和性格的复杂化。

一、“大医精诚，德艺双馨”式医生形象

中国历史上不乏名医形象，扁鹊、华佗、张仲景、李时珍等已经成为中华民族灵魂人物的象征，他们也因此成为文学作品中经常书写和讴歌的对象，寄寓了人们渴盼平静、安宁、健康、幸福生活的文化取向。

医缓与医和是春秋时期秦国的两位名医，作者通过记述两人的医事活动，以及两人简练但科学准确的话语，凸显了其深厚的医学素养。对于医缓的描写，重点叙写其诊断的高明之处，他能够通过望诊，对疾病的发病部位和治疗情况探察得十分确切，令人叹服。医缓言及："疾不可为也！在肓之上，膏之下，攻之不可，达之不及，药不至焉，不可为也。"[①]精短的几句话，逻辑清晰，说理明晰，令人信服。医生先是下一个结论，然后指出疾病的症结所在，实事求是地分析无法治疗的原因，最后强化自己的结论。整段文字语气不卑不亢、从容自信，显示了极高的医学水平以及雍容平静的人文气质。而"病入膏肓"等也因此成为后世广泛应用的经典成语典故，足见医缓形象对后世的影响。

而对于医和的描写则显得相对充分而饱满，使医和形象更加充盈丰满，闪耀着智慧与气度的光辉。医和诊视了晋平公的疾病之后，也十分肯定地指出疾病无法治疗，然后采用排除的方式，明确了罹患疾病的缘由是："是谓近女，(室)[生]疾如蛊。非鬼非食，惑以丧志。"[②]然后在晋平公的追问之下，解释了其患病的原因。而医和论及疾病的一席话，则清晰地表明在当时的医学条件下，人们对六气无法节制而太过导致疾病的原因有了初步的认识，并涉及了阴阳学说、人与自然和谐相处以及应该节制欲望养生的相关医学思想。由此可见，祖国中医药学理论和模式在当时已具雏形。在医和与晋平公、大臣赵孟的对答中，足见医和不仅具有医学思想，还掌握政治、哲学、文字学、文化以及气象等知识。他知识渊博、理论精深、见解深刻、语言生动形象，各领域知识在谈话中随手拈来，谈吐生风，设喻精当，具有极强的语言说服能力，在他身上耀着智慧与自信的光辉，使得人物形象历经岁月风霜洗礼依旧历久弥新。

扁鹊是中国家喻户晓的名医。我们对扁鹊的了解是通过司马迁《史记·扁鹊仓公列传》获取的。司马迁用充满激情的文笔，描写了扁鹊充满传奇经历的行医历程，认为他奠定了中国医学诊断法的基础。司马迁在《太史公自序》中由衷地赞叹道："扁鹊言医，为方者宗，守数精明，后世循序，弗能易也。"[③]因此，中医学界历来视扁鹊为传统医学的祖师，称誉其为"中国的医圣""古代医学的奠基者"。历史学家范文澜也在《中国通史简编》中高度赞誉扁鹊为"总结经验的第一人"。

司马迁用细腻传神的手法娓娓道来，描绘了具有奇幻色彩的扁鹊的行医过程，突出其能够隔墙视物的特异功能："扁鹊以其言饮药三十日，视见垣一方人。

---

① 赵生群：《春秋左传新注》(上)，陕西人民出版社 2008 年版，第 454 页。

② 赵生群：《春秋左传新注》(下)，陕西人民出版社 2008 年版，第 726 页。

③ 司马迁：《史记》，中华书局 2006 年版，第 551 页。

以此视病，尽见五藏症结，特以诊脉为名耳。”[①]开篇即呈现先声夺人的气势，映衬出下文扁鹊高深的医学理论和精湛的医术医技。在描述扁鹊行医经历时，作家采用典型事例推进故事情节、刻画人物形象的艺术手法，分述了扁鹊行医过程中三个经典的医案：一是为赵简子治病，扁鹊诊察之后认为，“血脉治也，而何怪！”[②]突出了扁鹊高超的诊脉技能。作家运用对比的手法，对照描写扁鹊对赵简子疾病的诊断结论和赵简子自述情况完全一致，反衬扁鹊精妙绝伦的医术。二是扁鹊使虢国太子起死回生的医案。扁鹊路过虢国，闻听太子患病，主动请缨为太子诊治，反映了一个医家心怀病人、悲悯天下的人文情怀和职业责任感。在这则医案中，作家充分运用了细节描写，具有细致传神之妙。司马迁连用了三个细节，即扁鹊描述太子疾病的外在症状、中庶子的惊讶表现和虢国国君的悲伤感动的神情变化，来映衬说明扁鹊在当时人们看来不可思议的绝妙医术。三是为齐桓侯三次诊病的经典事例。作家采用工整的对仗，连续三次描写扁鹊见到齐桓侯为其诊察并提出治疗意见的情形，语义层层递进，情节步步紧逼，气氛逐渐深化，节奏感极强且富于变化，在生动形象的描述中令读者感叹扁鹊医道的高深与行为的执着，同时也为扁鹊作为一个医生的责任感和道义感而深深感动。三则病案采用不同的艺术手法，行文富于变化，丝毫没有雷同呆板之感，在作家娓娓叙述中浮现出一个令人啧啧称叹的医学大家的典型形象。作家在个案叙写的基础上，又对扁鹊进行了理论总结和生平的综述。先是结合齐桓侯的医案，叙写了扁鹊提出的“六不治”的经典医学理论创见，指出世人应该做到“使圣人预知微，能使良医得蚤从事，则疾可已，身可活也”[③]。这是后世中医的一个重要指导原则“大医治未病”的来源，对后世医学发展影响极其深远。其次，作家叙写了扁鹊一生行医的简要历程：“扁鹊名闻天下。过邯郸，闻贵妇人，即为带下医；过洛阳，闻周人爱老人，即为耳目痹医；来入咸阳，闻秦人爱小儿，即为小儿医：随俗为变。”[④]作家选用铺排对仗的语句，凸显了扁鹊所学之渊博，高度颂扬了扁鹊针对当地民众需求而倾心服务的高尚的医学道德情操，使读者进一步加深了对扁鹊形象的认知和理解。

《红楼梦》作为中国文学大百科全书式的文学巨著，医学书写也是其主要特点。在曹雪芹笔下出现了十几名医生，虽然有的着墨不多，但是在其个性化的叙写之下，却栩栩如生、形象鲜明，带给读者极其深刻的感触。太医张友士以及六

---

① 司马迁：《史记》，中华书局 2006 年版，第 434 页。
② 司马迁：《史记》，中华书局 2006 年版，第 434 页。
③ 司马迁：《史记》，中华书局 2006 年版，第 435 页。
④ 司马迁：《史记》，中华书局 2006 年版，第 435 页。

品王太医是作家着力刻画的人物，二人医道高深、医德高尚、医效突出，给读者留下极深的印象。

张友士是文中第一位粉墨登场的医生。在《红楼梦》第十回“金寡妇贪权利受辱，张太医论病细穷源”中，张友士为秦可卿诊病这一情节描写得十分形象而到位，展现出一位修养极深医家自信从容的风度与气质。当他得知声名显赫的贾府来延请他看病时，并没有受宠若惊而过分殷勤逢迎。他得知秦氏所患疾病并非急症时，先是休息了一晚方才前往。面对贾府对他的恭维，张友士表现应对得体，自谦地应对：“晚生粗鄙下士，知识浅陋，昨因冯大爷示知，大人家第谦恭下士，又承呼唤，不敢奉命。但毫无实学，倍增汗颜。”[①]当贾蓉要介绍病情时，张友士却充满自信，自有主见：“依小弟意下，竟先看脉，再请教病源为是。我初造尊府，本也不知道什么，但我们冯大爷务必叫小弟过来看看，小弟所以不得不来。如今看了脉息，看小弟说得是不是，再将这些日子的病势讲一讲，大家斟酌一个方儿，可用不可用，那时大爷再定夺就是了。”[②]在高门望族之间，从容不迫，不卑不亢，表现出一个高水平医生的医道规范与业务自信，赢得了贾蓉的赞许。在其后的“宁神细诊”之后，张友士依据诊脉信息详尽地向病家讲述了脉诊情况以及诊视疾病的结论，思路清晰，讲述条理，逻辑性强，颇令人信服。而在回答病家十分关心的治疗前景时，张友士更是表现出自己沉稳的一面，既给病家以信心，又不愿因过于吹捧，说些过头话，而是十分真诚坦率地如实说明，并解释了自己所作结论的缘由。张友士先是谈到病症难以即刻治愈的原因：“大奶奶这个症候，可是众位耽搁了！要在初次行经的日期就用药治起，只怕此时已全愈了。如今既是把病耽误到这个地位，也是应有此灾。”[③]然后说明自己的信心：“依我看来，病倒尚有三分治得。”同时张友士依据病情与治疗的发展论及治愈的可能，“吃了我这药看，若是夜间睡的着觉，那时又添了二分拿手了。”[④]当病家问及病人病情有无恶化的可能时，张友士回答更加艺术和有分寸，他巧妙地回答：“大爷是最高明的人：人病到这个地位，非一朝一夕的症候了；吃了这药，也要看医缘了。依小弟看来，今年一冬是不相干的；总是过了春分，就可望全愈了。”[⑤]这句话一语双关，话语信息量极大，却让人坦然接受，足见张友士语言沟通的能力。贾蓉听出了弦外之音，“贾蓉也是个聪明人，也不往下细问了”[⑥]。当贾蓉把张友士诊视的

---

① 曹雪芹：《红楼梦》，北京燕山出版社 2006 年版，第 59 页。
② 曹雪芹：《红楼梦》，北京燕山出版社 2006 年版，第 59 页。
③ 曹雪芹：《红楼梦》，北京燕山出版社 2006 年版，第 59 页。
④ 曹雪芹：《红楼梦》，北京燕山出版社 2006 年版，第 60 页。
⑤ 曹雪芹：《红楼梦》，北京燕山出版社 2006 年版，第 60 页。
⑥ 曹雪芹：《红楼梦》，北京燕山出版社 2006 年版，第 60 页。

情况告诉尤氏后，尤氏给予了高度评价，她向贾珍说道："从来大夫不像他说的痛快，想必用药不错的。"[①]由此可见，张友士的出场描写具有极强的个性化特色，作家善用语言描写来塑造人物形象。张友士语言专业性极强，且能够考虑对话人的心理状态，自信从容、坦诚友善地交流，完美地实现了沟通意图，展现出自己极高的专业素质、职业伦理和人文素养。几段话语，为读者勾勒出一个自信、尽责、坦诚、聪慧的大医形象。

六品王太医是《红楼梦》中另一位颇具医德医品、医术中规中矩的大夫。在第四十二回"蘅芜君兰言解疑癖，潇湘子雅谑补馀香"中为贾母看病时，以卑恭姿态出场的王太医，给人以低调、沉稳、睿智的感觉，他与张友士是两种不同性格的人。作为一个年轻人，他性格较为内向腼腆，初进贾府时，走路只走旁阶。来到贾母面前，还不敢抬起头来。而一旦他进入工作状态，则如换一个人一样，诊治思路清晰，不因外界环境而有所变化，也不因为病方是高门权贵而故意渲染病情加以救治来邀功请赏。王太医实事求是地评述病情，对贾珍、贾琏等人能坦诚相告病情及诊断结论："太夫人并无别症，偶感了些风寒，其实不用吃药，不过略清淡些，常暖着点儿，就好了。如今写个方子在这里，若老人家爱吃，便按方煎一剂吃；若懒怠吃，也就罢了。"[②]此后，当贾府请他为大姐儿一并诊治时，他诊察脉象和舌象之后，更是作出了极其简单的结论，笑道："我要说了，姐儿该骂我了：只要清清净净的饿两顿就好了。不必吃煎药，我送点丸药来，临睡时用姜汤研开吃下去就好了。"[③]短短一席话揭示出王太医极高的医德和医风，他为人诚信、待人诚恳，令人叹服。正如孙思邈《大医精诚》中所言："又不得以彼富贵，处以珍贵之药，令彼难求，自炫功能，谅非忠恕之道。"[④]王太医的医学行为是对这一言论的最好的诠释，他从细微之处向世人展示了一个良医应该具有的行为和风范。

王太医不仅医德高尚，而且医术高超，常常药到病除。在第五十七回"慧紫鹃情辞试莽玉，慈姨妈爱语慰痴颦"中，宝玉"急痛迷心"，痰蒙心窍，得了呆傻之症。王太医诊视之后，明确指出病症所在，对治疗充满自信，说"实在不妨，都在晚生身上"[⑤]。开出药方，宝玉服下之后，立即见效，"果觉比先安静"[⑥]。王太医高明的医术是以其深厚的理论功底和文化底蕴作为支撑的。古人称"无佛无以为医，非儒无以为医"，也就是说优秀的医生应该具备儒家和佛家思想和文化，这

---

① 曹雪芹:《红楼梦》,北京燕山出版社 2006 年版,第 60 页。

② 曹雪芹:《红楼梦》,北京燕山出版社 2006 年版,第 256 页。

③ 曹雪芹:《红楼梦》,北京燕山出版社 2006 年版,第 256 页。

④ 孙思邈:《备急千金要方》,辽宁科学技术出版社 1997 年版,第 1～2 页。

⑤ 曹雪芹:《红楼梦》,北京燕山出版社 2006 年版,第 359 页。

⑥ 曹雪芹:《红楼梦》,北京燕山出版社 2006 年版,第 359 页。

与中医植根于中国传统文化的沃土上是一个道理。在《红楼梦》第八十三回“省宫闱贾元妃染恙，闹闺阃薛宝钗吞声”中，王太医三进贾府为黛玉诊病的情节则凸显其深厚的传统文化底蕴与医学功底。他在为黛玉治疗时，创新性地在药方中使用了一味“提升之品”——柴胡。如果按照一般治疗方式，黛玉此时体质虚弱，罹患“血势上冲”、时咳时呕的病症是不能用这味药物，有人因此提出了质询，王太医回答：“所以《内经》说：‘通因通用，塞因塞用。’柴胡用鳖血拌炒，正是‘假周勃以安刘’的法子。”由史学来鉴戒医学，以中国传统文化指导医理，展露出王太医深厚的儒学功底。

在中国古典文学作品中，诸如此类的名医还有很多，作家充分运用艺术手法，形象地刻画了一个个医术高明、医德高尚的名医形象，让人们在感受其专业素养的同时，更能从中获取思想的熏陶，在浓郁的医学氛围中，得到审美的愉悦与提升。

二、“不学无术，草菅人命”型医生形象

在古典文学作品中，人物形象相对简单鲜明，呈现出二元化尖锐对立的形态。在医学界有名医和大医，自然也有庸医和伪医，作家也通过典型事例描述，刻画了一个个唯名利是图、不学无术、草菅人命的庸医、伪医形象，亦给人留下深刻的印象。

《红楼梦》中提及有名有姓的庸医有两人：一人名叫胡君荣，竟然是一位太医；一人是一位江湖郎中王道士，人送外号“王一贴”。胡太医在小说中两次出现，在第五十一回“薛小妹新编怀古诗，胡庸医乱用虎狼药”中，贾府请他来给丫头晴雯看病，作家运用一个细节，就形象地揭示出胡太医卑下的医德和医风：“那大夫见这只手上有两根指甲，足有二三寸长，尚有金凤仙花染的通红的痕迹，便回过头来。”[①]他本应全神贯注、集中精力地诊视病情，但他却在关注女病人漂亮的指甲，因此神不守舍，自然容易出医疗事故。孙思邈在《大医精诚》中发人深省地告诫：“又到病家，纵绮罗满目，勿左右顾眄，丝竹凑耳，无得似有所娱；珍馐迭荐，食如无味；醽醁兼陈，看有若无。”[②]作为一个医生，不能专心致志投入工作，兼之又是一个书呆子，只知道死背医书，不知道根据病家的不同情况进行辨证施治，将枳实、麻黄等烈性药物用于一个娇弱的女子身上，连宝玉审查了药方之后，都能看出问题：“该死该死，他拿着女孩儿们也像我们一样的治法，如何使得？凭他有什么内滞，这枳实、麻黄如何禁得？谁请了来的？快打发他去罢，再请一个

---

① 曹雪芹：《红楼梦》，北京燕山出版社2006年版，第319页。

② 孙思邈：《备急千金要方》，辽宁科学技术出版社1997年版，第1页。

熟的来罢。”[①]最后，又延请王太医来诊视后，把枳实、麻黄改为当归、陈皮、白芍，药的分量也减轻了些，方才没有出现严重问题。如此，不难看出胡太医医德和医术都是低劣到极致。虽然此次由于宝玉干预，胡太医治疗没有造成严重后果，但庸医害人的事件还是在贾府发生了。过了不久，胡太医又来到贾府，这次就酿成了一幕惨剧。第六十九回“弄小巧用借剑杀人，觉大限吞生金自逝”中，尤二姐怀有身孕之后，由于心情抑郁，积郁成疾。贾府又请王太医为尤二姐看病，但是不巧的是王太医因故无法前来，只能“仍旧请了那年给晴雯看病的太医胡君荣来”[②]。胡太医在诊病时，只知道背诵一些中医教条，没有专心诊脉；而在观看气色时，因为尤二姐形容憔悴，他一见之下，“早已魂飞天外，那里还能辨气色？”[③]他仓促之间完成了疾病诊查，并确定病症结论，草草下药，严重丧失了一个医生起码的职业道德和操守。尤二姐服药之后，打下一个成形的男胎，而尤二姐也血流不止昏迷过去。胡太医将孕后反应当作了“瘀血凝结”，一番“下淤通经”之后，酿成悲剧，自己也落得一个卷包外逃的可耻下场。

在《红楼梦》第八十回“美香菱屈受贪夫棒，王道士胡诌妒妇方”中，描写了江湖郎中王道士，以兜售假膏药为生。虽然他也是不学无术的伪医，但与胡太医最大的区别就是他出售的是既无益于身体但是也无害于身体的膏药，不像胡太医那样严重伤害人们的身体，对社会形成实质性危害。王道士作为游走江湖的术士，打着行医的旗号，靠坑蒙拐骗来骗取钱财，以此谋生度日，也确实给医生这一职业带来不良的影响。但这个人也有其可爱之处，那就是待人较为真诚，他公开承认配置的“妒妇汤”和膏药是假的，他笑言：“我有真药，我还吃了做神仙呢，有真的跑到这里来混？”[④]这就形象地刻画出一个行事猥琐、处世卑微的江湖术士的嘴脸，成为一个典型的另类伪医。

在我国古代，文人大多重视医学，在思想和意识深处认可“不为良相，便为良医”的处世和做人原则，认为医学是经国之大事，他们期冀医生能够以精湛的医术和良好的医德达到“上以疗君亲之疾，下以救贫贱之厄”的宏愿。为此，在中国古典文学作品中，作家充分运用艺术化的手法，对笔下的医生进行道德品评，表达自己对医生作为的褒贬之情。对于那些既无医德又无医术的庸医、伪医自然要大加讽刺挖苦，以此来弘扬“医者，德术也”这样一种社会意识和风气。

世界上的确有些职业具有纯粹的商品交换性质，对于行为者的道德品行要

---

① 曹雪芹：《红楼梦》，北京燕山出版社 2006 年版，第 319 页。
② 曹雪芹：《红楼梦》，北京燕山出版社 2006 年版，第 442 页。
③ 曹雪芹：《红楼梦》，北京燕山出版社 2006 年版，第 442 页。
④ 曹雪芹：《红楼梦》，北京燕山出版社 2006 年版，第 516 页。

求不是甚高。但是唯有医生这一职业是个例外，有才无德之人、无德无才之人是不能担当此任的。应该像《大医精诚》中所要求的做到“博极医源，精勤不倦”，不断提升自己的医术；并且要“见彼苦恼，若己有之”，生发自己“大慈恻隐之心”，因之立下誓愿“普救含灵之苦”，绝对不能“自逞俊快，邀射名誉”，更不能“恃己所长，专心经略财物”，[①]以此来提升自己的医德修养。

因此，中国古典文学作品中的对于良医和庸医的描绘和塑造，构建了读者心目中医生的价值评判标准；同时，也以此作为鉴戒，昭示着后世医家如何不断提升医德医风，不断提升医技医术。

第二节　中国近现代文学作品中的医生形象：现代性质疑下的文化追寻

随着历史的发展与进步，中国文学在继承的基础上不断发展革新，古典文学结束之后，近代文学、现代文学在文学变革的要求下，不断突破传统的观念和形式而成长与发展。在不同的思想、文化的影响和预制下，文学创作的思潮、理念、模式和特点也在不断地蜕变和更新之中。鸦片战争之后，中国的大门被打开，西方的文化与思潮渐次传入中国，西学东渐促使了中外文化交流。在这段时间，中国人对西方事物的态度由最初的排拒，到逐渐接受西方甚至要求“全盘西化”，许多有识之士开始更积极全面地向西方学习。中国的现代化应运而生。在医学领域，由中医独大，到西医东渐、中医西医共存共竞，又到现在的中医西医并存并荣的状态。

在多元文化和思潮并存的背景下，中国现当代文学作品中的医护形象从外延到内涵方面均发生了质的改变。在外延方面，作品的医学人物形象由原先的中医转变为中西医并重，且由单纯的医生又衍生出护士、药师等其他医学从业人员。在内涵方面，医护人员不仅仅是指救死扶伤、从事医学工作的人员，在具有深厚社会忧患意识的文化背景下，医护人员被附丽上诸多的文化色彩和思想蕴涵。医护形象成为揭示变革图强的参照人物，成为展示落后与进步、封建与科学的重要载体与媒介，被附丽上太多的文化追寻与行为反思的内涵与色彩。

与中国古典文学中的医生的二元对立伦理评价不同，近代以来，医生不仅被视作解除国民肉体病苦的人员，更多地被视作救治国家和民族困境与痼疾的社会大医、民族大医与文化大医。而医生也不再单纯、简单地析分为良医和庸医，而是被区分为西医和中医，分别蕴蓄着不同的文化价值评价色彩：西医表征着科

① 孙思邈：《备急千金要方》，辽宁科学技术出版社1997年版，第1页。

学与民主，中医代表着愚昧与专制。

一、作为民族大医、社会大医和文化大医的医生形象

“上医医国，其次医人。”[①]中国进入近代以来，国难危亡，民族衰落，民生凋敝，国家与民族到了生死存亡之秋。在此危难时刻，以梁启超、康有为、严复等为代表的最先觉悟的知识分子，开始以民族和社会大医的身份来诊视国家和社会所罹患的症候和危机，希冀为已经病入膏肓的国家开出一剂救民救国的济世良方，实现民族与国家的新生与复兴。知识分子普遍具有的中医辨证施治、救亡图存的思维模式直接表现在当时及以后的文学创作中。因此，我们不难理解，为何在近代和现代文学作品中有如此之多涉医题材，刻画描写了众多的医护人员形象。

晚清四大谴责小说之一的《老残游记》就是其中一个典型的文本，老残被视为一个典范的民族医生、社会医生的形象。小说形式上是叙写一个江湖郎中老残游走四方为民治疗疾病的故事，但在深层次上是老残作为一个民族大医为国家民族把脉诊治疾病的叙事内核。《老残游记》也因此成为一部探析国家民族前途命运、问题痼疾的文化反思小说。

老残作为小说中的正面人物，他摇个串铃行走江湖，以行医为业，医术高明，医名颇盛。老残学术深厚，见解高深，却甘于淡泊，不愿进入当时污浊的仕途。老残身在江湖心忧民众疾苦，他同情百姓的悲惨遭遇，疾恶如仇，明辨是非，具有古代侠义精神，在各地都尽其所能地解决民间的困难与疾苦。通过老残行医游历所见所闻，既可以全面地了解清末山东一带的社会生活和人物风情，更可以洞察国家、民族危亡衰败的相关情况和症结。在此时，西医还没有对中医形成相应的冲击，中医在先进知识分子心目中还未曾像鲁迅后来所认为的那样是落后文化的代表，中医在此处是具有正面形象和文化内涵的。老残是作为一个国家医生出现的，他的行医经历和故事都带有极其明确的社会文化隐喻义，带有作家明显的思想倾向性。如小说第一回“危船一梦”就具有很强的象征意蕴。梦中的“破船”实际代表当时的清政府这条破船在内忧外患的风雨冲刷之下，已经摇摇欲坠，几近倾覆。破船已经成为清末民初政府和国家危亡的象征。作家勾勒这一情节，是为表达自己以医生的视野揭示国家痼疾病症的良苦用心。小说中描写老残的第一个病人的名字也极富文化内涵，他为黄瑞和医治溃烂病，黄瑞和是黄水河的谐音。而黄河是中国的母亲河，是中国的象征，以此来说明国家已经患上了重症。此后老残治疗高公的小妾所患的喉蛾病，这是一种咽喉不通的病症，

① 左丘明：《国语》，中州古籍出版社2010年版，第274页。

实际以此喻指黄河因堵塞不通导致水患。由此我们不难理解作家对于医学情节描写的用心与用意，也把作品由医人上升到医国的高度和层次。

二、在现代性质疑之下，作为批判对象的医生形象

在《老残游记》中，作家塑造的老残形象成为人们希望救治国家痼疾的表征和理想，以个体生命病痛的治疗来隐喻国家社会病态的治疗，这种模式在现代五四小说中得到继承、体现和创新，使得医生这一职业的文化隐喻意义更加广泛而深入。在鲁迅笔下，这一故事讲述模式进一步发扬与强化。只不过，鲁迅笔下的中医形象剥去了理想的光环，而成为以西医为代表的科学与民主的对立面。他笔下的中医大夫大多昏庸愚昧，出现了太多庸医误人的事件，受到了作家的批驳和苛责。

在鲁迅小说《明天》中，作家塑造了名医何小仙的形象。作家描述了一系列细节，通过传神的语言和心理描写，把一个装腔作势、没有真才实学的中医的形象刻画出来，语言间极尽嘲讽之意，表露出作家鲜明的厌恶之情。如在诊脉时，“何小仙伸开两个指头按脉，指甲足有四寸长”[①]，连单四嫂子都“暗地纳罕”，对大夫产生了质疑之情。接下来，作家叙写了二人的对话，极具个性色彩：

> “先生，——我家的宝儿什么病呀？”
>
> “他中焦塞着。”
>
> “不妨事么？他……”
>
> “先去吃两贴。”
>
> “他喘不过气来，鼻翅子都扇着呢。”
>
> “这是火克金……”
>
> 何小仙说了半句话，便闭上了眼睛；单四嫂子也不好意思再问。在何小仙对面坐着的一个三十多岁的人，此时已经开好一张药方，指着纸角上的几个字说道：
>
> “这第一味保婴活命丸，须是贾家济世老店才有！”[②]

这是一段经典的对话和行为描写，何小仙答非所问、骄横自大、故弄玄虚，对于病人敷衍塞责、草草了事。最后的药方竟然是对面助手替他开的，他也没有和助手进行过一点交流和交代，这样的诊断过程怎么能治好疾病？此外，在对话中还反映出中医术语与现实世界的疏离与隔膜，像诸如“中焦塞着”“火克金”都无

① 《鲁迅全集》第1卷，人民文学出版社2005年版，第474页。

② 《鲁迅全集》第1卷，人民文学出版社2005年版，第474～475页。

法与病家形成有效的沟通，这就反映了中医所存在的致命问题。由此也揭示出以中医为代表的中国传统文化，在现代社会中，必须进行反思、整合和革新的要求。

何小仙这一类中医大夫的形象表露了鲁迅对待中医鲜明的态度，作家在《呐喊・自序》中写道："我还记得先前的医生的议论和方药，和现在所知道的比较起来，便渐渐的悟得中医不过是一种有意的或无意的骗子，同时又很起了对于被骗的病人和他的家族的同情。"[①]何小仙也因此成为鲁迅在现代性质疑下批判中国旧文化，希望以现代西方文化思潮改造中国痼疾的典型代表人物形象。

三、作家为艺术表达需要所塑造的医生形象

随着1937年7月7日卢沟桥的一声炮响，抗日战争全面爆发，全面团结一致对抗日本法西斯侵略成为每一位中华儿女义不容辞的责任。仁人志士们也纷纷拿起如椽大笔加入到以文抗战的行列，我们很难看到这一时期的作家再像五四时期的作家那样有着个性解放激进的强烈态度。这一时期的文学与民族救亡也紧密相连。此时，创作的作品都放置在比较典型的民族危亡、抗战时代动荡的环境中，作品中塑造了一系列救亡文学语境中的医生形象。这一时期的医生，在履行着医生救死扶伤的职责和使命的同时，也承担着为社会和国家诊治疾病的责任和使命，超越了单纯的医生的身份和角色。

在抗日战争时期，巴金和丁玲都以医院为写作题材，描写了医院中的人生百态，塑造了个性独特、具有象征意蕴的医生形象，并且是现代文学史上罕见的女医生形象，给人耳目一新的感觉，体现出作家独特的思想感情和艺术表现手法，既凸显了作品主题，又丰富了作品思想内涵。

巴金写作于1945年的《第四病室》是一篇写实性的作品，是巴金根据在贵阳中央医院住院的经历写作而成。作家笔下的"病室"，不再仅是一个具体的场景写照，而是以此喻指当时中国黑暗混乱的现实。在病室中，院方管理混乱，脏乱不堪，维系人们关系的决定因素就是金钱，在这散发着腐败、堕落等恶臭之气的黑暗环境中，贫病交加的人得不到及时治疗而活活死去。而令人眼前一亮，给读者带来一丝希望、些许亮色的则是几名医生和护士，尤其是年轻的女医生杨木华。杨木华是一个性比较单纯的人物形象。她"身子结实"，"浓发大眼"，是一个性格"豪爽"的医生。待人诚挚，工作负责，富有同情心，有人情味，是她的性格。作为一个医生，她不是一个冰冷生硬的形象，她没有把病人当成一部机器或者一件模型，而是给人送去抚慰和关怀的话语。她不仅治疗病人的肉体病痛，还在关注病人的心理症结。

---

① 《鲁迅全集》第1卷，人民文学出版社2005年版，第474～475页。

作家为此设计了一个情节，她借书给病人们看，希望人们“变得善良些，纯洁些，对别人有用些”[①]。杨大夫借给“我”的书籍其中一本是《约翰·克利斯朵夫》，作家在此用意鲜明而独到，该书的作家是罗曼·罗兰，是一位人道主义者，以此突出杨木华大夫的人道主义精神。

显然，杨木华是在当时死寂一般的黑暗社会中，作为光明、进步和希望的象征出现的，在当时的环境中显得格格不入，因过于理想化而失去真实性。杨大夫也确实是这部“人物和事情百分之九十都是真实的”小说中作家唯一创作的人物。这种写作手法与鲁迅的小说创作有异曲同工之妙。鲁迅在《呐喊·自序》中曾谈及自己的创作意图时说：“但既然是呐喊，则当然须听将令的了，所以我往往不恤用了曲笔，在《药》的瑜儿的坟上凭空添上一个花环，在《明天》里也不叙单四嫂子竟没有做到看见儿子的梦，因为那时的主将是不主张消极的。”[②]而作家巴金提到虚构一个杨大夫的时候讲：“唯一的一个原因是，我作为一个病人非常希望有这样一位医生，我编造的是我自己的愿望，也是一般病人的愿望。”[③]在极度的失望和无边的黑暗之中，期冀能有一个模糊的希望，这种愿望不仅仅是“我”和一般病人心目中的理想的医生，而是希望培养有益于民族和国家的医生，希望能够矫治社会文化弊端，提升社会思想道德，在先进的思想文化的引导下，改良社会，推进社会发展与进步。

与巴金相似，抗日战争时期，丁玲创作以医院为题材的小说《在医院中》，也同样刻画塑造了一位性格鲜明、思想独立的女医生陆萍的形象。陆萍毕业于上海产科学校，是一个上进心强、有民族责任感的革命青年。“八一三”事变之后，她勇敢地投入到抗日战争之中，到战地医院救治伤员。她把全部身心都寄托在伤员身上，以一个女人特有的细腻来关照爱护伤员。战争结束后，她辗转来到延安，进入抗大学习。后来因为工作需要，组织安排她前往离延安40里地的新建医院工作。在医院里，作为一个受过系统医学教育的青年知识分子，陆萍与周围的环境和人们格格不入。院长是“种田的出身”，“对医务完全是外行”。[④] 医院的指导员只是强调存在的客观困难，没有全力以赴从事工作的意志和魄力。周围的同事也无法让陆萍愉快起来，化验室的林莎“在用一种怎样敌意的眼睛来望她”[⑤]。产科室里的看护，“一共学了三个月看护知识，可以认识几十个字，记得

① 巴金：《巴金近作》第2集，四川人民出版社1980年版，第68页。

② 《鲁迅全集》第1卷，人民文学出版社2005年版，第441页。

③ 巴金：《巴金近作》第2集，四川人民出版社1980年版，第67页。

④ 高永年主编：《中国现当代文学作品精选》，凤凰出版社2011年版，第175～176页。

⑤ 高永年主编：《中国现当代文学作品精选》，凤凰出版社2011年版，第176页。

十几个中国药名。她们对看护工作既没有兴趣，也没有认识”[①]。医院环境的简陋混乱、死气沉沉，周围人们的散漫自由、愚昧无知、不思进取的思想状态和工作作风与陆萍形成了鲜明的反差与对比，烘托反衬出作家心目中的理想人物形象陆萍的思想和精神状态。作家期冀人们以现代科学文化知识来提升革命者的素养，希望满怀坚定的革命责任感和使命意识，来实现由传统性向现代性的转变，以平庸无奇向精彩出色的转变。黄子平对此有深刻的体认，他认为“陆萍等人的努力，实际是在要求‘完善’这个环境的‘现代性’，他们的意见其实经常被承认是‘好的’、‘合理的’，却又显然无法经由这个环境本身的‘组织途径’来实行。他们是这个有机地组织起来的单位中的‘异质’，从所谓‘社会卫生学’的角度看，他们正是外来的‘不洁之物’”[②]。但是，陆萍终究是个悲剧性人物，因为这种不良风气和作风是如此强大，她所面对的不是几个人，而是医院的所有成员。如果斗争，她需要面对一个集体，她在被激怒后“寻仇式的四处找着缝隙来进攻，她指摘着一切”[③]，但她悲哀地发现在多方努力之后事与愿违。她不得不在一个平淡蒙昧的集体无意识中悲哀地消磨掉自己的斗志与信念，陷入到犹如鲁迅所提及的“无物之阵”中间。

最终陆萍不得不离开医院去开始新的学业，但在医院失败的经历并没有使陆萍灰心，经历过生活的磨砺，她对未来仍然充满信心。在小说结尾，作家以一句哲理性的话语表达了对整个事件的评述：“新的生活虽要开始，然而还有新的荆棘。人是要经过千锤百炼而不消熔才能真真有用。人是在艰苦中成长。”[④]这与鲁迅《故乡》的结尾有异曲同工之妙：“我想：希望是本无所谓有，无所谓无的。这正如地上的路；其实地上本没有路，走的人多了，也便成了路。”[⑤]这就表达了作家在深沉的反思和自我评判中的主体自觉和人生体悟。作家借助陆萍这一医生形象，不仅表达了要对病人的疾苦加以疗治和救助的意愿，更要借助这样一个人物形象，实现对自我问题、社会问题的批判和诊治。

第三节　中国当代作品中的医护人员形象：主旋律医生形象探析

新中国成立以来，百废待兴，祖国各项事业蓬勃发展，医学事业也迎来了新

① 高永年主编：《中国现当代文学作品精选》，凤凰出版社 2011 年版，第 178 页。

② 唐小兵编：《再解读大众文艺与意识形态》，北京大学出版社 2007 年版，第 25～26 页。

③ 高永年主编：《中国现当代文学作品精选》，凤凰出版社 2011 年版，第 186 页。

④ 高永年主编：《中国现当代文学作品精选》，凤凰出版社 2011 年版，第 187 页。

⑤ 《鲁迅全集》第 1 卷，人民文学出版社 2005 年版，第 510 页。

的高峰。在党和人民教育之下，医生呈现出了前所未有的新的面貌，展现在各类文学作品中的医生形象呈现着满满的正能量。他们继承了中国医学的伦理道德，又融进了新时代的优秀文化和作风，总体表现出了立足本职、敬业爱岗、无私奉献的良好作风和品德，展现出一大批令人敬仰的德艺双馨的医生形象。

下面我们分析评判一下从1949年至20世纪末这一阶段的文学作品中医生群体形象。可以“文化大革命”结束为一分界点，医生形象在总体敬业爱岗、无私奉献的基础上又有所区别：“文化大革命”和此前的医生都展现出高大全、没有任何瑕疵的完美医生形象，有人物模式化、类型化、脸谱化的特点；而“文化大革命”之后的医生则在社会转型期间经历了思想与文化的冲击与碰撞，置身于复杂的社会生活之中，医生走下了神坛，还原了其真实的“人”的形态，性格渐趋丰满，更加真实感人。

一、无私奉献、高大全型医生形象

新中国成立初期，文学作品仍然延续了革命战争时期的题材，所描绘和塑造的医生人物形象都具有救死扶伤、无私奉献的品质，这些人物性格较为单一，具有鲜明的政治色彩和阶级性。作品情感热烈而单纯，具有明显的褒扬倾向。这类具有脸谱化的人物描述，与当时的政治形势联系紧密。作品中的医生形象以塑造的李时珍和白求恩大夫最为典型。

在新中国成立初期，以李时珍为主要人物的影视剧作有《李时珍》《本草药王》《大明医圣李时珍》等。三部作品从不同视角切入，丰富和塑造李时珍的光辉形象。作品以李时珍用心钻研医术、历经艰辛编撰《本草纲目》为主线，突出李时珍追求真理、不畏权贵、艰苦奋斗、不屈不挠的崇高品质。李时珍的人生历程与可贵的意志品质与当时中国人民在党的领导下取得解放战争的胜利，全身心投入到社会主义伟大事业建设中的精神意志是一脉相承的。因此，虽然是历史史实，却具有鲜明的时代色彩和现代意蕴，对当时的读者和观众有极强的教育启迪意义。

在电影剧本《李时珍》中，剧作家善用典型事例和生活细节来塑造完善人物的性格和形象。李时珍20岁的时候，他的家乡蕲州洪水肆虐，冲毁了大量的良田和房屋，当地人民不得不背井离乡、流离失所。大灾过后当地染上了瘟疫，人口大量死亡。年青的李时珍目睹惨状，强忍悲痛，没日没夜地投入到医治工作中，并亲自上门为百姓服务，以其精湛的医术解救了大量的瘟疫病患者。作家突出了李时珍心怀民众疾苦的高度社会责任感，塑造了他救民于危难困苦之中的光辉形象，凸显了他高尚的医德和高超的医技，使其医生形象愈加丰富和饱满。作品还饱蘸浓墨刻画了李时珍亲身研究曼陀罗花的细节。当李时珍了解了曼陀罗花具有麻醉的功效时，他要以严谨的态度来进行亲身验证。为此，他远离家乡，不辞辛劳地来到北方寻找该药物。他采集到药物后，又在自己身上进行试验，经过科学细致的研究试验，最后确定了曼陀罗花具有定喘、祛风、麻醉止疼等药性与功效。李时珍并以创新的研究思维，把曼陀罗花与火麻子花配合使用，研制成功可以直接运用到医学临床上的麻醉剂，为医学科学的发展作出了杰出的贡献。通过这一细节描写，李时珍热爱事业、严谨务实、求真进取、开拓创新的科学态度给读者和观众留下了深刻的印象。李时珍正是因为有了为医学事业而不怕牺牲、不畏辛苦的态度与作风，才会促使其不断研究医学理论和技能，不断提升自己的医学素养，最终成为伟大的医学家。

白求恩大夫在中国是一位家喻户晓的国际主义战士，是一位具有崇高的人道主义精神、高尚的国际主义精神的外科大夫。新中国成立以后，他成为众多文学作品和影视作品中的人物形象。有周而复的小说《白求恩大夫》，以及在小说基础上改编的同名剧本。此外，还有电影剧本《白求恩——一个英雄的成长》、电视剧本《诺尔曼·白求恩》等。

在此类文学作品和影视剧本中，作家通过典型的故事情节重点突出了白求恩的三个精神特质：坚定的共产主义信念和伟大的国际主义精神，毫不利己、专门利人的革命精神和品格，对医术精益求精的高尚医德和医风。在白求恩因伤口感染而病情危重的时候，他仍然挂念中国人民的解放事业，他提到自己唯一的遗憾是不能看到新中国成立的那辉煌的一刻。这一典型的细节令人感动。一个外国人，不远万里来到中国，在实现共产主义的国际精神鼓舞下，为了中国人民的解放事业，不惜牺牲生命，这是一种坚定的共产主义精神与信念。白求恩大夫以奉献他人、服务他人作为自己最大的快乐，他不仅为伤病员精心救治，而且还抽出自己的鲜血输给病号，拿出自己从加拿大带来的舍不得吃的牛乳和咖啡，亲自在厨房进行加工，送给重伤病号以补充营养。白求恩出于对战士们的关心热爱之情，奉献出了包括自己的健康在内的全部。这些都表现了一个具有高尚人格的共产主义战士视病人为亲人、无私奉献、关爱他人的人道主义情怀。

二、"民间郎中型"医生形象

在中华民族历史上，有一大批活跃在城乡各地的民间医生，他们通过自学成才、师徒相授、家族传承等各种方式，借助自身的努力和修为，成为一名称职的医生。他们来自民间，服务民间，与老百姓的日常生活息息相关。民间郎中最了解老百姓的疾苦，他们用简廉的医疗方式，以民间不拘一格的治疗模式为老百姓诊治疾病，取得了突出的治疗效果，为百姓的身体健康和幸福安康作出了关键性的贡献。世人常说大医在民间，在乡间里巷涌现出数不胜数的杰出医学怪才，成为医学史上一道靓丽的风景线。电视剧《神医喜来乐》中的喜来乐、《大国医》中的云鹤鸣以及《药铺林》中的李纯等堪称其中的典范代表。

喜来乐的故事发生在清朝末年政治腐败、贪官横行、民生凋敝的大背景下。他是一位在河北沧州民间享有名医声誉的民间医生，为人低调、心地善良、风趣幽默、医术高明，同时淡泊名利，具有忍辱负重、安于现状等性格特点。在作品中，喜来乐作为一位来自民间的医学高手，他同情下层人民，关心民间疾苦，竭尽全力为百姓解除病苦。同时，他又疾恶如仇，对待权贵和特权阶层有自己鲜明的原则意识，不愿与他们同流合污，而是充分发挥自己的聪明才智，与权贵、富豪斗智斗勇，保持自己尊严和人格，令人肃然起敬。

喜来乐是一个性格复杂、形象丰满的民间医生形象，他不像古典文学作品中所塑造的医生那样性格单纯而鲜明，他在个性复杂中展现出人性的本真。一方面，他医术高明，技艺精湛，用自己的医术解除了百姓的疾苦，也在上层社会中赢得了良好的声誉；另一方面，他又是一个性格鲜明、感情丰富的普通民众形象，他为人低调，不愿意逐名逐利，不愿意介入人世间的是非恩怨。但是在与上层社会争斗过程中，他立场坚定，勇于面对上层权贵，甚至对李鸿章的卖国行径进行大胆的批判和谴责。他既是一个有着聪明智慧的民间高人，同时也是一个拥有人们正常情感的普通男子，被人世间七情六欲所蛊惑，而陷入男女情仇的旋涡之中不能自拔。对待自己的妻子，他是一个典型的妻管严，对妻子言听计从，在与妻子的智斗中表现出一个民间“小男人”的幽默和诙谐；同时，他又陷入和饭店老板娘的温柔陷阱中进退两难。他在两位女人中间左右摇摆，不可自拔。作者通过对喜来乐和与之相关的人物关系的描写和梳理，为读者和观众营构出一个具有社会责任感和正义感、富有聪明才智、有鲜明政治立场、幽默诙谐的民间医生的鲜活形象，令人在捧腹一笑之中感受中国医学的神奇和中华传统文化的博大精深，让读者在喜剧的效果中获取人生的启迪和感悟。

李亦的《药铺林》则是一部文学奇书，作家以独具医学色彩的文字描绘了一个中医世家的传奇故事，让读者在陌生领域中获取新奇鲜亮的阅读感受。翻阅小说，映入读者眼帘的是众多的中药药方和代表药物，令读者仿佛走进一个中医药学的神秘世界，让人在新奇中目不暇接，强化了文章的审美特异性。作为小说的主人公的李纯来自乡间，在父辈的教育和引导下，在家族中医药氛围的熏陶之下，成为一代名医，为乡邻造福，成为民间医生的又一个典型代表。李纯相信“不为良相，便为良医”这样一种中国传统文人的人生信条，希望自己能够利用医术实现对社会与国家的贡献与抱负。作家李亦对李纯的态度是十分复杂的，他希望李纯成为一个“不为良相，便为良医”的名医，但是又在中国传统文化的浸润之下，没有把李纯书写成一个轰动一时的英雄，而是描绘成一个在中国儒家文化影响之下"大智若愚"的人物形象。因此,李纯在人们心目中似乎是无法理解和把握的,他有时显得非常单纯,甚至在人们看来有些弱智。他是一个淡泊名利的人,不期望自己像父辈一样成为令人敬仰的一代名医,但他挚爱中医,用自己的解危济困、乐善好施的行动践行着一个医生的神圣职责,在一次次解除人们病苦的过程中,诠释着自己的医学职责与义务,从这个意义上来说,李纯是一个真正的名医,他是在用自己的生命和全部的爱心来从事这个职业。当人们生活在利欲熏心、尔虞吾诈的世界上,看惯了亲朋之间为了利益而钩心斗角、上演一幕幕人生的闹剧时,李纯这样一个生性淳朴、毫无心机、幽默风趣、坚持操守、守望原则的医生形象,好像世间一泓清澈的清泉,势将涤荡污浊,令人耳目一新。

与李纯有相似经历的还有《大国医》中的云鹤鸣,他也是一位典型的民间郎中形象。孟宪明在中国首部反映中医正骨题材的长篇小说中,以满怀崇敬的心情为我们塑造了一位具有浓郁传奇色彩的民间大医——云鹤鸣的经典形象。与李纯的单纯木讷形象有所不同,云鹤鸣不仅是一位传世名医,医术高明,令人诚心折服,更是一位女中豪杰,具有男人也难以望其项背的勇气、智慧、气度和远见。云鹤鸣作为郭氏正骨家族的掌舵者,以她卓越的眼光和突出的才能,护佑郭氏大家族走过了纷争和战乱,在新中国迎来发展的曙光。

在传统医学题材作品中,主人公无一例外都是男子。云鹤鸣却是一个例外,作家是把她作为一个巾帼豪杰形象来加以刻画塑造的。孟宪明通过救赎、学医、勇斗、护宝、献方等几个典型的重大事件,营构了一个具有传奇色彩的奇女子形象。云大姑娘出生于一个山村贫农家中,她嫁给郭一山,承担起为郭氏平乐正骨第四代传人延续香火的重任。郭一山在迎亲的路途上,救助了意大利传教士马利奇。在刘仙堂挑唆下,土匪绑架了郭一山。郭家众人在巨大变故面前惊慌失措,不知如何处置这一突发事件。刚嫁入门的新娘子云大姑娘都表现出男子也很少具有的决断、勇气和智慧,女扮男装亲赴山寨和土匪谈判,并变卖家产从土匪司令手中赎出了郭一山,令郭家和众乡邻刮目相看。郭一山感佩自己妻子的智谋和大气,他为云大姑娘改名为云鹤鸣,其用意是希望妻子能像松鹤一样节操高尚,能像云中鹤一样展翅飞翔,成就一番事业。他下定决心,打破郭家医术不能传给外人的惯例,决定让妻子学习医学,让郭氏正骨发扬光大。云鹤鸣聪慧过人,悟性极高,用心学习,刻苦钻研,不久就学会了郭氏正骨的全部手法和技术,并掌握了郭氏正骨的全部秘方。很快,云鹤鸣作为郭家的顶梁柱,担负起了医学治疗和打理家务的重任。她能里能外,在抗日战争和解放战争极其复杂的时局下,凭借自己的智慧和勇气,周旋于土匪、日本鬼子和国民党军阀以及觊觎郭家财产与地位的小人之间,苦苦支撑着这个大家族。其间,云鹤鸣表现了令人感佩的民族气节和沛然正气。她巧妙地对付日本鬼子,如给日寇五犬一郎治病时采取了“治标不治本”的方式。在保护家传的珍贵文物慈禧太后御赐的“白玉药王”时，更是不惜付出生命的代价而全力为之。而对于受伤的八路军战士，则是冒着生命危险，竭尽全力精心救治。在战火纷飞的年代，云鹤鸣以一颗仁爱之心，不考虑自我安危和得失，全力救治贫病交加中的百姓。在临近解放的时期，她又表现出极强的民族气节和历史责任感，挫败了匪徒的多次阴谋，保护郭家的正骨秘方不被盗取而流向台湾。新中国成立之后，云鹤鸣为了实现让天下人都能够看得起病的理想，以心怀天下的宽广胸襟，抛弃一家之私，毅然决然地把郭氏正骨全部秘方献给国家，让更多的人都能够学习正骨医术，以此发扬光大，造福于她所深爱的父老乡亲。这种奉献精神、这种善良义举受到了人们的赞誉和敬仰。纵观云鹤鸣的一生，作为一名普通的山村姑娘，凭借其对生养她的这片土地的热爱之情，用勤劳、善良、勇气、智慧、进取同各种苦难与磨折进行了不屈不挠的抗争，她精通医术，医德高尚，为不计其数的病人解除了疾病的折磨；她智谋善断、敢于担当，在内忧外患中处理复杂的事件和局面；她立场坚定、正气盎然，对待日本鬼子表现出了令人敬仰的民族气节。

三、特殊年代的奉献者：赤脚医生形象

赤脚医生是一个早已远去、带有浓厚时代政治色彩的词语。但是我们不能忘记历史，不能抹杀赤脚医生曾经发挥的建设性作用。

赤脚医生是“文革”后期出现的一种职业。它具有两种内涵：一是指的扎根于乡村之中，没有正式医疗编制的农村医生，他们没有经过系统的医学训练，是在农村中选取一部分优秀青年经过短期培训成长起来的医生。赤脚医生诞生的背景是为了弥补当时农村缺医少药的现实情况，有效解决当时农民看病困难的问题。二是“赤脚”还有一个象征的寓意，即意味着这批医生像赤脚下田耕种的农民一样，深入到农村基层，和当地人民打成一片，发扬忘我奉献精神，在极为艰苦的条件下，为普通百姓诊治疾病。可以说，在20世纪60～70年代，赤脚医生是当时基层农村医疗事业的生力军，为普通百姓的生命健康作出了巨大的贡献。赤脚医生也因此成为一个独特的历史产物和文化现象，其典型人物成为文学作品中刻画和塑造的人物形象。其代表有影视剧作《红雨》中的赤脚医生红雨和《春苗》中的赤脚医生田春苗。

红雨是公社的一名年轻社员，他在太行山区青山大队劳动。当时全国上下掀起了“农业学大寨”的活动，全体社员们以饱满的革命激情投入了修建农业水利工程中。红雨是个有心的年轻人，当他看到当时的公社由于医疗条件极差，很多社员因为生病无法得到及时救治而耽误了劳动，而新中国成立前在药铺当掌柜的孙天福至今还在卖假药，刁难社员时，就立下了学习医学的志向。而孙天福

为了把持村里的医疗大权，达到其牟利的目的，也想争当赤脚医生。红雨一心想当一位救死扶伤、为民谋福利的赤脚医生，得到了大队书记和全体贫民的支持，最后进入赤脚医生培训班，学成回村后成为一名优秀的赤脚医生。红雨一边参与农村的劳动，一边为公社社员治疗疾病，得到了人们的极力拥护，因此也遭到了孙天福的嫉恨，由此而展开了两个人之间的斗争。孙天福几次陷害红雨，在群众的协助之下，正义终究战胜了邪恶，红雨在斗争的风雨中不断成长。他在劳动之余，抓紧点滴时间努力提升自己的医术，在简陋的医疗条件下，尽心尽力为人们提供最好的医疗服务，而对实在无法治疗的，则送到附近医院中。红雨成为"农村人生命的守护者"，受到了群众的拥戴和赞誉。红雨的形象真实反映了在当时政治、社会环境下赤脚医生成长的历程和真实工作状态，再现了那段虽然艰苦但充满激情的岁月。

电影《春苗》中的田春苗也是一位具有美好心灵和感人事迹的农村赤脚医生。剧作家对她的刻画也打上了阶级斗争的深刻烙印。同红雨一样，她也是在路线斗争的风雨中，在党的领导和贫下中农的扶持下不断成长成才的。春苗之所以立志成为一名赤脚医生，是因为经历了一次乡亲感染急性肺炎，但公社医生见死不救的惨痛事件。为了解除乡亲的病痛，春苗下定决心学医。为此，她去公社卫生院勤奋学习，在村党支部和贫下中农的大力支持下，她在村里办起了卫生室，背起药箱，在田间地头为百姓服务，解决了村内缺医少药的现状。春苗的努力取得了成功，得到了人们的认可。公社也在她的启示下，在各个乡村都办起了村级卫生室。在电影中，春苗是坚强、善良、温情和正义的化身，是一位纯洁无瑕的白衣天使的正面形象。如同当时众多政治色彩浓厚的文学作品一样，剧作家把春苗置身于阶级斗争的风雨中加以锤炼，重点描写了田春苗和以公社卫生院院长杜文杰为代表的反动势力的斗争。春苗冲破杜文杰的阻挠和陷害，义无反顾地投身到乡村卫生事业中，在勇敢的抗争中获取了胜利和成功，使其个性和形象愈加鲜明。

四、"医疗下乡"型医生形象

20 世纪 60 年代，中国有一批医生积极响应国家号召，从条件优越的城市来到条件相对艰苦的边疆地区和贫困农村，支援边远和贫苦地区的医疗事业。他们以一颗赤子之心，全身心地投入工作，为当地人民的健康事业作出了不可磨灭的贡献，自己却在身体和家庭方面付出了较大牺牲，着实令人尊敬和感动。这类医生形象以电影文学《真心》中的吴登云大夫为代表。

作品采用舒缓平实的表现手法，叙写了主人公生活中发生的几件普通的故事，但在当时西部边陲特定的环境和背景下，平凡琐事却蕴蓄着伟大的精神和高洁的人格。作品意在以平凡的小事彰显主人公不平凡的风采，揭示其非凡的境界，歌颂其壮丽的人生。

吴登云是一位恪尽职守的医生，也是一位普通的共产党员。1963 年，在党中央号召全国人民支援国家西部建设的感召下，他作别亲人和优越的生活条件，只身一人从烟花似锦的水乡扬州来到了日落最迟的新疆乌恰。从江南水乡到西部严寒地区，吴登云在艰难中逐渐适应了当地的气候和环境，全身心地投入到当地的医疗工作中。他长年累月在马背上奔走于乌恰县各个地区，为当地人民精心治疗。吴登云医术高超，在当地行医 37 年，经他治愈的病人不计其数。更为令人感动的是，吴登云把自己所有的一切都奉献给了当地人民，自己却做出了巨大的牺牲。他为当地人民数十次献血，多达 7000 毫升。他在病人生死关头割下自己腿上 12 块皮肤来为烧伤的病人做移植手术。除了自己亲力亲为之外，他还帮助当地人民建立医院，培养更多的少数民族医生，从根本上解决当地缺医少药的现状。吴登云感人至深的事迹深深打动了当地人民，赢得了人们真心的尊敬和爱戴。他把所有一切奉献给了所在地的人民，自己却付出了常人难以想象的牺牲，因为常年在外地工作，他与家乡的父老亲朋生离死别，妻子与他离婚，心爱的女儿也意外身亡。但是吴登云无怨无悔，他在接受采访时曾深情地说，虽然乌恰工作使他妻子离异、女儿身亡，但他一点也不后悔；如果有来世，他还将做乌恰人民的医生。

五、现实矛盾困扰型医生形象

医生担负着挽救人们生命的重任，他们的工作性质与职责是神圣与庄严的。但是医生也是现实生活中的人，尤其是改革开放以来，在社会与历史的转型时期，在市场经济影响之下，医生自身的发展以及医生与社会的关系被推上了风口浪尖。医患纠纷、医生本身的素养和职业道德更成为社会矛盾的焦点话题。文学要追逐社会的最新话题，医生自然成为文学作品关照的对象。在作家笔下，医生处于自我和社会矛盾困惑之中，在困境之中苦苦挣扎。

拥有让老百姓健康所系、性命相托的职业，医生自诞生伊始就被赋予了神圣、崇高的地位。人们对医生治病救人、救死扶伤寄予了太多期待，甚至是苛求，不允许他们有丝毫的差错或私心杂念。其实，医生也是一个普通的人，也有正常人的七情六欲和个人生活，他们比一般的人承受了更多的工作压力，他们在工作和生活的双重重压下不堪重负。谌容中篇小说《人到中年》中的女医生陆文婷就是其中的典型代表。

陆文婷是一位女眼科大夫，她把病人当亲人，从来不麻烦别人，也从来不麻烦组织。可是，十几年过去了，她职务没有晋升，工资没有上调。她虽人到中年，但上要供养父母，下要抚育儿女，家务、工作都不能落下，一直忍受着生活的煎熬与痛苦。作家用深沉严肃的笔触，通过一系列语言、行动和心理的刻画，用传神的细节描写，描绘了陆文婷在繁重的工作和琐细的家务的重压下，在清贫苦寒的家庭生活中，扎实敬业、任劳任怨地投入到工作和家庭生活中，最后在双重重压之下，不堪重负而生病倒下。陆文婷是一位眼科大夫，作家刻意地多次描写了陆文婷的眼神，通过这个心灵的窗口，让读者洞悉人物的内心世界，丰满了人物形象。陆文婷的眼神呈现出坚定、迷茫、无助、痛苦、期艾、镇定等不同的内涵，从中我们不难体悟处于社会转型期的医务工作者复杂的内心世界和个人情感。这里有对于医学的热爱，对于病人的关爱，也有对于个人与家庭的一种不得已的割舍与愧疚。多种情感，真实地塑造了的一个立体、真实、丰满的人物形象，展示了一名当代医生灵魂世界的圣洁与高雅，我们不得不说这是一个生活在现实世界里的圣人。如在对待孩子与丈夫时，她的眼神是痛苦、愧疚与无奈的。当儿子的白球鞋、女儿的小辫子无法兑现，她所表现的是那样的痛苦与无奈。丈夫因家务累趴在床上，她抚摸着丈夫前额的皱纹。“我愿意是废墟，只要我的爱人，是青春的常春藤，沿着我荒凉的额，亲密地攀援上升。”[①]当作品中的主题诗句再次出现，她愧疚的眼光已经为泪水模糊。但是这种模糊并不是对于自己选择的后悔，反而更是一种对于事业坚韧执着的追求。陆文婷的形象堪称为天使、圣徒和女神三者的有机完美统一。她是一位女医生、殉道者，也是一位热爱家人的好女人。她的忘我奉献精神、敬业爱岗意识和近乎殉道式的牺牲精神，是改革开放初期一大批医生的真实写照，在平凡中展现出人物内心人性的光辉。

在现实矛盾困扰型医生中，第二类是医患纠纷困扰下的医生形象。六六编剧的电视连续剧《心术》热播并引起较大反响，是当下社会医患复杂关系的真实探究与写照。该剧以文学艺术的形式，聚焦中国式医患关系，发人深省、令人深思。小说以上海某著名医院的脑外科医生郑艾平视角入手，描写了他与大师兄刘晨曦、二师兄霍思邈等三名年轻有为的外科大夫，在理想和现实矛盾之间苦苦挣扎的现实。他们三人虽然性格各异，但都才华出众，有着成为一名优秀医生的宏愿。但在残酷的现实面前，他们却处处碰壁。待遇严重滞后，医患关系紧张，“医闹”的恶意冲击，医疗纠纷的败诉，各种压力和困难接踵而至，严重打击着他们的雄心与壮志。同时，作家也在探析解决医患纠纷的途径，那就是加强“沟通”，拥有一颗医者的仁心，锤炼提升医者的仁术，对弱势的病患施加仁爱，强化人文关怀，这样一来，医患关系自然得到改善。

作品中，剧作家塑造了刘晨曦、霍思邈、美小护等正面医护人员形象，他们在

① 谌容：《人到中年》，百花文艺出版社 1980 年版，第 124 页。

医患纷争日益加剧的情况下，重视通过弘扬“仁心、仁术和仁爱”精神，用真心换取病人的理解，给人留下了深刻的印象，让人们真切了解到医护人员真实的内心世界和他们的苦衷及委屈。刘晨曦对他的女儿南南解释“仁爱”的爱：爱就是要用心地对每个人友好。他在作品中堪称医生的典范，完美无任何瑕疵。工作中，他以仁心、仁术受到医生同行和患者的高度认可和真心拥戴。在家庭中，他又成为妻子和女儿眼中的好丈夫和好爸爸。同时，他身上又附丽了较多的悲剧色彩。当家庭利益与工作责任相冲突时，为了融洽医患之间的关系，出于医生的职业操守和道德，他毅然决然地放弃了自己的私利，选择了工作职责与义务，放弃了利用职务的便利为重病的女儿获取肾源的机会，最终失去了心爱的女儿。刘晨曦在个人利益和公众大义之间的选择，凸显了当下社会受到人们曲解的全体医护人员的价值追求。为了人民，为了社会的公义，这不仅是刘晨曦大夫的责任，也是全体医护人员的责任。

刘晨曦在处理医患关系的过程中，除了高明的医术和高尚的医德之外，非常关键的一点是善于和病人及家属沟通。他熟谙病人心理，与人为善，善解人意，语言幽默，极富技巧。六六描写了刘晨曦和病人的交流片段，语言幽默而富有沟通技巧：

> 今天大师兄查房，一进屋子，两天前开刀的37床就抱怨：“刘医生啊，为什么我整天放屁？”大师兄笑眯眯地边填写日志边答：“因为你要弥补臭氧空洞，保护环境。”周围一片笑声。大师兄拍拍她的床说：“正常的，不用担心。”
>
> 38床的病人问：“刘教授啊，我都住进来三天了，哪天开刀啊！床位费好贵的来！”大师兄闭上眼睛装模作样地说：“我给你掐指算一下啊！”“啊！这还要算命的呀！”“给你求个良辰吉日。手术顺利了不是皆大欢喜？主要是你这个手术比较大，不是微创了，大手术我们只安排在周三、周四、周五，周二我们不做手术，周一安排小手术。今天是周五，你最快也要到下周三了，耐心等待。”
>
> “啊！要等那么久！”
>
> “其实我比你还急，病床早一天空出来早一天进新病人啊！”他笑笑地摆手走人。
>
> 39床是个七岁的小男孩，今天刚术后醒来，疼痛难忍，无精打采。刘教授走到他面前，夸张地说：“哇！你的绷带！你的绷带好漂亮啊！哪个医生给你包的呀！头顶上像戴了王冠！我要给你拍张照片留念！”说完举起手机，冲小孩伸俩手指说：“茄子！”小孩很配合地伸出俩指头，苦苦地咧嘴笑。
>
> 大师兄跟小朋友说：“你的手术很成功，很快你就能上学啦，见到你的小朋友们。你喜欢上学吗？”

小孩答："我不喜欢上学。上学要写作业。"

"啊？这样啊！那你就留在这里吧，我再给你开一刀，就可以住久一点。"

孩子吓得大叫："不要不要！"

"你看，跟开刀比起来，你还是喜欢上学的嘛！明天你就可以下地走路啦！"说完作势要摸摸孩子的头，做出害怕的表情说："哎呀！我差点忘记了，刚才要拍你的头！"

小孩咯咯笑，痛苦少许多。

如果医生和病人之间都能做到如此坦诚友善地交流，敞开心扉，友爱互动，医患之间彼此理解，中国式的医患纠纷就能渐次减少。

现实矛盾困扰型的第三个类型是处于人性悲剧困扰中的医生形象。医学和文学虽然分属不同的领域，但又有很多相似之处，它们都怀着悲天悯人的大情怀来关照人类的心灵，使人类获得舒适温馨的心灵归属是它们共同的追求。彭三源的《人到四十》通过一对医生夫妇的家庭情感故事，描绘了梁国辉、郑洁、华硕三位处于人性与情感纠纷中的医生形象，生动演绎了中年危机，展示了理想追求与现实社会的激烈冲突，揭示了人类在现代物欲横流的社会中，精神追求的丰富性与物质羁绊形成的生活和精神困境。作家深谙中国古代哲学，善于运用辩证的观点看待问题，有着对生活、社会、人生的深入洞察和思考，富有哲思，思想厚重，增加了作品思想和文化的深度和广度。

一是和平与危机的悖论。人在太平环境中，如果失去了外在的压力，往往会丧失斗志，矛盾便极易激化起来。但一旦处于危险的境遇中，人就会调动起所有的潜能，反而能够做成所有的事情。小说中，当梁国辉被诊断出患有肺癌，生命只能延续大约半年的时间时，所有的矛盾都消泯了。大家精力都用在了梁国辉的身上，甚至连郑洁和华硕这一对情敌都能握手言和，两人共同手拉着手，陪伴梁国辉走过了一段美好的时光。但是一旦梁国辉被确定肿瘤是良性的，他又可以活下来，所有的矛盾又都爆发了。正如文中所说："活着是一件尴尬的事。"[①]梁国辉、郑洁、华硕三人又陷入到巨大的生活和精神危机中，最后导致了郑洁在身心俱疲之下提出了离婚。多年的情感在巨大的灾难面前没有受到冲击，反而在生活琐细事项的慢慢折磨之下，一切都变得那么的脆弱和不堪一击。犹如人们有时能够共患难，但是不能同享福的道理一样，看似悖论，实则有其深厚的哲学内蕴。事物总是在矛盾和纷争中发展，太安逸会使人丧失前进的动力，人的潜

① 彭三源：《人到四十》，北京航空航天大学出版社 2011 年版，第 72 页。

能往往是在困境中才能产生，并且能滋生出无穷的力量，这种人生现象确实值得人们深思和体悟。

二是得到和失去的悖论。钱锺书的《围城》道出了生存的困境和人性的荒诞，即人们得不到的永远都是美好的。所以，当人们得到的时候不知道珍惜，但是一旦失去了，又会感觉那失去的事物倍加美好。《人到四十》中无论是梁国辉和郑洁，还是梁国辉和华硕，在没有得到对方的时候，都是感到对方的可贵与可爱。尤其是当郑洁没有离婚之前，包括梁国华、梁老爷子以及梁思宇等人都对郑洁百般挑剔，认为郑洁强势，没有亲情心。正是在诸多因素的掺和之下，最后梁国辉和郑洁的夫妻感情走到了终点，两人离婚了。但一旦离婚后，一家人又突然想起并记住了郑洁的好处，每个人都在反思自己的问题，都在感到对不起郑洁。梁老爷子甚至满墙上张贴郑洁的相片，以各种方式表达对郑洁的歉意，并且去医院请郑洁回家。大家又在想办法撮合梁国辉和郑洁复合。作品深刻地状写了人类生存的困境和价值取向的误区，对于人类生存状态的哲理性的思考，发人深省，令人深思。

三是人性光辉和利益勾结的悖论。在当今物欲横流的世界，很少有人能够淡然对待世间的种种诱惑，但也正是在世间种种诱惑面前，反而能够更好地展现出人性的光辉和伟大。《人到四十》揭示了很多当今的热点和内幕，如房地产热潮、医疗内幕、婚恋新观念对传统家庭伦理的冲击等等。在这里有权钱之间的交易，有利益之间的冲突，有着太多触目惊心的医疗内幕。在这样的现实下，仍然有很多人能够坚守住自己的良知，不为利益所动。梁国辉坚定地拒绝了房地产商的种种诱惑，对李长江的创收计划也是断然拒绝；郑洁在李长江事件后幡然醒悟，开始在科室实施改革，要求大夫开药要适量，并且对所有大夫所开药方进行检查，以至于成为他人眼中的怪人。最后郑洁以提出辞职的决绝方式，在物欲横行的时代中坚守人的良知和操守。

第四节　中国当下作品中医护形象：消费文化视野下的热点探视

在后现代工业社会中，商品与消费崇拜成为消费社会的模式规则和行为常态，这种思想文化观念业已渗入到当代人思想意识深处，其主要表现为对消费品的渴求和对精神享受的追索。在 20 世纪 90 年代，消费文化渐次传入中国，国内消费文化兴起，我们也步入一个消费社会。经济价值的观念成为当下社会一种强烈的文化影响，消费文化也逐渐渗透到我们生活中的每一个角落。

毋庸置疑，消费文化的崛起，使人们的审美观念与价值评判发生了根本性的改变，进而影响到艺术创作的模式和理念的转变。从文学领域来看，人们不再仅仅局限于鉴赏那些简单的宣教色彩浓厚的文学作品，而是希望能够看到更多的展示人类对于生命、生活、价值、取向、幸福、苦难、病痛和死亡等进行哲理思索和审美观照的有深度、有内涵的文学作品。只有创作出有深度价值、内涵丰厚的文学作品，且具备较强的思想性、艺术性和娱乐性，方能使文学拓展更大的读者市场。在这种文化背景下，在大众审美视野中，既陌生又神秘，且广泛涉猎生与死、健康与病苦的医学领域，成为作家和影视编剧十分青睐的创作目标，医护人员因此成为一些小说和影视剧作中较为常见的主要人物形象。

外科鼻祖裘法祖曾经说道："德不近佛者不可为医，术不近仙者不可为医。"在中国传统文化中，百姓对医治病患的大夫有着太多美丽而神奇的称谓，如"再生父母""救命恩人""神医""白衣天使"等。由此足见医生治病救人于水火之间、扶危济困于危难之中，其身份和行为的特殊性和独特性，给其附丽上神圣而又神秘的色彩，他们的生活境遇、他们的思想情感、他们的工作模式自然给读者留下了无尽的想象空间，这就为艺术的再造提供了极其丰富的素材和可能。

在当代影视题材作品创作中，为了满足观众的消费需求，涉及医学素材的影视作品成为一个亮点，医护形象成为一个重要的代表与典范。综观当下读者和观众认可与关注的医护类型，可以分为审美类的靓丽偶像型和审丑类的反面医护形象两大类。

一、审美类的靓丽偶像型

在消费文化占据社会主流文化的时代，青春偶像剧成为社会的一种重要消费品和文化现象。偶像剧一般是指由大量英俊潇洒的男女当红演员出演，以细腻青春爱情戏为主、主要场景为现代、以青少年为主要收视对象的剧种。由此观之，医生职业的神秘特殊性质、医生救治疾病的高超技能以及医护人员穿着白色防护服装的圣洁与美感等，诸多美好因素，使得医护人员成为偶像剧中的重要人物类型。

2001 年播出的《都是天使惹的祸》是一部在当时引起轰动的青春偶像医疗剧。剧中叙写了实习护士林小如历经工作的坎坷和挫折成为一名正式护士的经历，并展示了三位青年，即医生邵剑波、实习护士林小如与留学归国的外科大夫蔡美云之间的情感纠葛。林小如因此也成为让亿万观众熟知和喜爱的白衣天使的美好形象。她年轻貌美，富有同情心，心地单纯，没有城府，行事大大咧咧，护校毕业之后，来到了南方第五医院，渴望成为一名正式的护士，然而根本没料到等待她的将是怎样的坎坷和挫折。在工作中她磕磕绊绊，面临诸多挑战和压力，当遇见了刚刚分进医院的英俊研究生邵建波时，两人"一见烦心"，在吵闹怄气中逐渐擦出爱情的火花。在两人关系渐趋明朗之时，没有想到突然半路杀出一位高贵美丽的海归外科医生蔡美云，尤其她还是医院院长的千金。于是，林小如在事业和爱情两条战线上都遇见了看似不可战胜的敌手，一时间处于内忧外患之中。但是林小如凭借自己的单纯、质朴与善良，最后实现了弱者的逆袭，获取了事业和爱情的双丰收。

2012年播出的六六的《心术》也是一部反映医患关系和医护人员真实生活情态的医疗剧。作品除了再现医院的工作环境、复杂的工作关系和棘手的医疗事件之外，也描写了发生在其间的亲情、友情和爱情的纠葛。剧作中塑造的脑外科医生"三剑客"刘晨曦、霍思邈和"我"(郑艾平)以及美小护等众多医护人员，成为人们心中的偶像。

2014年播出的《产科医生》描写了实习医生何晶在省城大学附院重症孕产妇救治中心进修学习的工作与情感经历。在第一产科中，一批才华出众的俊男靓女上演了一幕幕感情的悲喜剧，打动了亿万青年观众的心。何晶在工作中结识了第一产科主任、海归医生肖程，两人由陌生到熟悉、由抵触到理解、由欣赏到相爱，第一产科见证了生与死、爱与责任，在工作的艰辛与生活的磨难中一起成长，携手共进。何晶来自单亲家庭，在小县城长大，来到省城大医院进修，演绎了一出现实版的"丑小鸭变成白天鹅"的喜剧。她生性倔强、心地善良、坚持原则，由于不懂变通而在复杂错综的医院环境中处处碰壁，但她不愿意为此而改变。她坚守一切以病人为中心的行医准则，得罪了相关利益群体，甚至因为医患沟通惹怒了不明事情真相的病人及家属，被告上了法庭。但是何晶没有改变自己的初衷，在自己的坚持和努力下一次次化解了矛盾和纠纷，并通过自己的勇气和付出改变了病人的命运，并且使第一产科由来已久的基本价值观实现了可贵的蜕变。而何晶自己也因此赢得了全科人员的认可，并且收获了与肖程的宝贵爱情。

2014年热播的医疗偶像大剧《青年医生》更是倾情塑造了几个年轻医生的青春美好形象。程俊从小就看到父母从事医生职业所付出的辛苦，但热爱医学的他毅然选择成为一名急诊科医生。医生工作压力巨大，但是乐天的程俊依然能找到快乐。程俊喜欢同科室的大夫欧阳雨露，从美国留学归来的大师兄沈青川也加入到西华医院心外科，同时对欧阳发起了强势进攻。沈青川的加入，使欧阳、程俊都陷入了感情的漩涡中。新分配到急诊科的三名实习医生也给急诊室带来了不少麻烦，同时也给这个集体增添了不少故事。程俊与急诊室这个小集体，在医治病患的过程中，不断地挖掘自我，锤炼医德，在职业之路上坚持探索，找到了急诊室守护生命的意义。

二、审丑类的反面医生形象

在文学作品和影视作品中不仅有正面塑造的医护人员的美好形象，也有部分反面的医生的丑陋形象，并且受到了人们的关注与反思。这是因为中国正处在社会文化的转型时期，多元文化碰撞和共处是时代发展的必然。丑陋与美丽都是人类生存的不同状态，社会中有美，必然也有与之相对立的丑，没有丑也就无所谓美，二者是相互对立、相互依存的。因此，作为反映生活的文学作品，在人类消费文化和价值取向渐趋多元的态势下，也离不开审丑。但人们审丑一定要理性进行，不能为审丑而恶搞；否则就走向了审丑的误区。

当下人们审丑务必要保持健康、理性、节制的良好心态，要用理性的眼光审视丑陋，其终极目标是追求超越丑陋的真善美。审丑的目的也就化为以惩恶来做到扬善，帮助人们用一种否定之否定的态度和形式，用一种逆向思维，来关照当下社会和文化的负面效应、负面作用和负面价值，借助在审丑过程中所体验到的惊异、恐惧、怜悯或厌恶的情感认知，以此可以站在道德和精神的高地得到情绪宣泄、净化和陶冶，从而实现更高层次的审美。

因此，在许多文学作品中也刻画和描绘了诸多医生中的反面形象。这类人物往往医术高明或者身居高位，具有较强的影响力。他们或者吃商家回扣，或者收受病人的红包，或者为了争权夺利而肆意妄为，或者为了掩盖自己的罪恶采取隐蔽手段杀人灭口，极大地败坏了医护队伍的良好形象，对医学事业的健康发展影响极其恶劣。《柳叶刀》中就刻画塑造了一个由天使逐渐堕落为恶魔的医院副院长张步高的形象。张步高是医院的副院长兼任心外科主任，业务精湛，在医院享有极高的威望和声誉。他本来可以做一个好领导、好大夫，作为一个白衣天使受到病人及家属的尊重和爱戴，但是在无限的权力和巨大的诱惑面前，他失去了做人和做事的底线，一步步走向了毁灭的深渊。作为医院的重要领导，他不仅掌握着选择医药供应商的权力，还具有决定病人生死和健康与否的权力。在金钱、权力和美色面前，他忘记了当初成为医生的誓言，走上了违背良心、违反法律的不归之路。张步高与医药代表周密接触后，两人发展为情人关系。周密代理的药品和设备顺利地进入医院销售，张步高也可以从中拿到高额的回扣。周密为他怀有身孕之后，张步高和妻子为了自身利益，为避奸情暴露，逼迫周密流产。后来又通过向周密饮用的饮料中注射吗啡，导致周密遭遇车祸，并狠心地在手术台上注射毒麻醉剂杀死了周密，犯下了令人震惊的罪行。此外，张步高打击优秀人才，对素与自己不睦的优秀外科大夫顾明道明里暗里地进行打击，使其失去了心外科主任的职务。同时，他勾结天一公司钟大吕设计打压顾明道，并使得天一公司的药品重新进入医院。他的行为也间接害死了陈院长，使自己有了接替担任医院院长的机会。

作品塑造了张步高等人的丑陋形象，使其人性之恶达到了极致。但同时也塑造了一个作为正义代表的顾明道医生的美好形象，在正反对比之下，愈加凸显了正义的可贵和强大，阐述了邪不压正、正义终将战胜邪恶的人间正能量。

第九章　医文互通背后的社会文化内涵

从事文学创作的作家出身背景十分复杂，涉及政治、经济、军事、宗教、文化、文学、教育、科学与医学等各种行业。如果进行全面细致的梳理，不难发现，医学行业出身的作家占据了很重要的位置，并且取得了较为突出的成绩。为何医学与文学能够互相影响，协同发展，其相互之间的关系，已被人们重视并作为一个重要的文化课题加以比较研究。因此，分析医学与文学相通背后的社会文化内涵，将会加深人们对于文学的社会价值和意义的认识和理解，丰富人们的人文社会科学知识。

第一节　医文互通背后凸显人类的生存困境和危机

在人类文化发展史上，凡是拥有强势地位的文化总在反思自身文化中存在的问题和不足，具有极强的危机感和忧患意识。如德国现代哲学家奥斯瓦尔德·斯宾格勒在其20世纪初所著的《西方的没落——世界历史的透视》中，即开始全面而深刻地反省和批判西方文化。人类进入新世纪以来，人们的这种反思和批判更加清醒和明确。法国著名思想家埃德加·莫兰尖锐地指出，现代文化给人类发展所带来的诸多负面效应。如：个人主义形成了人类以自我为中心的封闭与孤独；一味追求经济发展带来人们道德和心理的迟钝，限制了人们的智慧能力，使人类很难处理各种复杂问题；科学技术的进步在促进社会大发展的同时，也带来较多环境、文化以及人类自身的破坏等问题，给人类心灵造成了紧张和危害。人们悲哀地发现，经济愈加发展，科学愈加先进，人们反而出现了更多的问题而无法解决，陷入了一种依靠科学获取进步但无法依靠科学获取心灵宁静的怪圈之中。因此，如何解决人类在各个时期科学和文化方面所导致的问题和弊端，就成为人们重点探析和解决的问题。在长期的反思和体悟中，人们认识到，决定人们获取高质量生活的，不仅是物质的积累，还要靠自我修养；不仅是聚敛财富，还要靠精神的提升、文化的积淀。建立在纯粹科学层面上的发展只是基础，还需要更深入、更彻底地触及人类精神方面的文化自觉，才能解决人类生存的困境与危机。

医学作为科学技术的一项重要内容，人们以为随着科学技术的迅猛发展，医学技术获得极大地提升，就可以解决所有医学问题和人类难题，可以解决人类的任何疾病和痛苦，因此盲目地相信物质和科学，唯科技论甚嚣尘上。但是随着社会的发展，人们悲哀地发现，医学技术不可能解决所有的问题，人类的疾病随着科学技术的发展而发展，艾滋病、癌症、非典型肺炎、埃博拉病毒等不断出现，并且都在考验着人类治疗的模式和方法。而在医学中出现的试管婴儿、器官移植、安乐死等医学伦理问题也考验着人类的道德和文化。诸多问题仅仅依靠医学是解决不了的，必须要靠人类文化、思想来触及人类的灵魂，从人的心理和精神层面来解决人类的发展、生存困境与危局。所以，科学解决不了的，有时候文学可以解决，医学与文学互通也就成为一件顺理成章的事情。我们不难理解，为何有那么多的作家具有医学背景。有的经历过长期的医学生涯之后，选择从事文学创作；有的则在从事医学工作之余同时进行文学创作。其间有个人爱好因素，但是为了解决人类身心困局而使人们获取身体安康、心灵宁静，也是医学与文学互通的一个重要社会原因。

文学和医学都以“人”为研究对象，共同致力于提升人类所面临的生理和心理上的问题，实现由此岸到彼岸的跨越，以此达到对人类身心的塑造和提升，改变人类的主观和客观世界。日本著名作家渡边淳一曾在提及医学与其文学创作时谈到，当医学在身体层面无法解决人的问题时，那就要考虑到从精神和心理层面采用文学的手法来解决人类的终极问题。文学史上诸多弃医从文的作家概莫能外，如鲁迅在谈及他决定东渡日本学医的目的时说：“我的学籍列在日本一个乡间的医学专门学校里了。我的梦很美满，预备卒业回来，救治像我父亲似的被误的病人的疾苦，战争时候便去当军医，一面又促进了国人对于维新的信仰。”[①]但是国人愚弱麻木的思想现状和积重难返的社会现实击破了鲁迅的梦想，使他深深悟得医学不能解决人类思想灵魂的根本问题，于是痛下决心弃医从文。

第二节　西方文化中促动医文互通的影响因素

文学是文化的重要表现形式，同时受到文化的影响和制约，作家的创作思维、创作环境和创作模式均受到文化的预制和规范。文学创作受到当地传统、惯

① 《鲁迅全集》第1卷，人民文学出版社2005年版，第438页。

例等成规影响是一个普遍的现象。在影响文学创作的成规方面,本土文化和文学历史的因素十分重要。为此,我们分析在欧美地区医文互通的现象时,不得不分析西方文化对文学创作根深蒂固的预制和影响。

西方文化有两个源头:一个是古希腊文化,一个是古希伯来文化。罗素在《中西文化之比较》一书中指出:"西欧和美洲有着同样的精神生活,那种生活的渊源有三:(一)希腊文化;(二)犹太宗教及伦理;(三)现代工业主义,而工业主义的本身是现代科学的产物。"[①]由此可见,与中国文化相比较,西方文化是多种经济形态下的多源文化,西方文化在价值观上形成了重视天人相分、群己分异、多种价值并重等特点,在与文化价值观相关联的民族性格方面,比中国文化具有较为进取的一面,其重视人格独立,提倡个性发展进取,在此基础上产生的西方的"日神精神"和"酒神精神",呈现出一种昂扬奋进、激情迷狂的特点。从思维方式上看,西方文化相对较为注重理性分析,科学理性较强,具有理性求真的思维习惯。

受此影响,在文学艺术方面,中国的文学以诗歌艺术为正统,而西方则是以戏剧艺术为正统,这是基于西方的公众生活传统和中国非公众生活传统的不同。在审美活动中,西方尚理性分析,其美学理论从客观分析入手甚多。因此,在艺术创作领域,也重视引入科学因素对艺术进行分析和评判。法国最早引入科学要素来发展文学艺术。在19世纪五六十年代,法国人已经把科学引入到文学之中,面对日新月异的科技发展,重视科学成为一种时尚,"让科学进入文学领域"成为时人公认的口号。1857年,法国杰出的文学批评家泰纳在其《批评和历史论文集》中,科学地界定了文学上的自然主义的定义,提出用科学描述生活,认为科学与文学结缘是文学创作新的发展趋向。法国著名的文学家左拉接受了泰纳的文学理论,在学习同时代生物学和遗传学理论的基础上,逐渐形成了自己的自然主义文学观,成为法国著名的自然主义文学家和理论家。左拉以科学的哲学观点去阐释人生,从纯物质的视角去解释人类的行为与表现,把科学的精确与规范性纳入文学作品中,是科学与文学、医学与文学相结合的完美范例。

西方文化强调多方面的价值功能,如亚里士多德对于音乐这种艺术形式的功用发表了自己的看法和见解,他"主张音乐应该兼顾几种利益,不该偏重任何单独的利益。音乐的三种利益为:其一,教育;其二,祓除情感——现在姑先引用'祓除'这一名词,等我们讲授《诗学》的时候再行详解;其三,操修心灵,操修心灵又与憩息和消释疲倦相关联"[②]。音乐作为艺术的一种类型,具有多方面的作

① [英]罗素:《中西文化之比较》,胡品清译,时代文化出版社1984年版,第12页。

② [古希腊]亚里士多德:《政治学》,吴寿彭译,商务印书馆1983年版,第430页。

用，而作为艺术的文学也具有多方面的作用。其中重要的一项即亚里士多德认为的“祓除情感”即“净化”功能，认为艺术可以像医学一样起到对人类的治疗作用，可以调适人类身心，使其恢复到正常状态。由此我们可以理解医学与文学结缘的一个重要原因。

西方审美观念重在“写实”，存在“模仿说”的传统。该学说认为，艺术创作的来源在于对现实世界的模仿和再现，艺术的本质和生命力重在再现。该学说强调艺术要以现实生活作为样本，重视追求艺术的真实性，用生活的本真面貌反映生活的内涵与特质。在此学说影响下，文学创作在叙写故事、塑造人物时必须要真实描摹社会和人生现实，要逼真再现人的生理和心理状态，这就对作家提出要了解社会和人们真实形态的要求，也为医学元素进入文学创作、医文互通提供了动力和可能，促使一部分具有医学素养和知识的医护人员进入到文学创作领域。文学与医学均以研究“人”为主要工作目标，医学重在研究人的生理与自然属性，而文学重在研究人的社会属性。“写实”的审美观念，要求文学创作既要再现人的社会属性，也要再现人的自然和生理属性，医文互通也就显得十分必要。没有人能够比从事医学工作的人更了解一个“人”的生物属性了，他们熟悉人的解剖结构、生理功能和病理状态，洞悉人的心理活动和流程。人们的每一个动作、每一个细微的表情变化，他们都能够由表知里，推知人物内心的心理状态和变化，以此揭示人物的精神、心理和病理变化。俄国作家契诃夫在其短短的44年人生历程中，虽然因为文学而名满天下，但他从来没有忘记自己是个医生，他在从事文学创作的同时，也深爱着自己的医学事业，从来没有间断过。当人们盛赞他的文学成就时，他总是谦虚地说自己是个医生。而这种特殊的人生经历，为他的文学创作奠定了坚实的基础，长期从事医学的经历使其对人的肉体生命和精神灵魂有着深入的关照和研究。因此，他才能对《套中人》《变色龙》等小说中人物的精神、心理病态进行精细而独到的剖析和描绘。也正是由于医生职业所养成的科学严谨的人生态度和敏锐犀利的医学思维，使其认可并坚持客观、真实的现实主义创作原则，以医生诊察疾病的专业、尖锐和冷静的眼光，诊察社会和人物百态，像外科大夫紧紧手术刀式似的直面人生、直面社会，精研病根，剖析病态，以引起读者和社会的警醒。

第三节　医文互通背后对传统文化以及文人身份的回归与认同

由于中西方文化与审美价值的不同，在中国文学史上，医文互通现象背后有其不同的社会文化内涵。在中国古代，中国文化中“有限实用”的观念，决定着医文互通成为一种必须。因为中医是建立在中国传统文化基础之上，与中国的自然科学技术和人文学说同步发展，受到中国农学、气象学、地理学以及文学、哲学的深刻影响。它的发展与《易经》紧密关联，所以有医易一体的说法。人们学习医学必须要具备深厚的文学和哲学素养，凡是卓有成就的大医，无不是文学与哲学功底深厚的文学大家，二者是互相促动和影响的。因此，在“有限实用”的观念影响下，中国古人为了发展医学，不得不提升文学、文化的发展层次和内容。这样我们就不难理解为何古代有着如此众多医文互通的大家和学者，如苏轼、韩愈、李时珍、曹雪芹等。

从东汉汉武帝以来，其他各家学说渐趋式微，儒家学说逐渐处于独尊的地位，其思想占据了社会主导地位。儒家思想与文化对医学形成了全方位、多层次的影响和制约，既有正面的促进和提升，也有反面的阻滞与制约。正面影响主要体现在儒家哲学是促动中医药学发展的思想动力、儒学促进了中医药学的社会化发展、儒家思想丰满完善了中医学的医学伦理和医学家自我素质提高等方面。在梳理儒家思想对医学发展的正面促进和影响时，我们不难发现儒家思想和文化对医学发展的负面制约，以儒家思想和学说为主导的封建科举制度是唯一选人用人的有效机制，科举制度只是以儒家思想、学说等人文科学为主要考察标准，而没有包括医学在内的自然科学标准，自然科学被认为是“小道”而不被重视。这种文化导向决定了众多的医生不专心致志地从事医学工作，而是经常在文学与医学之间游走，甚至有的名医不愿以名医自居，而希望能成为一名被社会认可的儒生，以获取社会名望和地位。清代文坛领袖袁枚《与薛寿鱼书》非常沉痛地指出这种重视儒学而不重视医学的社会不良思潮和倾向。他在文中提及：“子之大夫一瓢先生，医之不朽者也，高年不禄。仆方思辑其梗概以永其人，而不意寄来墓志，无一字及医；反托于与陈文恭公讲学云云。呜呼，自是而一瓢先生不传矣，朽矣！”[①]薛雪本来是一世名医，但他的儿子在墓志铭中宁愿提及他是一个儒学大师，却羞于提及名医，当时的社会积弊可见一端。医学成为人们的副业，文学则成为主流，医文互通成为人们的共识。因此，在儒家思想和文化影响下，像陶弘景、李时珍等医学大师都曾经有过入朝为官的经历，都曾在文学方面有过较多的努力和追求，并且取得了突出的成就。

而在现代社会中，弃医从文、医文互通现象则更多地带有传统文化回归与文人身份回归等社会文化现象和意蕴。五四新文化运动和新文学运动的重要参与者和代表人物，大多都有舍弃以医学为代表的实用科学而回归以文学为代表的文化启蒙的经历，如胡适放弃农学专业从事文学，周作人放弃工科专业从事文

① 陈建群撰：《袁枚散文选精注绎》，晨光出版社 2006 年版，第 181 页。

学，而鲁迅、郭沫若、郁达夫、冰心则是弃医从文的典范代表。为何会有这么普遍集中的医文互通现象？对于这样的问题，这种转向背后的文化内涵是什么？人们需要认真分析“弃医从文”的具体内涵。此处的“医”指的是西医，而西医在当时代表的是西方现代文明，如鲁迅在《呐喊·自序》中提及：“而且从译出的历史上，又知道了日本维新是大半发端于西方医学的事实。”[①]由此可见，西医作为西方现代科学的重要组成部分已经被先进知识分子所认可、接受。而“文”则指的是“文章”，它往往与道德并举。宋代著名词人辛弃疾在《渔家傲·为余伯熙察院寿》中写道：“道德文章传几世，到君合上三台位。”[②]因此，文章已经成为中国文人表达思想情感、传递精神文化的重要载体，是中国文化的一种取向和表征。因此，我们可以说，从表象上看五四时期的知识分子纷纷出现弃医从文，在以“科学”与“民主”为核心观念的五四新文化运动大旗的指引下，在文学创作和实绩方面成效卓著，彰显了五四新文化运动的成就和功绩，他们也因此被附丽上了一种现代精神和意识。但如果从文化原理等深层次方面加以探析，这种由医学向文学转身、医文互通的现象，实现了由医学的救死扶伤向道德说教的华丽转身，是在思想深处向中国传统文化的回归和移置，而作家本人也由一名激进的社会变革者向一名传统的文人转变和回归。鲁迅在论及弃医从文时谈道：“所以我们的第一要著，是在改变他们的精神，而善于改变精神的是，我那时以为当然要推文艺，于是想提倡文艺运动了。”[③]他的观念可以说是在五四时期弃医从文的作家中间极具代表性的。而这些观点和中国古典文论中所提及的“文章合为时而著，歌诗合为事而作”等教化人伦、启蒙民智等思想有异曲同工之妙，是中国传统文论中提及的以文章实施教化民众思想的延续与发展。由此可见，中国20世纪文学所出现的医文互通现象与传统文化以及文人身份的回归这种深层文化内涵关联是十分紧密的。

① 《鲁迅全集》第1卷，人民文学出版社2005年版，第438页。
② 苗春：《渔家傲》，东方出版社2001年版，第59页。
③ 《鲁迅全集》第1卷，人民文学出版社2005年版，第439页。

第十章 涉医文学作品的社会价值与意义

文学的价值存在于具体的文学文本之中，可以从两个维度进行评析，它具有双重的价值和意义，既有文学本身的价值(即审美内涵和审美方式是文学价值判断的一种体现，是对人类精神世界的展示和表现)，也有文学的社会价值，即文学创作主体希望得到社会的承认，作家以透视社会生活的洞察力，通过陶冶人的性情、改造人的思想、塑造人的灵魂来实现对社会生活的反制与影响。而交融了医学元素的文学，则满怀人道主义关爱情怀，以新奇独特的医学元素，以艺术的形式反映人类的生理和心理状态，以文学的笔触关注人类的疾病、痛苦、死亡和生命等各项话题，倾注真情解决人类生存困境和危机。涉医文学以描写医院、病房、疾病、诊治和死亡等具有神秘色彩的社会生活内容为主，塑造了一系列栩栩如生、个性独特的医护人员等文学形象，切实强化文学作品的陌生化和神秘化以提升读者的审美感受。

除了具有审美价值之外，涉医文学还具有认识社会和教化民众的价值和意义。文学作为一种社会意识现象，自然要包含着作品反映的因素和内容。文学所具有的对生活的再现功能使文学发挥着认识社会、了解历史的作用。恩格斯认为，他从巴尔扎克的作品中所学到的东西，要比从当时所有的职业的历史学家、经济学家和统计学家那里学到的全部东西还要多。涉医文学中以艺术手法再现了医学认识和医学治疗等全方位的内容，对人类的疾病、治疗、死亡和生命进行了艺术的提炼和加工，真实再现了医学在人类发展历史上所发挥的重要作用，对围绕医学领域所发生的人类思想、精神和情感活动进行了细致深入的描述和阐释。

涉医文学除了帮助人们认识社会生活之外，还有教化价值。文学作品要反映社会生活，要描摹人类的思想和情感，在用主观反映客观的过程中，自然带有作家个人的思想倾向和意识，表露出自己对社会和人生的看法和见解。读者在阅读鉴赏的过程中，在潜移默化中受到了启示、感染和熏陶，并极易和作家作品形成情感上的共鸣，以达到交流感情和净化心灵的效能。涉医文学作品在诠释疾病、治疗、生命和死亡的过程中，促使人类能够反观生命存在的价值和生活的底蕴，能够更好地反思人生的意义和价值。

此外，涉医文学对提升社会人员尤其是医学工作者的人文素质具有重要的推动作用。今天的社会面临着诸多医学技术发展、医学伦理尤其是医患纠纷的挑战，而要解决诸多问题，亟待培养多元化、多方面的素养，如语言文字素养、人际沟通素养、文学艺术素养等。而广泛涉猎蕴含优秀人文要素和知识素养的涉医文学，将有效提升人们文字写作和语言表达技巧，并进一步促进人们人文科学知识的学习和提升，加强其在人际沟通方面的适应能力和应对能力，以便与各种各样的患者及家属进行有效的沟通和协调，使各项治疗顺利进行，同时也为减少医患纠纷奠定了坚实的情感基础。同时，通过文学阅读与鉴赏，可以加强人们的文学艺术素养，文学艺术可以培养人们饱满而健康的情感及恰当的表达，唤起对病患者同情怜悯，尤其是通过培养健康高雅的文学艺术修养，提升医学从业人员的心理调适能力的增强其自身的身心健康程度，从而可以有效减少医患纠纷等矛盾的发生。

第一节　涉医文学对提升社会人文素质的重要作用

我国当前高速推进现代化事业在带来物质财富极端丰富的同时，传统人文精神面临着被物质化和边缘化的危险。我们不可否认，当代社会人们科学文化素质确实得到提升，但是人们对社会人文知识重视程度不够，处于人文涵养贫乏、语言表达能力滞后、传统价值观念缺位、现代价值观念扭曲等现实状态之中，阻滞了社会精神和伦理道德的提升，直接影响了社会的正常状态和秩序。而在医学院校和医院等医学机构之中，由于科学文化盛行，人文科学在一些学校和医院中处于边缘地位，学生以及从业人员较少有机会接受古今中外优秀艺术作品和人文思想的熏陶和影响，比如得不到“文学中固有的智慧、感性、经验、个性、想象力、道德感、原创力、审美意识、生命理想、生存世界”[①]等精神食粮的给养，在人文素质培育和习惯养成方面存在较大缺失。不少医学生以及医护人员人文素质欠缺，阅读写作能力较弱，社会价值和医学伦理观念扭曲，导致了人文关爱情怀和人文素养的严重滞后，既影响了个人的职业发展，也影响了医学事业的健康科学持续发展。由此可见，涉医文学对提升包含医护人员在内的人文素质起到了较为重要和关键的作用。

---

①　吴晓东：《我们需要怎样的文学教育》，载《北京大学学报（哲学社会科学版）》2003年第5期。

一、涉医文学对医学发展模式的影响和价值

现代社会,医学模式已经由传统的生物医学模式转变为全新的生物、心理、社会医学模式,由传统的以疾病为中心转变为以病人为中心、以健康为中心;而健康的定义也由生理健康转变为生理、心理、品德方面的和谐发展。一个优秀的大夫必须是一名扮演不同身份的多面手——专心的倾听者、仔细的观察者、敏锐的交谈者、有效的临床医师。为此,医学模式的转变势在必行,必须做到自然科学与人文科学的整合,医学科学精神与医学人文精神的融合,研究目的和价值取向向“人”的介入。在这样的背景下,医学人文素质变得尤为重要。但在现代医学领域,生物医学人性化缺失,现代医学面临着种种道德困惑,由于医德医风问题所导致的医患紧张与冲突时有发生,这些都折射出医学工作者人文素质教育与提升的重要性。

因此,加强涉医文学的研究,通过文学与医学的对话研究,考察医学与科学进步的良知问题,以文学艺术的意识形态、人道主义的情怀追问人类生存状态,凸显社会人文精神,提升国民道德素养,这项工作将为当下构建和谐社会将起到极大的推动作用。通过分析文学的社会意义,可以了解体悟文学对提升人们人文素质的重要性。文学具有深厚的文化底蕴和历史素养,蕴含着丰富的人文素养,能够温暖人的心灵,饴养人的性情,促进人品格的健全和品质的提升,从根本上对人起到教化作用。人文素养表现为一个人的人品、气质、修养、价值取向,其核心内容是一个人对人类生存意义的终极关怀和思考。文学与人文素养的关系紧密相连,优秀的文学作品蕴含着崇高的人生观、价值观和丰富的人生感悟,其人文价值和内涵对人格的完善和个性的发展有着不可估量的作用。因此,也成为培养优秀医护人员的一个重要环节与内容。

二、涉医文学对医学院校学生人才培养的意义和价值

一名优秀的医生不仅要具有出众的专业技能,同时还需要有较高的人文素养,较强的心理抚慰和调节能力、较高的语言表达和沟通协调能力对医生尤其重要。医生面对的大多是生理、心理饱受疾患折磨的患者,非正常的人生状态往往致使病人处于压力和烦躁之中,情绪波动剧烈,极易与外界发生冲突和摩擦。面对患者这类特殊群体,医生需要有较高的医德修养和人文情怀,能及时了解病患者的苦楚,以较强的责任心进行救治,并能以出色的沟通技巧做好病人及家属的安抚工作。但在医疗卫生队伍整体诊疗技术、诊疗水平均取得长足进步的今天,医务人员的人文素养、职业道德却出现了一定滑坡。医患之间的感情交流受到金钱的左右,先进的医疗器具成为单纯牟利的手段,医疗纠纷增加,医疗费用高

涨，医务人员人文精神旁落，医患矛盾日趋尖锐甚至是水火不容，兵刃相向。据统计，医疗纠纷已经成为患者投诉的十大热点之一，仅 2013 年全国影响较大的伤医暴力案件就有 20 多起，成为医疗卫生事业的切肤之痛。反思现实状况与存在原因，医学教育模式存在弊端和不足是不容忽视的问题。随着教育改革的深入，高校之间的竞争日趋激烈。为应对大学生就业难与市场的人才需求，高等院校对人才的培养越来越朝着实用性、功利性方向发展，专业课程的比重日益加大，人文课程的教学日渐萎缩。相比于其他专业，中医药专业的学生专业课程多、学习和就业压力更大，学生疲于应付专业知识的学习和操作技能的掌握，功利心日渐增强，幸福感不断减退。当他们面对患者时，同情心被功利思想吞没，关怀、怜悯、帮助遗失，医患关系从一开始就埋下了紧张的种子。因此，越来越多的医学教育者将目光投向了医学生人文精神的建构上，并将现当代文学教学作为提升医学生人文素养的有效途径。

（一）涉医文学作品有助于医学院校学生人文精神和医学伦理道德的培养

在中国灿若群星、源远流长的文学长河中，“中国现当代文学生动地再现了中国自 1917 年以来的社会历史、经济政治、思想变化、人文风俗和国家民族所经历的变化变革等内容，写出了中华民族在各个时期所经历的思想变迁、生活变化和认识发展”[①]。通过现当代文学教学，能指导学生对经典作品进行品鉴和欣赏，体悟作品所昭示的人文精神和信念内涵，有助于从正面价值准则上引导学生坚守理想、完善人格、增强明辨是非的能力，唤起对真善美的追求和体验。“人文精神是一种关注人生真谛和人类命运的理想态度，它包括对人格、个性和主体精神的高扬，对自由、平等和做人尊严的渴望，对理想、信仰和自我实现的执着，对生命、死亡和生存意义的探索等。”[②]在中国现当代文学部分涉医作品中，作家用饱蘸情感的文笔，在艺术的长廊中塑造了一个个生动形象、感人至深的医生形象，他们医技高超、医德高尚，给读者留下了深刻的印象。如六六的《心术》中大师哥令人敬仰的“仁心仁术”，池莉的《霍乱之乱》中闻达主任为防疫事业而尽心竭力的感人事迹，孟宪明《大国医》中郭氏平乐正骨传人云鹤鸣胸怀祖国、以医术报效国家的高大形象。虽然所处时代、环境不尽相同，但他们都以自己的所学竭尽全力地救死扶伤、济危救困，诠释了一曲充满悲悯、关爱情怀的人道主义乐章。医学生在这样的艺术和人文氛围中接受熏陶和感染，对高尚人格的形成、人文精

---

① 邱诗越：《试论中国现当代文学教学对大学生综合素质培养的影响》，载《江汉大学学报》2013 年第 1 期。

② 阎增山、李洪先：《大学语文经典读本》，山东画报出版社 2007 年版，第 1～2 页。

神的塑造、仁爱品行的形成都具有重要意义。

(二)涉医文学有助于提升医学院校学生的语言运用和表达能力

21世纪医学模式由传统的生物医学模式渐次转变为生物、心理、社会医学模式。新的医学模式主张在更高的层次上把人作为一个整体来认识,并对医学生的知识结构和整体素质提出了新的要求,涉及医护人员语言表达和沟通协调等各个方面。医护人员在工作中需要具备较强的医学应用文运用和写作能力。在当下医患纠纷频增的现实情况下,病案等相关医学档案记录十分必要。此外,医护人员如何做到与病人和家属有效沟通,是取得较好治疗效果以及减少医患纷争的必要途径。现当代文学作品语言优美,修辞功能明显,对提升医护人员的文学修养、强化其语言文字感知和运用表达能力有较强的纠偏和改善作用,能有效提升医护人员的语言技巧和沟通能力,以便与患者与家属进行有效的沟通与协调,达成思想的共识与情感的共鸣。

(三)涉医文学有助于医学院校学生的艺术修养和心理调适能力

医生担负着繁重而紧张的救治工作,在当前的医患环境下,他们面临着种种诊疗和与病人沟通的困境,时刻处于医患纷争的漩涡之中,加之医疗工作各个环节充满风险,高强度运作,工作压力极大,业余时间又少,导致医护人员精神始终处于高度紧张状态,身体处于亚健康状态之中。长此以往,对医护人员身心是一种摧残。在这种情况下,医护人员迫切需要构筑一个精神的"巢穴",并在这样一个精神世界里自我救赎,历练隐忍顽强的品质,排遣工作的苦闷。如毕淑敏的《红处方》中,主人公简方宁作为戒毒所的所长,她美丽自信、从容镇定,身为医生,有崇高的精神人格和献身精神,给吸毒者亲切的人文关怀,使许多人成功戒毒。然而,生活中的简方宁却背负着儿子生病、丈夫背叛、遭人嫉恨的沉重负担,丑恶的社会现实借助一变态女病人之手给了她最后一击,当简方宁自知陷溺毒品而又无法戒除时,她不愿苟活于世,便以自杀的方式作出了最后的抗争。小说对坚忍品质、高贵精神的讴歌极具感召力,是对勇气与灵魂的经典诠释。毕淑敏在《米色诊所》这篇美文中,剖析了自己作为一个医生所应当具备的职责和工作状态。她认为,医生也许不能医治所有的疾病,但有相应的知识,会不断拓展自己的信息,并会向病人提出建设性的忠告,他会是良好的顾问和尽责的向导。① 朴素的话语,流溢着一个医者的善意与温情。阅读这样的作品,医护人员能从中汲取强大的工作和生活动力,养成不畏艰辛、愈挫愈勇的精神品格。

① 毕淑敏:《毕淑敏散文》,浙江文艺出版社2008年版,第104页。

第二节　涉医文学作品具有独特的审美价值和意义

文学是人类思想文化的一种重要形态，它不仅是人类感受和认识世界的一种特殊形式和审美意识的具体表现，还是审美形态的一种有效载体。它通过文学鉴赏环节，借助读者这一受众群而作用于社会，对人类改造主客观世界的实践活动，施加直接或者间接的影响，发挥文学的社会价值。苏联作家邦达列夫在阐释文学对人类的影响时说："当一个人打开书的时候，他可以仔细地端详第二种生活，就像是看到一面镜子的深处。他惋惜、懊恼。他笑、他哭、他同情、他参与主人公的活动——书的影响就在这里产生了。"他又说："如果有谁没有醉心于一本严肃的书，那他应该感到最大的遗憾——因为他使自己与世隔绝。他拒绝了第二个现实，第二次经验，从而等于缩短了自己的生命。"[①]读者在阅读鉴赏中会从文中找到与自身人生阅历、情感相契合的触发点，从而感同身受，在作品艺术形式和内容的熏染之下，在思想上和精神上获得启发，并通过阅读文学符号获得审美愉悦和精神满足。

而在文学作品中蕴含一定的医学元素，真实地描摹人们的生理变化和心理活动，把人物在特定环境之下的意识流动和情感变化用无声的文字和多样的形式推介给文学的接受主体，满足了人们了解自身的需求和愿望，极易与读者的思想与情感发生共鸣。而作品中描写的诸如医院、医护人物形象以及相关生理学、心理学术语是普通人很难企及而较为陌生的事物和现象，既具有拓展题材和主题的开创意蕴，又因为距离产生了具有蕴藉性的审美感受。

一、真实性：对人物生理和心理状态的真实描摹

文学的生命在于真实性。文学创作要求的真实是艺术的真实，艺术的真实既不同于生活的真实，又有别于科学的真实，它是建立在生活和科学真实的基础上，又进行艺术提炼加工所获取的人类思想文化成果。文学作品只有内容真实、情感真切，文学形式和内容与生活真实相符合，才能具有深厚的思想和文化内涵、启发人们思考、愉悦人们的性情、唤起人们内心的审美感受。在这一方面具有医学背景的作家有着得天独厚的优越条件：一方面他们熟悉人体生理和病理结构，对人类的生理、病理变化了如指掌，能够把握人物意识和潜意识的流动和变化，洞悉人物细微幽深的心理变动，全面深入地抒写人物的思想变迁、情感流变和精神变异，能够帮助读者深入到作品中间，在感受富于生活气息的人物形象

① 钟永平辑：《第二种生活》，载《读书》1986 年第 3 期。

中获得审美体悟和感受。另一方面，有过医学经历的作家能够以人道主义的关爱情怀来审视社会与人生，以济危解困的悲悯情怀来关注身心处于困境中的人物，他们字里行间均深深流溢着真实的情感和意绪。没有真切的情感体验是无法表达自己的真情实意，无法打动读者而产生审美感受的。

古今中外诸多有过医学经历的作家在作品中均以色彩浓厚的医学元素完成了自己的文学创作，实现了艺术创作的真实，具有深沉的文化意蕴和象征意味，给读者深切的情感震撼和艺术感染力。契诃夫由于其医生的职业使他的文学创作带有独特的医学色彩，他的作品具有了真实的艺术审美魅力。如当代作家曹文轩在《樱桃园的凋零》中提及："正是因为这个世界上有一个叫契诃夫的医生，才会有这样一个叫契诃夫的作家。"[①]深刻地揭示了契诃夫的职业与创作之间的关系。医生这一职业，直接影响到了作家真实的美学创作风格。首先是契诃夫具有行医的便利条件，真实摹写了有关医生、医院、病人和疾患、贫苦的场景与内容，留下了大量的文学佳作，如《乡村医生》《治疗酒狂症的单方》《神经错乱》《没意思的故事》《跳来跳去的女人》《第六病室》《出诊》等等。医生需要接触到社会的各个阶层，如地主、官僚、知识分子、小市民、农民等，对他们的生活、思想、情感有了充分的了解，才能细腻入微地描写出反映社会的名篇佳作。其次，由于医生具有诊察疾病的能力和素养，他们善于透过表面现象而洞察病人的心理变化和疾病状况。医生的职业素质促使其对于问题的发现敏锐而深刻。在这种职业素质和能力的影响之下，契诃夫在面对社会时，总能以一个医生的犀利眼光来审视各种社会现象，发现社会的美好与丑陋、进步与落后、革命与反动等各种情态，真实披露社会深层次的问题，其揭露性和批判性表现为现象之真实、问题之尖锐、思想之深刻，因而具有强烈的思想震撼性和审美感染力。

鲁迅在谈及自己文学创作经历时曾经说过自己做小说的两个凭借是"读过百十来本外国小说"和"一点医学常识"[②]，明确表露了自己的"文学"与"医学"之间密切的关系。而其作品之所以能引发读者的思考与共鸣，就是因为在作品取材方面"多采自变态社会的不幸的人们中，意思是在揭出病苦，引起疗救的注意"[③]。他以一位医生的科学严谨的态度，取材于社会，用笔真实、真切反映了社会与人生现实，无论是《故乡》《祝福》《阿Q正传》等作品中的乡村景象和农民形象，还是《在酒楼上》《孔乙己》《高老夫子》等作品中的市镇景象和知识分子形象，都既具有生活真实，又富于艺术真实。为此，其创作被王富仁先生评价为"中国

① 曹文轩：《樱桃园的凋零——读契诃夫》，曹文轩的博客，2010年8月9日。

② 《鲁迅全集》第4卷，人民文学出版社2005年版，第526页。

③ 《鲁迅全集》第4卷，人民文学出版社2005年版，第526页。

反封建思想革命的镜子”[1]，以阐释其作品具有真实反映事物本质的特点。新时期以来，毕淑敏等诸多作家与鲁迅为代表的新文学大家在许多方面有着共同之处，无论从人生经历、思想意识，还是创作缘起、创作实践方面，都有着异曲同工之妙。毕淑敏作为一位从医二十载的当代著名作家，曾经有过两次弃医从文的经历。她在行医中的诸多经历和见闻成为其后文学创作中难得的素材和题材，这使得毕淑敏投身文学之前便对人有了由身入心的深层次的全面理解，并为日后的文学创作将医生经历、医学知识和文学手法荟萃于作品中奠定了基础，其医学化的文学作品一出世便独步文坛。她以丰沛的医生见闻作为题材，对人们在病理、心理疾患状态下的身心剧变和反应描写得深沉而真切，让读者在微妙的生理空间和幽曲的心理空间获取不同凡响的体悟和感受，在深刻的认知中获取心理、精神的思考，具有更加深沉、悲悯、旷达的美学意蕴。毕淑敏的涉医作品可以析分成三大类：第一类是描写医生的工作、思想和情感历程的作品。通观毕淑敏创作的六部长篇小说，全部为涉医题材，医生是小说中不变的主角。作家凭借医生职业与生俱来的仁爱与责任传达对“人”的真切关怀和深深的悲悯。例如：《红处方》中简方宁为医学献身；《血玲珑》中魏晓日情与理的两难，专家钟百行的医学至上性；《拯救乳房》中的心理学博士程远青的救人与自救之路；《女心理师》中心理咨询师贺顿求学与行医的艰辛等。第二类是讲述发生在社会上的医学故事和。毕淑敏在谈及自己创作《昆仑殇》的体会时说过她只敢写她大致经历过的事情，只敢描写她确实有把握的感觉和记忆。从作品来看，她在构建小说世界时，自觉不自觉地让大量与医学有关的人物和事件涌现在作品中。她的很多作品都以发生在医院的事件为题材，从容不迫地讲述生病、医疗、死亡的故事。除上面提及的作品外，还有《紫色人形》《斜视》《白杨木鼻子》《女人之约》等耐人寻味的医学故事。第三类是创新性地开拓了心理学题材小说创作。由古至今以来，人类对自身的探讨不曾停止也不曾有过圆满的结论。心理学是一个陌生但极其诱人的创作题材与元素。毕淑敏2002年完成北师大心理学博士课程后，和同学合作成立心理咨询中心。2005年她关闭了中心，再次弃医从文。这在世界文学和医学界都是少有的现象。此后，毕淑敏将心理学知识引入文学作品中，在其“医学化”文学作品园地中培育了新品种。在她笔下诞生了中国首部以心理治疗为内容的长篇小说《拯救乳房》、我国第一部由心理学博士撰写的女心理师成长经历的小说《女心理师》以及《心灵处方》《心灵游戏》等一系列散文集。毕淑敏锐意创新，以医学和心理学专业知识和从医经历为题材，阐释自己对于人基于生理和

---

① 王富仁：《中国反封建思想革命的镜子——论〈呐喊〉〈彷徨〉的思想意义》，载《中国现代文学研究丛刊》1983年4月号。

心理层面的理解，用文学作品传达了对人类命运和生存状态由身到心的终极关怀。

二、开创性：生理大医到文化大医的开拓性发展

医学元素一直是文学重要而独特的创作资源，疾病与治疗是文学作品中重要的文学意象和美学意蕴。这是因为自从人类诞生以来，人类始终拥有两类属性，即自然属性和社会属性。人既有其自身的生理和心理发展机制和内涵，又要在社会和团体中获得协作、支撑和发展，二者缺一不可，互相影响、互相促动。疾病和发展伴随人类与自然、社会斗争而行，渐次由狭义、微观的疾病延展为广义宏观的疾病，即由于人类的疾病、欲望等文化缺陷，导致社会也出现了诸多问题和灾患，疾病既指人类身心的疾病，也用以喻指社会文化的疾病，疾病被赋予了多元的文化隐喻义。因此，疾病作为与人类息息相关的文化元素，成为文学关注和反映的一个重要社会现象。文学作品中引入疾病与治疗，既涉及个人层面，更多的是作家以社会大医的身份，从文化层面反思剖析社会问题和弊端所在。因此，作家作品中出现的各种疾病和治疗，均有着十分明确而深入的文化意蕴和思想指向。

在中国20世纪文学中，始终构建着一个“改造国民性”世代相续的宏大的系统工程。这与中华民族所面临的国内国际形势息息相关，中国要成为一个现代化的强国，中华民族要屹立于世界民族之林，需要物质基础，需要较为发达的科学技术和现代生产力；但是缺失了人力的因素，没有强大的精神支撑，没有人的素质的现代化则无法实现。近代以来，帝国主义列强的相继入侵，中国彻底沦落为半殖民地半封建社会，中国的社会现状如何改变，如何挽救国家和民族的危亡，成为志士仁人探析的课题。经过一系列探索之后，一些有识之士敏锐地意识到，革命的根本问题是改造国民性的问题，这是一项如何提升国民的素质的浩大工程。鲁迅深刻地认识到，中国政治改革和现代化的核心不在招牌的更换、政体的变更，而在于人的素质的现代化。为此，鲁迅断言，中国要实现现代化，“首在立人，人立而后凡事举”①。鲁迅的这一认识是非常深刻且具有现代意义的，他的这种论述不是特立独行的，是他那一代思想先驱者们共同的一种思想，陈独秀、李大钊以及更早的严复、梁启超等，都提出过类似的观点。

正是因为意识到了思想启蒙改变人的精神的重要性，当时的先驱者们第一时间想到的药方就是文艺，鲁迅认为：“文艺是国民精神所发的火光，同时也是引

① 《鲁迅全集》第1卷，人民文学出版社2005年版，第58页。

导国民精神的前途的灯火。”[1]在这种理念驱使下，当时的思想文化先驱者们以苍生大医的信念，投入到改造国民性的大潮中，这就有了鲁迅、郭沫若、郁达夫、冰心的弃医从文，胡适的弃农从文……文学的旗帜下汇聚了如此之多的思想、文化精英，这既是他们个人的选择，更是时代和历史的一种热切呼唤。在报国使命的驱使下，众多的革命先驱走上了一条由治病救人到治国平天下的道路。

鲁迅是在20世纪初叶那个风起云涌、波澜壮阔的民族救亡声浪中提出改造国民性的话题的，鲁迅关于对中国文化的深层次思考，不遗余力地“攻打这病根”的执着，特别是那种严苛的自我批判精神和知耻而后勇的气度，为中国人认识、反省自己树起了一面雪亮的明镜。五四新文学由此引出了整整一代作家关于文学与改良社会、救国救民关系的积极探索与实践。随着时代的变迁和历史的进步，新中国诞生之后，历经几十年的发展与变化，鲁迅当年担心的民族生存危机已经缓解并逐渐消失了。但是，当我们伴随着现代化的进程再一次用理性的眼光来审视国民性的时候，我们依然痛心地发现，国民的心理痼疾和人文素质低下仍然是阻碍社会进步发展的羁绊。毋庸置疑，与20世纪初期相比较，新时期的社会环境已经发生了巨大变化，国民的整体素质有了较大提高，但文化深层意识的改造、重建与社会变革并不完全是同步，因袭的重担在短时期内根本未能真正卸去，传统文化的负面因子仍然缠绕着当代人。因之，改造国民性、重塑国民人格的重任仍然存在，也因此影响到新时期部分作家产生难以名状的现代性焦虑，并在《陈奂生上城》(高晓声)、《爸爸爸》(韩少功)、《小鲍庄》(王安忆)等代表性作品以及余华、毕淑敏等一批涉医作家的优秀作品中继续承接鲁迅的文学传统，广泛地探讨了国民性问题在新的时代环境中的特点及影响，为其思考和改造开拓了新的思维空间。

在这系列作家的创作中，采用了以点带面的手法，通过特定时代下的典型人物的典型事例，在人物个性化的言行和心理变化描写之中，深刻地描绘出受到中国五千年传统文化浸染之下中国人因袭背负的历史重荷和精神困窘。作家用沉重而悲悯的笔触，关照着文中的人物，创作主旨明确。作家通过塑造典型人物，形象地说明，虽然时代发生变迁，社会不断进步与发展，但是国民心理的痼疾与不足仍然时隐时现，影响着我们民族的发展与进步。比如高晓声的“陈奂生系列小说”，就为我们活画出改革开放之初，农民在历史转型时期仍然难以去除的“阿Q精神”与意识。在《陈奂生上城》中，作家通过细节生动形象地刻画出陈奂生内心中的重负与浮躁，俨然是新时期的又一个“阿Q”。当陈奂生得知自己住了一晚招待所要花5元钱时，感到自己当了“冤大头”，内心中又痛又悔，于是就想

① 《鲁迅全集》第1卷，人民文学出版社2005年版，第254页。

到发泄和排解自己内心的不平衡：

> 推开房间，看看照出人影的地板，又站住犹豫："脱不脱鞋？"一转念，忿忿想到："出了五块钱呢！"再也不怕弄脏，大摇大摆走了进去，往弹簧太师椅上一坐："管它，坐瘪了不关我事，出了五元钱呢。"
>
> 他饿了，摸摸袋里还剩一块僵饼，拿出来啃了一口，看见了热水瓶，便去倒一杯开水和着饼吃。回头看刚才坐的皮凳，竟没有瘪，便故意立直身子，扑通坐下去……试了三次，也没有坏，才相信果然是好家伙。便安心坐着啃饼，觉得很舒服。头脑清爽，热度退尽了，分明是刚才出了一身大汗的功劳。他是个看得穿的人，这时就有了兴头，想道："这等于出晦气钱——譬如买药吃掉！"①

如果没有年代更迭与故事情境的不同，读者从文字里自然会读出一个鲜活生动的阿 Q 来，这就是文学艺术超越时空的永恒的魅力和持久的价值体现。

历史已经进入了 21 世纪，这个话题仍然没有过时，探析国民的劣根性，诸如看客心理、贪婪心态、冷漠自私、无信仰操守等，仍然在我们现代国民中存在。为此，提升国民的素质，以社会主义核心价值观、中华民族优秀文化教育引导国民，仍然是当下社会热切关注的话题，是有极强社会责任感的作家所孜孜以求的文学精神和主旨。

这种影响在当前文学创作中尤其重要，现在部分作家逢迎读者、消解读者的写作现象比较突出，如凶杀、暴力、色情文学以及不负责任的网络写作、地摊写作甚至是堂而皇之的"成人写作"。而具有"深度""本质"和原创性的征服性写作比较罕见，这导致了创新精神、宗旨精神的失落。比较而言，在 20 世纪初，以鲁迅为代表的中国文学却正是由这种外在功能上的启蒙性和内在品格上的人文精神而构成自己的价值取向，并且融入了全球现代化的浪潮中，取得了与世界文学同步发展的突出成就。因此，对于肩负着启蒙民众推动中国现代化进程的中国作家来说，"国民劣根性批判"不仅仅属于鲁迅，不仅仅属于"过去时"，也应该成为"现代时"和"将来时"。当前最重要的还是应该像鲁迅一样，以社会大医的视野，洞悉中国当前仍然存在的封建专制传统和农业社会的遗风，确立与世界潮流同步的文化意识而又防止与克服绝对权力和金钱垄断对公众社会造成的弊端与祸害，追求精神境界的超越而又同社会良性发展的远大理想相一致，并像鲁迅那样严于解剖自己和加强道德自律，如此才能逐渐根除国民精神中的一系列陋习，促进现代化事业的健康发展。这显然是鲁迅的"未竟事业"，我们仍需要这样的社会大医，以及重构国民灵魂的灵丹妙药。

---

① 尹骐编：《高晓声代表作》，黄河文艺出版社 1987 年版，第 81 页。

三、陌生化:医学行业这一特殊领域常人难以涉及而形成的神秘与传奇

在文学创作中,采取陌生化的手段和方式,可以凸显文学的审美张力和厚度。清代诗人袁枚在《随园诗话》中提出"文似看山不喜平""文须错综见意,曲折生姿"等说法,指出文学形式与意蕴均应该富于变化,不能落入俗套,做到新、深、奇等特点,就是指出要做到陌生化。北宋诗人梅尧臣则提出"以故为新,以俗为雅"的观点,也与"陌生化"理论是相似的。而文学陌生化作为一种文学理论是由俄国形式主义文学评论家希克洛夫斯基在《作为技巧的艺术》中正式提出的。陌生化不仅适用于语言技巧运用方面,还体现在体裁选择、布局构思、表现手法等方面。陌生化手法的运用使人物塑造具有独特的审美内涵、特征和张力,而审美意境的陌生化手法的运用,则张扬了审美想象空间,能够领悟更多象外之象,听到更多弦外之音,悟出言外之意,产生更多审美意象。

在文学鉴赏中,人们往往生发猎奇的想法和心态,在遣词造句、谋篇布局、塑造形象、营构意象、情感共鸣等方面尽可能地避免常见的内容和情态,以人们较难涉及的领域和行业中的素材和内容作为文学创作的基础,达到文学陌生化的美学目的,借以防止审美疲劳的出现。在这一方面,医学元素是作家较佳的选择。人类的生理和病理结构、医院医生和病人、人类在疾病状态下的身心变化等,对于一般人来说,是较少接触和涉猎的,相对来说具有一种陌生和神秘的特点。医学实践有别于人们日常生活中常见的事件,而医护人员由于工作的特殊性又有别于一般的人物,具有鲜明独特的个性,可增强审美想象的空间,拓展审美想象的领域,强化审美的厚度与张力。如在众多的文学作品中,医院一直是描绘的一个重点,如契诃夫与巴金都曾创作过以医院和病室为题材的作品。在契诃夫的《第六病室》中,作家描写了肮脏的病房、破败的环境、钩心斗角的医护人员,多种因素把医院变成了一座阴森可怖的人间监狱。作家的叙写颠覆了人们心目中医院的认识与形象,使其以一种人们难以预想的面目出现,引发读者内心极大震撼,催其思考其中存在的问题。象征沙俄军警的看门人尼基塔,用暴力解决一切问题而自以为在维护"秩序",表明这个"不道德,并且对住院者的健康高度有害的机构"正是沙俄帝国和一切黑暗专制的象征。而院方人员则是帝国官僚的体现。这些都表现了作家对沙皇俄国的不满与批判。巴金的《第四病室》则是结合自己住院的经历在艺术加工的基础上创作而成的现实主义小说。作家以陆姓青年之口,叙写了在国民政府开办的第四病室中的所见所闻:本来是救治疾病的医院,但是收住其中的工人、农民和城市贫民却要自己去买特效药品等相关物品,许多病人因为无钱付出治疗费用,而在病床上悲戚地相继死去;病人付不

出小费，看护人员就不来清理便器，一些病号被大小便憋得呼天喊地。作家笔下的医院和病室成为现实中的人间地狱，令人难以想象在其间发生的事情。异乎寻常的医院环境描写，促使读者思考作家写作的用意：他不是在写医院，而是借此描绘一个“当时中国社会的缩影”。两位作家写作时间和背景尽管有所不同，但都是描述出人们心目中所无法设想的医院的环境和氛围，促使读者在情感愤懑、压抑的变化发展之下，引发思考；促使人们在悲悯、痛心的心理变化中获取审美的鉴赏。

而在当代作家创作中，医院和医护人员的工作和情感生活成为当下的一个创作热点，许多小说被改编成电视剧受到人们热捧，如《人到四十》《血玲珑》《大国医》《心术》《大宅门》等小说。人们之所以关注医学题材的作品，一个重要的原因就是作品中所描绘的医院的场景离一般人的生活相去甚远。医学治疗方法和场景，医护人员的工作环境和状态，以及对人们来说倍感陌生的医学术语和内容，都会激发读者阅读和欣赏的愿望，开拓广阔的想象和思索空间，在体悟中感受到幸福和苦难、生命与生存的真谛，在思想获得启发的基础上感受到作品的艺术感染力所在。毕淑敏的《红处方》在描写戒毒医院的情景时，给人以惊怵的感觉，这是一般人所难以想象和体验的：

> 病区长长的甬道，像一根粗大的树枝。两旁对称地分布着病室，好像致密的叶脉上，悬挂着沉重的蜂房。病区并不安静，不时从病室中发出毛骨悚然的嚎叫。音调似野兽逃窜时的狞厉，但又分明是人的声音，饱含着焦躁、痛苦、迷乱和绝望。戒毒的病人，由于毒品的突然撤离，世界颠覆，天地旋转起来。①

作家采用了白描以及比喻等手法，为我们描述了一个狂乱、躁动、紧张的环境，让人们在窒息中感受到文字的压抑和力度，给人一种全新的感觉。

在毕淑敏的《花冠病毒》中，作家为我们揭示了一个病毒肆虐而造成人类生存和发展危机的严酷，新型病毒的横空出世，人们在死亡和痛苦的威胁之下处于一种惶恐、绝望的心理之中，展现出各类人的利益纠葛和人性本色。作家对病毒及防治进行了细致入微的叙写，让读者在新奇中感受到医学元素的魅力，在震撼中感受到狞厉之美。当罗纬芝进入尸体库时，她眼中所目睹场景，令人惊怵：

> 静卧在尸体袋子中的人，都大睁着眼睛，眼白像刚刚煅烧的石灰，瞳孔散大，透出眼底暗褐色的血凝，好似幽深古井。手脚蜷曲，身形溃散，表情恐怖，显示着死亡前所遭受的非凡痛苦。死亡后排泄的体液，在袋子的低洼

① 毕淑敏：《红处方》，长江文艺出版社 2014 年版，第 301 页。

处，结成黄褐色的秽冰。[①]

作品的语言很有表现张力，描写的场景给人一种狞厉可怖的感受，已经超出了人们的想象和心理承受的程度。但正是因为这种陌生和神秘，却积淀着人类在毁灭和生存之间不懈抗争的深沉的文化力量，让人们在体悟死亡的过程中感受到生命的可贵和奋斗者的付出，因此具有令人感动的美学魅力和审美感受。

① 毕淑敏：《花冠病毒》，湖南文艺出版社2012年版，第132页。

参考文献

1. 黄健:《意义的重构——中国新文学生成的文化阐释》,中国社会科学出版社 2011 年版。

2. 何云波等:《越界与通融——跨文化视野中的文学跨学科研究》,北京大学出版社 2012 年版。

3. [英]吉姆·麦奎根:《文化研究方法论》,李朝阳译,北京大学出版社 2011 年版。

4. 张祥龙:《现象学导论七讲》,中国人民大学出版社 2011 年版。

5. 邱鸿钟:《医学与人类文化》,广东高等教育出版社 2004 年版。

6. 何小莲:《西医东渐与文化调适》,上海古籍出版社 2006 年版。

7. 舒也:《中西文化与审美价值诠释》,上海三联书店 2008 年版。

8. 童庆炳:《文学理论教程》,高等教育出版社 2004 年版。

9. 钱理群等:《中国现代文学三十年》,北京大学出版社 1998 年版。

10. 洪子诚:《中国当代文学史》,北京大学出版社 1999 年版。

11. 巴金:《巴金选集》第 6 卷,四川人民出版社 2009 年版。

12. 鲁迅:《鲁迅全集》,人民文学出版社 2005 年版。

13. 孟晓明:《大国医》,作家出版社 2009 年版。

14. 毕淑敏:《红处方》,译林出版社 2011 年版。

15. 毕淑敏:《昆仑殇》,二十一世纪出版社 2010 年版。

16. 毕淑敏:《花冠病毒》,湖南大学出版社 2012 年版。

17. 毕淑敏:《拯救乳房》,译林出版社 2011 年版。

18. 彭三源:《人到四十》,北京航空航天大学出版社 2011 年版。

19. 余华:《余华小说精品》,南海出版公司 1998 年版。

20. 池莉:《致无尽岁月》,北京十月文艺出版社 2011 年版。

21. 高永年:《中国现当代文学作品精选》,凤凰出版社 2011 年版。

后 记

经过一段时间的努力，笔者不惴自己学术素养的浅薄，勉力而为，《文学与医学文化》一书，终于如一枚青涩的果子，在社会科学学术的百花园中隐现，点缀在绿叶遮隐之中。虽然没有动人的红润和诱人的香味，希望可以增添些许秋天收获的气象。

翻阅书稿，内心中不禁踌躇不安。由于笔者学术能力有限，文笔滞涩苍白，加之平时工作繁忙，书稿在内容的广度和深度方面、理论的科学与系统方面、语言的流畅和清晰方面、架构的调理与精巧方面，存在着诸多的不尽如人意之处。尤其是不能以高屋建瓴的学术姿态和视野，从理论的高度和深度入手，切实梳理、概括、凝练、升华文学与医学文化之间的渊源和互动影响关系，在二者比较研究中，在理论研究和模式构建方面作出开创性工作。

但无论如何，笔者犹如一位在学术长途上刚刚开始蹒跚学步的稚童，毕竟迈出了可喜的第一步，必将激励笔者总结研究写作过程，通过系统深入的学习探究，不断提升学术素养和写作能力，在学术之路上探究新的领域和空间。

回想写作书稿的难忘时光，令我感慨良多，真心感谢我所在的单位山东中医药高等专科学校和山东大学出版社的诸位领导和老师，如果没有他们的真心襄助和大力支持，这本书稿将很难完成。

我所在的学校具有家庭般的融洽、平等、协作、进取的良好学术和工作氛围，不仅为我提供了优越的工作环境，而且为我提升学术视野和能力素养提供了诸多方便条件。

山东大学出版社各位领导和编辑老师，对我这样一位来自专科院校的默默无闻的普通教育工作者，给予了热情而真诚的鼓励和支持。在我选择写作领域和题材、书稿的内容和结构以及相关学术理论等诸多方面都与我坦诚交流、悉心指导，使我受益匪浅，保障了写作的顺利进行。

最后还要感谢我的家人，我平时工作繁忙，写作基本是在业余时间进行。一段时间之内,家中的事务我基本无暇顾及,心中颇感惭愧。是我的妻子在背后毫无怨言地承担起所有的家中事务,使我能够集中精力投入到学术研究和书稿写作中,完成自己的第一部学术著作。

书稿虽然告一段落,但是对于文学与医学的比较研究仍然在路上没有止歇,我将会继续前行,希望能够收获新的希望与成果。

郑　民

2015 年 1 月 16 日